主动脉根部重建

主　　编　陶凉

副 主 编　肖红艳　胡大清　宋来春

编　　委　（以姓氏汉语拼音为序）

曹劲松　陈　艳　陈绪发　陈佑平　程　端　崔虎军　段　立

方极辉　冯学国　符　竣　高　翔　韩　啸　贺必辉　贺贵宝

胡大清　华正东　金　晶　李　菁　李　伟　李　艺　卢佳佳

马小静　尚玉强　宋　杰　宋来春　陶　凉　王　波　王　刚

王　潇　王海峰　吴向阳　肖红艳　许　铭　杨　凯　杨建国

伊力亚斯·衣明江　庾华东　曾祥军　张　恒　张真路　周　丹

周　宏　周　翔

插　　图　石　磊

视频剪辑　严惠峰

人民卫生出版社

·北　京·

图书在版编目（CIP）数据

主动脉根部重建 / 陶凉主编 . —北京：人民卫生
出版社，2022.7
 ISBN 978-7-117-31687-3

 I.①主… Ⅱ.①陶… Ⅲ.①主动脉疾病 —心脏外科
手术 Ⅳ.①R654.2

 中国版本图书馆 CIP 数据核字（2021）第 104875 号

人卫智网	www.ipmph.com	医学教育、学术、考试、健康， 购书智慧智能综合服务平台
人卫官网	www.pmph.com	人卫官方资讯发布平台

主动脉根部重建
Zhudongmai Genbu Chongjian

主　　编：陶　凉
出版发行：人民卫生出版社（中继线 010-59780011）
地　　址：北京市朝阳区潘家园南里 19 号
邮　　编：100021
E - mail：pmph @ pmph.com
购书热线：010-59787592　010-59787584　010-65264830
印　　刷：北京华联印刷有限公司
经　　销：新华书店
开　　本：889×1194　1/16　　印张：19
字　　数：536 千字
版　　次：2022 年 7 月第 1 版
印　　次：2022 年 8 月第 1 次印刷
标准书号：ISBN 978-7-117-31687-3
定　　价：368.00 元
打击盗版举报电话：010-59787491　E-mail：WQ @ pmph.com
质量问题联系电话：010-59787234　E-mail：zhiliang @ pmph.com
数字融合服务电话：4001118166　E-mail：zengzhi @ pmph.com

主编介绍

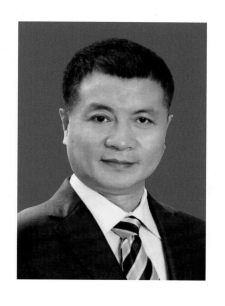

陶 凉

1986 年毕业于北京大学医学部。1994—1997 年于新加坡中央医院接受心脏外科训练。现任武汉亚洲心脏病医院院长、心外科主任。武汉科技大学医学院教授,武汉大学专业学位硕士研究生导师,汕头大学医学院第一附属医院兼职教授。

国际微创心脏外科学会会员,中国非公立医疗机构协会心血管外科专业委员会主任委员,亚洲心脏瓣膜病学会中国分会副主任委员,中国医师协会心血管外科医师分会第四届委员会常务委员,中华医学会小儿外科学分会第九届委员会心胸外科学组委员,中华医学会胸心血管外科学分会第十届委员会委员,中国医药生物技术协会心血管外科技术与工程分会常务委员,中国研究型医院学会心脏瓣膜病学专业委员会副主任委员,中国研究型医院学会体外生命支持与循环专业委员会副主任委员,湖北省医学会胸心外科分会第六届委员会副主任委员。《临床小儿外科杂志》第四届编辑委员会编委,《中国社会办医》杂志编委会委员。

二十年来,带领武汉亚洲心脏病医院心外科团队共完成心血管外科手术 7 万余例,本人担任术者进行手术近万例,年手术量 500 余例,手术成功率在 98% 以上。主持并参与各类微创心脏手术、复杂先天性心脏病手术、瓣膜成形手术、冠状动脉及大血管手术、心脏移植手术。对各类心脏手术均有丰富的临床经验,尤其在主动脉根部手术方面有不少独到的见解和经验。独创主动脉瓣单、双、三瓣叶置换的成形手术方法,从近期到中远期均取得了良好的效果。

2009 年荣获“武汉市劳动模范”称号;2009 年 12 月被民政部“明天计划”领导小组办公室授予民政部残疾孤儿手术康复明天计划“爱心奉献个人”荣誉称号;2010 年 5 月荣获第四届“中国医师协会心血管外科医师奖”(金刀奖)优秀医师奖;2011 年 1 月荣获湖北省首届“百佳医生”荣誉称号;2017 年成为中共武汉市委人才工作领导小组办公室——2016 年度“黄鹤英才(专项)计划”入选人才。

序

  主动脉根部外科是心血管外科的重要组成部分,数十年来随着体外循环与低温停跳技术的开展,以及人工材料的改进,主动脉根部外科有了巨大进步。但对于一些复杂病例仍然不尽如人意。武汉亚洲心脏病医院陶凉教授是我国著名的心血管外科专家,他不断在主动脉根部外科实践中潜心钻研,推陈出新,总结出独到的理论和技术。

  陶凉教授主编的专著《主动脉根部重建》即将出版,受到读者的期待。陶凉教授有丰富的临床经验,他对主动脉根部解剖病理的认识和分型,精准的术式选择和手术技术,以及主动脉瓣叶置换等方面都提出了新的思路。

  本书结合 1 332 例主动脉根部重建病例的临床经验,介绍主动脉根部多种病变及手术方式;对各种经典手术做了评估,同时介绍陶凉教授创新的手术设计和具体操作方法。本书从手术方式和疾病治疗两个角度诠释了根部成形的技术路线,同时强调理论和技术两个层面。陶凉教授敏于思考,勇于创新,希望他不断取得新成果。

  这是一本重要的参考书,实用性强,相信对于医学生和心脏外科专科医生会有帮助。

中国医学科学院阜外医院 朱晓东

2021 年 5 月 19 日

前　言

　　1994—1997 年我在新加坡进修期间接受了主动脉瓣成形手术的开拓者 Carlos Duran 的培训，又于 2002 年在美国蒙大拿州（Montana）接受主动脉瓣成形和 Ross 手术的培训。自 1999 年 12 月就职于武汉亚洲心脏病医院之初就遇到室间隔缺损手术误伤主动脉瓣的病例，而后遇到的小儿室间隔缺损合并主动脉瓣反流、二瓣化畸形、白塞综合征换瓣后瓣周漏等一系列换瓣为相对禁忌的主动脉瓣问题，使得我一直就在主动脉瓣成形这个领域不断地探索，有过困扰、犹豫、焦虑，有失败，有成功。承蒙朱晓东院士的鼓励与指点，从 2000 年以同种瓣修复主动脉瓣、2002 年自体心包修复瓣叶、2005 年 9 月 27 日开始实施第一例牛心包主动脉瓣叶置换术，至 2018 年 12 月 30 日总共在本中心进行了 1 332 例主动脉根部重建术。治疗疾病类型涵盖了先天性心脏病、感染性瓣膜疾病、退行性瓣膜病变、结缔组织疾病引起的瓣膜受损，包括主动脉瓣关闭不全、主动脉狭窄及复合型病变。手术方法包括常规修复，单瓣叶、二瓣叶及三瓣叶置换，以及根部局部和整体的成形方法。手术入路包括常规开胸手术和微创手术。在实践过程中，不断积累经验，创新出许多独特的方法。随着对根部结构、手术方法及效果的更深入认识，形成了一套理论，并在国内外进行交流，得到了多数专家的认可。并以此理论返回实践中应用，指导根部重建的手术，取得了良好的效果。在一次与翁渝国教授交流时，他鼓励我把经验总结成书，并主动承担了联系出版社和绘制插图的工作，由于懒惰和缺乏写书经验，一直未能定稿，致使与翁教授的合作成为遗憾。

　　主动脉根部重建外科的内容涵盖了瓣膜病变分型和基于以下三个基本原则而形成的相关外科技术。这些原则包括恢复和保留瓣叶充分的活动度、形成与根部相适合的瓣叶对合面、重塑瓣环及根部结构以提供最适合而且稳定的瓣口。

　　本书分为三篇，整体编写思路如下。

　　一、基础理论篇介绍基础知识和本人对根部重建的理解。手术技术篇介绍修复的基本原理和方法，通常主动脉根部重建是以疾病划分的，如二瓣化畸形该怎么修，但是只知道成形的方法，很难理解其原理，所以手术技术篇是以分型作为重建的基础描述的。读者应从诸多个体病案、不同的病变组合，结合病因、远期效果选择适合当前患者的方法。综合实践篇是实用篇，同一类疾病（如二瓣化畸形）联系比较紧密、连贯(但可能存在于不同分型中),为便于读者整合某类疾病的整体重建方法,便于临床应用,也列出单独章节。所以后两篇属于"纵横交叉",对于某个环节有重复,取决于读者的阅读需求。

1. 一种病变可能有多种修复方法,方法选择应紧密结合患者的实际情况。如儿童和成人在考虑成形/重建时,方法有时差别较大,儿童应考虑其生长的需求。但有时方法是可以交叉使用的,如成人小的主动脉根部病变可采用儿童的方法;根部扩大已达到成人水平的患儿可按成人的方法进行修复。虽然马方综合征做 David 手术或三瓣叶置换均能取得良好的近期效果,但由于马方综合征病变在主动脉壁,病变还会持续进展,所以三瓣叶置换难以取得良好的远期疗效。

2. 对于复合病变不能"只见树木不见森林",如马方综合征应行主动脉根部的主动脉壁替换,而不是逐一修复左室主动脉连接、窦壁及窦管交界。

3. 某些病变修复采用截然不同的成形方法,也可以达到相同的效果,如根部正常的二瓣化畸形,瓣叶基本正常,反流为主,有人行 David 手术,有人将其三瓣化,近期效果均很好。

4. 材料的选用上,差异较大,应考虑近、远期效果。不得已选择替代材料时,要十分慎重,这有关远期的疗效。尤其是儿童病患,这些内容在具体章节中介绍。

二、主动脉瓣置换是根部手术的基础,是目前占主导地位的主动脉瓣病变的手术。虽然本人也积累了许多置换机械瓣、生物瓣、无支架生物瓣、免缝合瓣的经验,但此类专著已有很多,故本书中未涉及这部分内容。

三、经典主动脉根部手术是先贤的经验总结,对后辈理解病变、理解手术、学习前辈们的思考,有着教科书式的作用,为本人改进手术方式打下了基础。同时经典手术经历了时间的考验,已有现成的远期结论,本人虽然能站在巨人的肩膀上,获得这些宝贵的知识和技能,但同时也在面前树立了一座高山。所以当代的外科医生,必须利用科技的发展,实现整体水平的提高,去克服经典手术的缺点,弥补不足,而不是对其望而生畏。本书在大家熟知的手术章节后,列出了本人对经典手术的体会,以供大家参考。

主动脉根部重建可以部分替代经典手术,而且手术创伤小。许多经典手术创伤很大,而且手术困难,效果也并非一劳永逸,往往需要再次或多次手术,所以不妨把主动脉根部重建作为一次过渡手术,在患者一生的整体治疗策略上也是可取的。可以通过远期效果的对比,来观察其与经典手术的优劣。

四、有些章节的内容是创新的,缺乏参考文献,是否正确,还需读者自行判断。

五、TAVR 手术是近些年开展的,相当于微创主动脉根部重建,由于国内开展时间不长,效果还有待进一步观察,本人经验不足,国内许多专家已有专题论述,所以也未加入到本书的内容中。

为说明手术细节,本书不但配置了许多绘图,同时还准备了 30 部手术录像视频,具体请参看相关章节。限于本人临床水平、手术理解能力、编写经验及艺术修养有限,书中疏漏、谬误、表达不清之处在所难免,恳请同道不吝赐教与指正。

由衷地感谢参与编写的各位编者!感谢石磊医生为本书绘制精美插图!感恩给予我理念引导及技术指点的朱晓东院士、翁渝国教授!向以 Carlos Duran、Donnard Ross、Carpentier、Tiron David 为代表的主动脉瓣根部手术的开拓者、先贤们表示崇高的敬意!

2021 年 5 月

目 录

基础理论篇

第一章 概论 ………………………………………………………………………… 2

    第一节 主动脉根部重建的理念 ……………………………………………… 3

    第二节 主动脉根部重建思路的改进 ………………………………………… 4

    第三节 主动脉根部病变分型 ………………………………………………… 5

    第四节 主动脉根部重建的方法 ……………………………………………… 5

    第五节 主动脉根部重建的原则 ……………………………………………… 6

第二章 主动脉根部的解剖、病理及重建设计 ……………………………………… 7

    第一节 主动脉根部的解剖 …………………………………………………… 8

    第二节 心脏纤维支架 ………………………………………………………… 11

    第三节 主动脉根部结构五分法：重建设计的解剖基础 …………………… 15

    第四节 主动脉根部病变的病因 ……………………………………………… 21

    第五节 主动脉根部疾病的病理 ……………………………………………… 23

    第六节 主动脉瓣病变修补术后补片（牛心包）病理表现 ………………… 37

第三章 影像技术在主动脉根部重建中的应用 …………………………………… 42

    第一节 正常主动脉根部影像结构 …………………………………………… 43

    第二节 Ⅰ型主动脉根部病变 ………………………………………………… 46

    第三节 Ⅱ型主动脉根部病变 ………………………………………………… 53

    第四节 Ⅲ型主动脉根部病变 ………………………………………………… 59

第五节　主动脉根部手术术后并发症监测及随访 ·· 67

第四章　主动脉根部手术适应证 ·· 72

第一节　主动脉瓣关闭不全 ··· 73

第二节　主动脉瓣狭窄 ··· 75

第三节　二叶式主动脉瓣手术治疗的指南推荐 ··· 79

第四节　主动脉根部重建手术时机的选择 ··· 79

第五章　主动脉根部重建设计理念 ·· 81

第一节　瓣叶的设计 ·· 82

第二节　左室 - 主动脉连接 ·· 85

第三节　窦管交界的设计 ··· 87

第四节　窦部的设计 ·· 88

第五节　瓣叶数量的思考 ··· 88

第六节　二叶瓣与四叶瓣是否有一席之地 ··· 90

第七节　左室 - 主动脉连接 - 升主动脉宏观血流动力学 ····································· 92

第八节　主动脉根部重建设计流程 ·· 93

手术技术篇

第六章　通用主动脉瓣成形技术 ·· 96

第一节　适应证和基本原则 ·· 97

第二节　主动脉瓣狭窄 ··· 97

第三节　主动脉瓣关闭不全 ·· 98

第七章　儿童主动脉根部 I 型病变的重建 ··· 111

第一节　左室 - 主动脉连接和窦管交界的测量、匹配 ·· 112

第二节　主动脉瓣上狭窄的矫治 ··· 113

第三节　主动脉瓣下狭窄的矫治 ··· 119

第四节　儿童其他主动脉根部 I 型病变 ·· 122

第八章　儿童主动脉根部 II 型病变的重建 ·· 124

第一节　儿童主动脉瓣叶成形基本技术 ·· 125

第二节　主动脉瓣单瓣叶置换 ·· 129

第三节　双瓣叶修复 ··· 129

第四节　三瓣叶修复与置换 ··· 130

第五节　主动脉瓣单瓣化畸形的手术技术 ··· 130

第九章　儿童主动脉根部Ⅲ型病变的重建 ···················· 134
　　第一节　真二瓣化畸形合并小主动脉根部的成形技术 ············· 135
　　第二节　鼎状成形 ································· 136

第十章　成人主动脉根部Ⅰ型病变的重建 ···················· 141
　　第一节　左室 - 主动脉连接及主动脉瓣环成形 ················ 142
　　第二节　主动脉窦部成形 ····························· 145
　　第三节　窦管交界成形 ····························· 149
　　第四节　主动脉瓣环以上的成形术：Yacoub 手术 ·············· 153
　　第五节　左室 - 主动脉连接以上的成形：David 手术 ············· 155
　　第六节　改良的保留主动脉瓣的其他主动脉根部成形术 ··········· 161
　　第七节　主动脉根部再植法与成形法的选择 ················· 164

第十一章　成人主动脉根部Ⅱ型病变的重建 ··················· 169
　　第一节　交界成形技术 ····························· 170
　　第二节　单瓣叶置换 ······························ 174
　　第三节　瓣叶交界融合 ····························· 175
　　第四节　二瓣叶置换 ······························ 175
　　第五节　三瓣叶置换 ······························ 176

第十二章　成人主动脉根部Ⅲ型病变的重建 ··················· 177
　　第一节　三瓣叶病变合并主动脉扩张的主动脉根部重建术 ········· 178
　　第二节　小主动脉根部的处理 ························· 184
　　第三节　成人鼎状成形 ····························· 192

综合实践篇

第十三章　主动脉瓣二叶畸形的重建 ······················ 194
　　第一节　主动脉二叶瓣概况 ·························· 195
　　第二节　主动脉瓣二叶畸形分型 ······················ 197
　　第三节　主动脉瓣二叶畸形手术思路 ···················· 198
　　第四节　主动脉瓣二叶畸形成形技术 ···················· 199

第十四章　主动脉瓣四瓣化畸形的重建 ····················· 211
　　第一节　四瓣化手术技术路线 ························· 212
　　第二节　四瓣化成形技术 ··························· 212

第三节　三瓣叶置换 ··· 217

第十五章　室间隔缺损合并主动脉瓣反流的重建 ··· 218

第十六章　感染性心内膜炎主动脉瓣的重建 ··· 225
第一节　概述 ·· 226
第二节　瓣膜修复技术 ·· 226

第十七章　风湿性主动脉瓣病变的重建 ·· 230

第十八章　主动脉根部病变的经典手术 ·· 234
第一节　Ross 手术 ··· 235
第二节　Konno、改良 Konno 及 Ross-Konno 手术 ··· 239
第三节　根部扩大手术 ·· 242
第四节　经典 Bentall 手术 ·· 246
第五节　改良 Bentall 手术与 Mini-Bentall 手术 ·· 248
第六节　Cabrol 手术 ·· 250
第七节　Bentall 类手术临床结果 ·· 250
第八节　Wheat's 手术 ··· 252
第九节　经心尖降主动脉转流术 ·· 253

第十九章　改良根部替换手术——"衬裙"Bentall 手术 ·· 258

第二十章　主动脉根部重建合并冠状动脉畸形的外科处理策略 ······························· 263

第二十一章　微创主动脉瓣成形的入路 ·· 271
第一节　概述 ·· 272
第二节　术前准备和评估 ··· 272
第三节　手术适应证和禁忌证 ·· 273
第四节　手术入路 ··· 273
第五节　并发症及其处理 ··· 279

第二十二章　主动脉根部重建术后随访数据分析 ··· 282
第一节　随访结果 ··· 283
第二节　小结 ·· 290

结语　主动脉根部重建的未来 ·· 292

手术视频目录

视频 1　Arantius 结节切除缝合 ·········· 109

视频 2　瓣上狭窄 - 行三瓣叶置换 + 加宽三个窦 + 加宽升主动脉 ·········· 118

视频 3　瓣下狭窄 - 纤维增生剥除 ·········· 122

视频 4　儿童牛心包左冠瓣置换 + 自体心包加宽一个窦管交界 ·········· 129

视频 5　儿童 Partial Ross 技术 ·········· 136

视频 6　鼎状成形 + MORROW ·········· 139

视频 7　窦管交界成形 + 升主动脉成形 ·········· 148

视频 8　无冠窦部分切除成形 + 升主动脉成形 ·········· 148

视频 9　去除钙化 + 补片修补剥离的破口 + 窦管交界成形 + 升主动脉成形 ·········· 153

视频 10　David 手术 ·········· 161

视频 11　Arantius 结节切除缝合 ·········· 173

视频 12　交界撕脱 - 削薄瓣叶 + 交界切开 + 缝合撕脱瓣叶 ·········· 174

视频 13　成人牛心包无冠瓣置换 ·········· 175

视频 14　二瓣叶置换 ·········· 176

视频 15　三瓣叶置换（陶氏手术）·········· 184

视频 16　成人 Partial Ross 手术 ·········· 192

视频 17　成人自体心包三瓣叶置换 + 窦部扩大 ·········· 192

视频 18　0 型二瓣化行三瓣叶置换 + 根部扩大 ·········· 208

视频 19　Ⅰ型二瓣化行三瓣叶置换 + 瓣环破裂修补 ·········· 208

视频 20　Ⅰ型二瓣化做成 O 型 ·········· 208

视频 21　四瓣化行 sliding 技术构成三瓣叶 ·········· 216

视频 22　四瓣化合并窦瘤破裂行窦瘤破裂修补 + 折叠消除一个窦 ·········· 216

视频 23　四瓣化行三瓣叶置换 ··· 217

视频 24　干下室间隔缺损修补 + 去除右冠瓣叶钙化 + 自体心包修补右冠瓣叶 ··········· 223

视频 25　干下室间隔缺损修补 + 右冠瓣置换（牛心包）··························· 223

视频 26　感染性心内膜炎行右冠瓣穿孔修补 + 左冠瓣置换（牛心包）··············· 228

视频 27　增厚瓣叶剥离 ··· 233

视频 28　ROSS 手术 ··· 238

视频 29　冠脉成形：左主干开口狭窄行左主干成形 + 升主动脉置换 ················· 269

视频 30　鼎状成形 ··· 269

（扫描二维码观看视频）

基础理论篇

第一章　概论 / 2

第二章　主动脉根部的解剖、病理及重建设计 / 7

第三章　影像技术在主动脉根部重建中的应用 / 42

第四章　主动脉根部手术适应证 / 72

第五章　主动脉根部重建设计理念 / 81

第一章 概 论

第一节 主动脉根部重建的理念 / 3

第二节 主动脉根部重建思路的改进 / 4

第三节 主动脉根部病变分型 / 5

第四节 主动脉根部重建的方法 / 5

第五节 主动脉根部重建的原则 / 6

最好的心脏瓣膜就是能够伴随我们终生的、父母给的、没有先天性畸形的、没有受到外在因素破坏的瓣膜，所以心脏外科医生在处理病变的主动脉瓣上，应遵循尽可能保留自体正常组织的原则，任何一种人工瓣或替代材料在功能方面尤其远期效果都无法与自体瓣相比。主动脉瓣成形（aortic valve plastic，AVP）原则是尽可能保留自体主动脉瓣的手术方法，既考虑主动脉瓣功能的恢复，又顾及其远期效果。主动脉瓣功能还与主动脉根部结构密切相连，恢复根部的有效构造，称为根部重建（aortic root reconstruction，ARR）。主动脉根部重建比主动脉瓣成形更为贴切，因为根部重建＝根部结构重建＋瓣叶成形（或瓣叶替换）。延续既往的习惯，经常将主动脉瓣成形与主动脉根部重建混用，值得一提的是主动脉瓣成形不等于主动脉瓣叶成形。笔者设计出多种主动脉瓣重建的方法，均是基于尽量保留自体组织，发挥其功能的原则。心脏瓣膜成形已成为未来心外科发展的方向，它的成功对患者良好的预后、生活质量的提高、无使用抗凝药物的烦恼、减少术后并发症、延长寿命等具有积极的意义。

第一节　主动脉根部重建的理念

一、最初的理念与实践

1. 三个瓣叶置换重建主动脉瓣的最初理念，出于 Carlos M. G. Duran 医生对主动脉瓣膜重建的理论和实践。在临床工作中，发现有相当一部分患者，主动脉瓣叶置换后，会出现不匹配、心脏结构变化、血流动力学的改变等，所以笔者在其思路基础上对主动脉瓣成形进行了改进，手术后优势更明显。

2. 笔者对千余例主动脉瓣成形术后患者进行了近期、中期及部分术式的远期随访，在心脏重构、心功能恢复、血流动力学改善、避免抗凝剂风险等方面进行了研究，结果令人满意，值得在临床工作中推广。

二、优点

主动脉瓣重建手术有其他手术方式无法替代的优点，主要体现在以下方面。

1. 任何机械瓣及生物瓣均不能达到正常自体瓣膜的开口面积和最接近患者自然状态的血流动力学。换瓣术后所致主动脉瓣存在的压差，势必加重心脏负担，影响远期的治疗效果；机械瓣患者需要终生抗凝，术后的生活质量大幅下降；无论是生物瓣、机械瓣，都不能排除由于人工瓣膜功能障碍等原因造成二次手术的可能。

对于非主动脉瓣手术术中损伤主动脉瓣的病例，成形是创伤最小、结果最好、医患矛盾最少的解决办法，使患者付出最小的代价。

2. 在儿科手术中，换瓣几乎是不可能实施的，Ross（自体肺动脉瓣移植术）等手术势必将手术扩大，使一个瓣膜的问题扩展为两个瓣膜的问题，增加了二次手术的机会及难度。

3. 教科书上的成形方法只能解决部分主动脉瓣病变，受经验所限，许多手术方式无法取得很好的近、中期效果，对传统成形方法的改进，可提高手术成功率及远期效果。

4. 有些患者不宜实施主动脉瓣置换，如儿童或少年、小主动脉根部、先天性主动脉瓣畸形或有生育要求的育龄期女性患者，主动脉根部重建是这些患者最佳的选择。

5. 某些特殊的疾病如白塞综合征（贝赫切特综合征）、感染性心内膜炎的患者，成形（或瓣叶置换）后无血流动力学死角，瓣叶受力均匀，能降低再次手术或感染复发的概率。对于白塞综合征而言，换瓣手术即便在正规的免疫治疗过程中，也不能很好地防止瓣周漏的发生，使患者面临再次甚至多次手术的风险。

三、目前不能广泛开展的原因

1. 医生方面　手术方式多,需要一定的训练周期及经验的积累,即刻效果及远期效果均与个人经验、手术技巧及选择材料有关,不如换瓣手术简单、稳定性好、训练周期短、易于普及,某一个外科医生遇到同一病变的数量少,不利于经验的积累。

2. 目前国内尚无很好的材料供修复使用。

3. 实施主动脉瓣成形手术使得医生承担额外的风险(如手术失败或再次手术),会对医患关系产生影响,限制了此技术的开展。

第二节　主动脉根部重建思路的改进

一、将主动脉根部细化分型是根部成形的理论基础

主动脉根部指升主动脉在心包腔的部分,上部为主动脉管,下部为主动脉窦。主动脉瓣环基底部为主动脉窦的下界,主动脉窦的上界为主动脉嵴。

正常升主动脉内径<35mm(19~35mm)。根据主动脉根部解剖,可进一步细化根部病变分型,作为主动脉根部重建手术的理论基础。

二、主动脉瓣及根部结构五分法

主动脉瓣的功能不单是由主动脉瓣叶完成的,根部结构也起着辅助作用。经过笔者的实践及思考,结合前辈们的经验总结,将主动脉根部分为 5 个部分(图 1-2-1)。

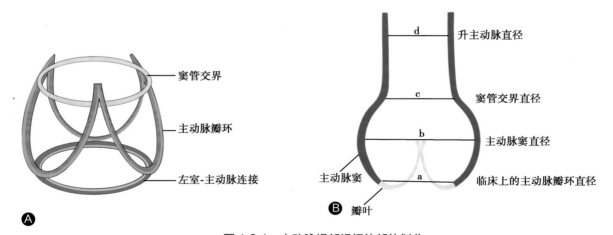

图 1-2-1　主动脉根部组织的部位划分
左室 - 主动脉连接(VAJ)= 超声或 CT 提供的瓣环径
A. 主动脉根部核心结构;B. 主动脉根部的部位划分

1. 左室 - 主动脉连接(ventricular-aortic junction,VAJ)　主动脉与左室连接部位,相当于主动脉窦部下界与左心室出口处。VAJ 在解剖上是一个曲面,临床上难以辨识这个解剖位置,为了方便起见,将三个窦最低点的平面,也就是通常说的基线(baseline),认为是 VAJ。

2. 窦管交界（sino-tubular junction, STJ）　位于主动脉嵴水平, 是三个瓣叶汇合的最高点。

3. 主动脉瓣环（aortic annular）　瓣叶附着缘, 呈波浪状。

4. 主动脉瓣叶（aortic leaflet）　附着于瓣环的主动脉内膜组织, 呈盾牌状。

5. 主动脉窦（Valsalva sinus）　窦管交界与瓣环之间的主动脉组织。

上述 5 个部位均与主动脉瓣功能有关, 保留其中的一部分, 即可认为是重建手术。而换瓣手术废弃了这 5 个部位的功能。前 4 个部位对主动脉瓣功能的影响显而易见, 主动脉窦影响瓣膜功能的因素: ①数目（如四瓣化畸形等）; ②主动脉窦壁形态和大小, 影响血液回流的形态, 间接影响瓣叶关闭的速度。

三、确定原因

根据测量所得的数据, 结合正常数值及各个部位的功能, 判断主动脉瓣功能不全的原因, 找到病变部位, 从根本上矫治, 而不是仅关注瓣叶本身, 才能达到最佳的近、远期效果。

第三节　主动脉根部病变分型

正常主动脉根部有三个窦、三个瓣叶, 瓣叶功能正常。笔者根据主动脉根部病变部位的不同, 将主动脉根部病变分为三型。

Ⅰ型, 即单纯的主动脉根部结构病变: 主动脉瓣为三瓣叶且瓣叶正常, 根部结构发生改变, 造成瓣膜功能受损。

Ⅱ型, 即瓣叶病变: 病变仅局限于瓣叶, 教科书曾描述的主动脉瓣成形多属于此类。

Ⅲ型, 为混合病变: 瓣叶与根部结构同时存在病变。

以上三型病变, 涵盖了所有主动脉根部的病变。

第四节　主动脉根部重建的方法

根据五个部位划分法, 主动脉根部重建术主要为主动脉根部结构重建和/或主动脉瓣叶成形（或瓣叶置换）。在介绍多种主动脉根部重建的方法时, 重点部分用实图和示意图展示手术方式, 加以文字解析, 部分手术方式还配有手术录像。为利于对主动脉根部重建的理解, 并从中获益, 便于顺利开展, 笔者对主动脉根部手术进行了相关的分解描述, 同时介绍了复合病变的修复方法。针对各种类型的主动脉瓣及根部情况, 根据患者的年龄、预后判断, 描述了各种类型的成形方法, 可供临床医生选用。

手术的远期效果是术者最关注的。本文设计的 Tao 氏手术与鼎状成形手术, 确保根部重建成功。在此保障下, 尝试尽量更多地保留自体组织, 以确保远期手术效果。

技术方法包括主动脉瓣环成形术（aortic annuloplasty）、窦管交界成形术（sinus tube junction plasty）、左室 - 主动脉连接成形术（aortic-left ventricular plasty）等。由简单、单一技术开始, 再涉及一些复合病变, 但临床上遇到的病变千变万化, 书中不可能包罗万象, 所以主动脉根部重建就是对所述各种方法加以综合使用。

研究主动脉根部重建的方法, 离不开相邻结构的处理, 如升主动脉扩张、室间隔肥厚等, 所以在介绍相关手术的同时介绍相邻部位的处理方法。

第五节　主动脉根部重建的原则

1. 更多地保留自体组织。
2. 根部直径（左室 - 主动脉连接 + 窦管交界）应在正常值范围内。
3. 左室 - 主动脉连接与窦管交界匹配相差小于 20%。
4. 做成三个窦。
5. 瓣叶面积足够大　边缘长度 / 高度与本窦匹配，同时考虑替代材料远期形变的问题。

（陶　凉）

参考文献

［1］ COX JL, S TM. Operative techniques in cardiac & thoracic surgery: a comparative atlas [J]. Operative Techniques In Cardiac & Thoracic Surgery, 1996, 1 (1): 15.

［2］ NKOMO VT, ENRIQUEZ-SARANO M, AMMASH NM, et al. Bicuspid aortic valve associated with aortic dilatation: a community-based study [J]. Arterioscler Thromb Vasc Biol, 2003, 23 (2): 351-356.

［3］ ROMAN MJ, DEVEREUX RB, NILES N W, et al. Aortic root dilatation as a cause of isolated, severe aortic regurgitation. Prevalence, clinical and echocardiographic patterns, and relation to left ventricular hypertrophy and function [J]. Ann Intern Med, 1987, 106 (6): 800-807.

［4］ SCHAFERS H J, BIERBACH B, AICHER D. A new approach to the assessment of aortic cusp geometry [J]. J Thorac Cardiovasc Surg, 2006, 132 (2): 436-438.

［5］ 汪曾炜，刘维永，张宝仁，等. 心脏外科学 [M]. 北京：人民军医出版社，2008.

［6］ 张卫. 主动脉瓣成形术治疗主动脉瓣疾病的现状及展望 [J]. 心血管外科杂志（电子版），2014,(3): 115-118.

［7］ SUBRAMANIAN S, BORGER M A. Aortic valve reconstruction: current status [J]. Herz, 2010, 35 (2): 88-93.

第二章　主动脉根部的解剖、病理及重建设计

第一节　主动脉根部的解剖　/　8

第二节　心脏纤维支架　/　11

第三节　主动脉根部结构五分法：重建设计的解剖基础　/　15

第四节　主动脉根部病变的病因　/　21

第五节　主动脉根部疾病的病理　/　23

第六节　主动脉瓣病变修补术后补片（牛心包）病理表现　/　37

第一节　主动脉根部的解剖

一、主动脉瓣叶解剖

主动脉瓣由三个附着于主动脉瓣环的半月形瓣（半月瓣），即左冠瓣、右冠瓣及后冠瓣（无冠瓣）组成（图 2-1-1）。主动脉瓣叶由三个半月状组织组成，半月的基底附着在主动脉瓣环上，呈弧形弯曲，大体解剖可见各瓣叶外形近似，大小基本相等但并不精确一致（图 2-1-2）。其游离缘关闭时在同一水平面相同的高度相互对合，游离缘中点（Arantius 结节）是三个瓣叶完全关闭时的共同接触点。主动脉瓣叶的下方与二尖瓣前瓣瓣环及部分室间隔肌肉相互延续，主动脉根部与三尖瓣瓣环之间是右纤维三角，左冠瓣连接二尖瓣前瓣之间是左纤维三角。右纤维三角也是房室膜性间隔，位于二尖瓣和主动脉根部的交合点，所以上述结构也称为心脏的中心纤维体。

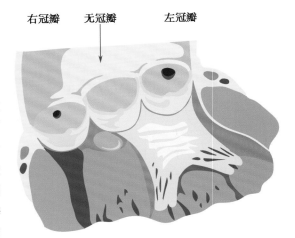

图 2-1-1　左冠瓣、右冠瓣、无冠瓣示意（箭头指无冠瓣）

主动脉瓣叶与肺动脉瓣叶相邻，肺动脉瓣叶也是三个瓣叶，其瓣环借圆锥韧带与主动脉瓣环相连，肺动脉左瓣叶、右瓣叶的二分之一与主动脉壁相连，正常人左右肺动脉瓣之间的交界与主动脉瓣的左、右冠瓣交界相对应，但是要注意，肺动脉瓣的交界一般都比主动脉瓣交界要高，主动脉右冠窦"挤"到肺动脉瓣下方的右室流出道。

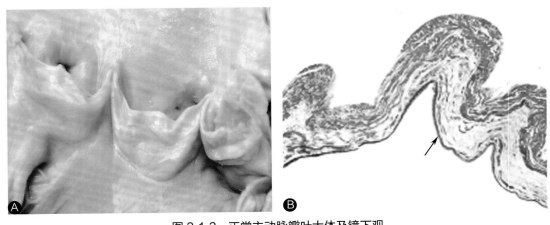

图 2-1-2　正常主动脉瓣叶大体及镜下观
A. 正常大体；B. 镜下观（EVG 染色 ×40 倍，箭头所指为心室层弹力纤维）

二、主动脉瓣叶的正常值

宗刚军、白元等观测国人主动脉瓣，发现主动脉瓣周径为（63.25±8.43）mm，瓣膜游离缘长度为（26.25±3.84）mm，瓣膜与主动脉根部附着缘（20.36±3.51）mm，瓣叶面积为（272.52±28.65）mm²，游离缘与窦底的距离（瓣叶高度）（15.15±2.67）mm。左、右冠窦中有冠状动脉开口，多数人右冠开口于前方，距离主动脉瓣根部距离（17.23±3.26）mm，左冠状动脉开口与主动脉根部距离（16.59±4.16）mm。

孙明等测量中国人标本瓣叶主动脉瓣左冠瓣、右冠瓣和无冠瓣的瓣高、游离缘长和附着缘长,测量结果见表 2-1-1。显示主动脉 3 个半月瓣的大小相近,右冠瓣稍大于左冠瓣和无冠瓣,但经方差分析检验,P>0.05,差异无统计学意义。

表 2-1-1　130 个甲醛固定的正常人心脏标本主动脉瓣测量结果 /cm,$\bar{x} \pm s$

项目	右冠瓣	左冠瓣	无冠瓣
瓣高	1.56 ± 0.23	1.55 ± 0.21	1.56 ± 0.29
游离缘长	2.93 ± 0.43	2.76 ± 0.37	2.72 ± 0.35
附着缘长	4.12 ± 0.36	3.92 ± 0.39	3.93 ± 0.42
周径	7.05 ± 0.69	6.68 ± 0.65	6.69 ± 0.62

从主动脉面观察瓣叶为开放状态,主动脉瓣前尖回缩在各自瓣窦内。心室面观,见各瓣叶间对合线形成白色嵴。瓣叶的形状特征是当主动脉压力超过左室压力时,可防止其向左室开放。另一特点是整个瓣叶面积超过瓣口面积的 50%,这样可以保证在关闭位时,瓣叶在心室面可相互支撑,彼此完整接触。每一瓣叶游离边缘区彼此形成的合线称为新月形弧线。在每一瓣叶的中央区域是纤维性结节(Arantius 结节),笔者把这一部分定为主动脉瓣叶的功能部分。有部分人会发生主动脉瓣开窗,如位于主动脉瓣关闭线上方则多无功能性意义。还有一部分人会发生 Lambl 疣,这可能是由于瓣膜损伤引起的血栓机化所致。组织学方面,从近端向远端分为三层:心室层,面向流入道的,主要由胶原及呈放射状排列的弹力纤维组成,外衬内皮细胞;海绵层,由疏松排列的胶原及丰富的蛋白聚糖构成;纤维层,面向流出道,由环行排列致密的胶原纤维组成,且大部分排列平行于瓣尖游离缘(图 2-1-3)。

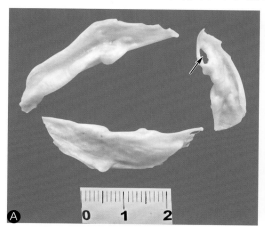

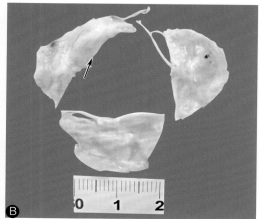

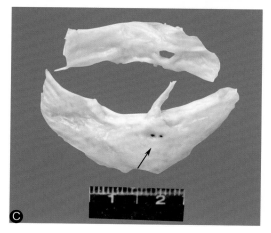

图 2-1-3　主动脉瓣纤维性结节,且瓣叶中央及游离缘轻度纤维性增厚

A. 单纯"开窗";B. 一瓣叶开窗伴另两瓣叶 Lambl 疣附着;C. 主动脉瓣二叶瓣,大瓣有一嵴

心脏瓣叶由两类细胞组成:间质细胞和内皮细胞。间质细胞主要是平滑肌细胞和成纤维细胞,涉及瓣叶的形态和功能。这些结缔组织基质内细胞不断地合成、重构和补充,在维持瓣叶内环境稳定及病变的进程中起重要作用。内皮细胞覆盖瓣叶的表面,有证据提示瓣叶表面内皮细胞的基因表达与其他部位内皮细胞的表达存在不同,且对损伤的反应也不同,但这些不同的本质及程度还有待确定。瓣叶内有神经,新近发现间质细胞具有收缩性的生理功能,提示瓣叶的开口启动需要有跨瓣压力梯度。同样,在正常瓣叶及生物瓣中,最初的钙化变性及矿物质沉积也发生于间质细胞。

纤维层主要功能是维持瓣叶结构的完整性。海绵层则相反,主要功能是保持纤维层与弹力层间的可滑动性,即在瓣叶的运动循环周期中吸收剪切力和缓冲震动。而心室面主要为弹力蛋白,其结构特征主要是保证瓣叶的舒张/收缩。房室瓣与半月瓣在组织学方面存在一定的不同,这反映了不同的胚胎发生及闭合机制。当然,半月瓣对于瓣叶的功能及疾病的进展显得更为重要。杨朝鲜报道,主、肺动脉瓣均由三个大小相近、形态相似的瓣叶组成,瓣叶的基部附着于弧形弯曲的瓣环上;上缘游离,其中点局部增厚形成小结,在结节两侧为瓣膜较薄的区域称新月区。从测量结果看,肺动脉瓣和主动脉瓣的面积之比平均为 1.05:1,且肺动脉瓣与肺动脉口的面积比(1.67:1)略大于主动脉瓣与主动脉口的面积比(1.58:1),这可有效避免移植后瓣膜关闭不全,利于进行 Ross 手术。部分主、肺动脉瓣新月区虽有筛状孔存在,由于心室舒张瓣膜关闭时,相邻瓣膜新月区的心室面会相互紧贴,故一般不会导致血液反流。若心脏受到某些疾病侵袭而发生瓣环扩大,同时伴有较大筛状孔出现时,则在早期可能出现瓣膜关闭不全,从而导致血液反流。

三、主动脉瓣叶异常

(一)主动脉瓣发育畸形少见

先天性主动脉瓣四叶畸形(congenital quadricuspid aortic valves,CQAV)非常罕见,系胚胎期瓣膜发育障碍所致,胚胎早期动脉干分割为主、肺动脉两条大血管后,在瓣叶形成过程中由于动脉干的内膜隆起发育不良,造成瓣叶发育异常,该病多见于男性。先天性主动脉瓣四叶是一种罕见畸形,根据瓣叶的大小相对不同分为 7 个类型(Hurwitz 分型)。A:四个瓣叶同等大小;B:三个同等大小的大瓣和一个小瓣;C:两个同等大小的大瓣和两个同等大小的小瓣;D:一个大瓣、两个中等大小的瓣和一个小瓣;E:一个大瓣和三个同等大小的小瓣;F:两个同等大小的大瓣和两个不同大小的小瓣;G:四个瓣叶大小均不等;常见 B 型,其次为 A 型。吴伟春报道 17 例手术病理显示:A 型 8 例占 47%,B 型 7 例占 41.1%,C 型及 F 型各 1 例占 5.9%,与一些国外报道基本相同,病理结果显示,主动脉瓣叶均有不同程度的增厚、卷曲、粘连,且均伴有黏液样变性。

(二)主动脉瓣二瓣化畸形分型

主动脉二瓣化畸形中最常见的是先天性主动脉瓣畸形,占 70%,可分为三型。主动脉瓣开放时呈圆拱形,瓣口开放受限,瓣尖部不能完全贴近主动脉壁。①TyPe 0 型:二叶瓣可有各种相对位置,以左、右位居多,其瓣膜通常形状对称、大小相等。主动脉瓣开放时呈鱼口状,关闭时瓣膜对合线呈"1"字形。②TyPe 1 型:根据融合交界的不同,二叶瓣相对位置也不同。瓣叶开放时呈鱼口状,融合后所形成较大瓣叶可见残留的交界线;关闭时与三叶瓣类似。③TyPe 2 型:由于两处瓣叶交界融合,实际瓣叶启闭呈一整体,瓣叶开放时瓣口呈水滴状;关闭时与三叶瓣类似。也有学者根据有无瓣叶融合形成的嵴,做如下分型,临床意义不大(图 2-1-4)。

四、窦管连合部

每个相邻瓣叶之间近主动脉的空隙称为窦管连合部。窦管连合部把 Valsalva 窦与主动脉分开。孙明等测量了主动脉根部不同高度口径,并依据 Kunzelman 等方法对主动脉根部分为 4 个高度测量：主动脉根基底部（base attachment，Base）、主动脉窦中部（sinus of valsalva，Sinus）、窦管结合部（sinotubular junction，STJ_0）、窦管结合部上 1cm（STJ_1），Sinus > STJ_1 > STJ_0 > Base（表 2-1-2）。

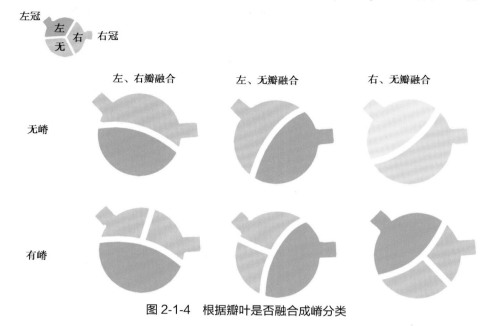

图 2-1-4　根据瓣叶是否融合成嵴分类

表 2-1-2　30 个甲醛固定的正常人心脏标本主动脉根部测量结果（$\bar{x} \pm s$）

高度水平	周径 /cm	直径 /cm	截面积 /cm²
STJ_1	7.58 ± 0.18	2.41	4.56
STJ_0	7.29 ± 0.13	2.32	4.23
Sinus	9.97 ± 0.08	3.17	7.89
Base	7.06 ± 0.13	2.25	3.95

第二节　心脏纤维支架

　　心脏纤维支架主要是指围绕心室底部、房室口和主动脉口周围的结缔组织形成复合的支架。心脏纤维支架是心肌和心瓣膜的附着点，由左、右纤维三角和四个纤维环（左、右房室口纤维环和主动脉口、肺动脉口纤维环）共同构成（图 2-2-1）。心脏纤维支架前方与主动脉后瓣环连接约 1.1cm，左缘与二尖瓣环延续约 1.5cm，右缘与三尖瓣隔瓣的上相延续约 1.3cm。

　　纤维支架由胶原纤维、少量弹力纤维、网状纤维连接在一起形成团块状或膜状，又称心的纤维骨骼（fibrous skeleton of heart）。在心脏内分布平面见图 2-2-2。

　　右纤维三角位于左、右房室口与主动脉瓣环口之间，左纤维三角位于主动脉瓣环口与左房室口左侧，

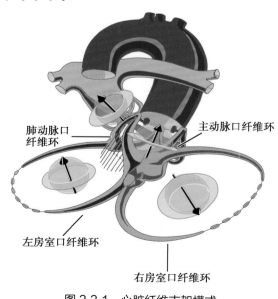

图 2-2-1　心脏纤维支架模式

大小为右侧 1/2,左右房室口纤维环同一平面与人体正中矢状面呈 45° 角。主动脉纤维环口对向右、前、上,肺动脉纤维环口对向左、后、上。漏斗腱连于主动脉环口与肺动脉环口之间,防止射血时两环口相互分开。

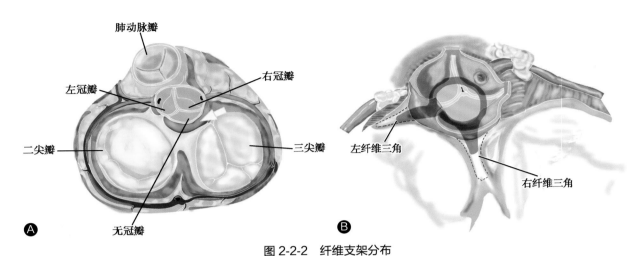

图 2-2-2　纤维支架分布
A. 心脏纤维支架平面示意(肺动脉瓣、右冠瓣、左冠瓣、无冠瓣、二尖瓣、三尖瓣平面图);
B. 心脏纤维支架示意(二尖瓣、三尖瓣平面示意)

孙明等在标本上观察右心房的主动脉隆凸,多数由无冠窦形成(73.3%),由无冠窦和右冠窦共同形成者较少(36.6%)。但也有不同报道认为,右心房主动脉隆凸由无冠窦和右冠窦形成者占 56%,而由无冠窦形成者占 44%。因此根据标本的观察,右冠窦的主动脉窦瘤破裂,多数破入右心室,其次是右心房,而无冠窦的主动脉瘤,多数破入右心房。左冠窦与无冠窦交界处正对二尖瓣中点者占 86.6%;也有报道,左冠窦与无冠窦交界处与二尖瓣前瓣中点相连者占 75%。据此,经左冠窦与无冠窦交界处向二尖瓣前瓣垂直切开时,切口大多数在二尖瓣前瓣中央部。

一、右纤维三角

右纤维三角又称中心纤维体,位于左房室环、右房室环和主动脉后瓣环之间,是扁状不规则椭圆形致密结缔组织团块。该三角左边高,右边低,向右倾斜,近似矢状位。右纤维三角前方与主动脉口纤维环右后半环之间结合在一起,并向左伸出一个鞭状束(fila coronaria of Henle)参与构成左房室口纤维环。右纤维三角向前下伸展的结缔组织可达室间隔膜部的房室间部。而室间隔有房室束穿行,故右纤维三角异常可能会损害房室束而引起房室传导阻滞。Todaro 腱起自下腔静脉瓣,为下腔静脉口前方心内膜下可触摸到的一个腱性结构,向前经房室间隔附着于中心纤维体。

右纤维三角长 1.0cm 宽 0.5cm,厚 0.2cm。曾有报道测量右纤维三角各边长度(L)、弧度(θ)、三角面积(A)和厚度(D),见表 2-2-1、表 2-2-2。

表 2-2-1　右纤维三角测量结果

性别	主动脉后瓣环边		左房室环边		右房室环边		A/mm^2	D/mm
	L/mm	$\theta/°$	L/mm	$\theta/°$	L/mm	$\theta/°$		
男	14.35 ± 1.58	110.12 ± 12.69	16.27 ± 1.47	48.03 ± 5.05	15.27 ± 3.00	54.78 ± 8.53	44.65 ± 6.96	2.01 ± 0.21
女	13.82 ± 1.38	109.65 ± 11.57	15.89 ± 1.66	45.63 ± 9.67	14.51 ± 2.55	52.67 ± 7.60	40.27 ± 8.87	1.96 ± 0.14

表 2-2-2 Todaro 腱附着点直径（D）及距右纤维三角各边的最近距离 /mm

性别	D	R（距各边）		
		主动脉后瓣环边	左房室环边	右房室环边
男	1.91 ± 0.22	3.39 ± 0.84	2.04 ± 0.55	2.44 ± 0.51
女	$1.74 \pm 0.23^{*}$	3.84 ± 0.89	2.04 ± 0.66	2.17 ± 0.48

注：2 组均 $n=15$；* 与男性比较，$P < 0.05$。

二、左纤维三角

1. 左纤维三角位于冠状沟深部、主动脉左瓣环与二尖瓣环之间，其前方与主动脉口纤维环左后半结合并向后外发出一鞭状束参与构成左房室口纤维环。左纤维三角的表面还与房室沟内的左冠状动脉旋支相邻。

2. 左纤维三角并非呈三角形，它比右纤维三角小得多，通常仅为右纤维三角的 1/2。实际上它可以看成右纤维三角向左侧延伸的结缔组织带。

三、左、右房室口纤维环

由围绕左、右房室口的疏松结缔组织构成，左房室口纤维环比右侧纤维环坚韧，因左房室口纤维环在靠近左、右纤维三角的部分由致密结缔组织形成。两纤维环大约在同一平面，该平面与人体矢状面大约呈 45°。故两环口平面的心室侧面对向心尖左前下方。不同部位完全不同。其中最主要的是围绕心室底部、房室口和主动脉口周围的致密结缔组织。

四、主动脉瓣环的解剖

由于描述角度不同，主动脉根部有四个环，传统意义上的"主动脉瓣环"已无法涵盖其全部内涵。而笔者对"主动脉瓣环"的理解也基于选择哪个环作为"主动脉瓣环"，继续使用这个名词将会产生很多误解和分歧。特别是在经导管主动脉瓣置换的讨论上，这个概念的分歧最为明显。显然，用单一的结构来代表主动脉瓣环都是不合适的。同样，主动脉瓣环径也应使用多个平面的多条径线来描述。总之，主动脉根部的解剖特点是主动脉瓣叶以皇冠状的形态附着于圆柱形的主动脉根部内。目前随着临床研究的发展，真正意义上的主动脉瓣环至少包括三个圆环和一个皇冠状的环凹。主动脉瓣附着的三维形态好似一个三叉的皇冠，而瓣叶附着点则形成一个皇冠状（波浪形）的环（也是外科机械瓣缝合的附着线）（图 2-2-3）。这个皇冠的底部存在一个虚拟环，这个环由主动脉瓣叶于左心室内的附着点构成，这个平面标志着从左室流出道进入主动脉根部的入口，在左室流出道梗阻患者显得尤为重要。位于皇冠顶部的这个环是个真实存在的环——窦管连接，是主动脉根部的主要结构，它由主动脉窦嵴及瓣叶交界点构成。窦管连接平面是主动脉根部的出口，向上延续为升主动脉，这一结构在维持主动脉瓣叶闭合功能上具有重要的作用。主动脉瓣叶半月形的附着点跨越了另外一个真实存在的环，也是解剖学上的瓣环，即解剖心室 - 动脉连接。但是，主动脉瓣膜只有一部分附着于心室肌上，大部分主动脉无冠瓣及一部分左冠瓣是二尖瓣前叶与主动脉瓣的纤维连续，其末端增厚形成"纤维三角"，使主动脉瓣装置稳定的附着于

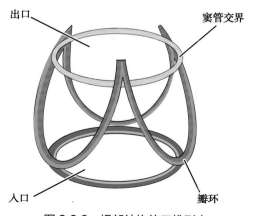

图 2-2-3 根部结构的三维形态

左心室的顶部。这一部分在主动脉瓣叶和瓣环重建上具有重要的解剖学意义。

五、二尖瓣前叶收缩期前向运动(systolic anterior motion,SAM))现象与主动脉瓣的关系

早期 SAM 现象在梗阻性肥厚型心脏病中被描述,其二尖瓣水平的梗阻最具特征性,最常见的是室间隔基底部肥厚所致的梗阻,可造成左室流出道(LVOT)上端的梗阻,并且当左室收缩时可使其流出道口面积进一步减小。通常患者的二尖瓣叶长度超过其正常值范围,乳头肌发生前向及内向(向心室腔中心)的移位,而乳头肌内向移位常可使二尖瓣边缘张力增加而瓣叶中心发生松弛,乳头肌前向移位也会改变左心室射血冲击二尖瓣叶的角度,其所产生的作用力将松弛的二尖瓣前叶推入流出道中,使其呈张开的帽罩状,后者在 LVOT 下端阻断前向血流。二尖瓣前叶向上的运动对 LVOT 面积的减少作用远大于室间隔向下的运动,并导致了 LVOT 面积的减小,且与流出道压差呈独立相关关系。瓣叶前向运动的能力由瓣叶大小、腱索张力及对瓣体的作用力大小决定。

文丘里效应(Venturi effect)通常被认为是 SAM 现象的主要原因,它是由于二尖瓣前叶上方的血流加速而产生的提升力。最近有观察显示:SAM 现象发生在射血前,与腱索的限制力相比,有限的文丘里效应产生于 SAM 现象发生时。另外,当瓣叶完全开放时,该作用力与任何提力呈垂直关系。这些结果提示:尽管文丘里效应无疑是存在的,但对 SAM 现象产生的作用极为有限。在二尖瓣置换或成形术后可能也能观察到类似的现象。

SAM 现象与主动脉瓣的关系在于:主动脉瓣狭窄可掩盖 LVOT 狭窄及 SAM 现象,重度主动脉瓣狭窄解除后(如主动脉瓣置换或主动脉瓣成形),左室流出道张力下降,异常增厚的室间隔弧向左室流出道可以引起 SAM 征,造成左室 - 主动脉压差和二尖瓣反流。

解剖学定义的心室 - 主动脉连接是心室肌肉的附着终点,并延续为主动脉袖状主动脉壁,大多数人认为并不存在可以分离出来的主动脉"瓣环",心室 - 主动脉连接一半的部分是肌肉连接,位于心脏的前方和左侧,也就是室间隔肌性部分,它支撑着左冠瓣的一部分和右冠瓣,而另一半是纤维连接(两个纤维三角之间的部分,包括室间隔膜部),这一部分位于无冠瓣之下及占据左冠瓣下方的一半。心室 - 主动脉连接在心脏收缩舒张过程中不是固定不变的。在羊的动物实验观察中,心脏等容收缩期是逐渐膨胀的,并在收缩前 1/3 达到最大值,随后的 2/3 收缩期及舒张期是收缩的,从相同部位的直径变化来看,甚至达到 10%,这种变化主要得益于肌肉部分的变化,也有人观察到与主动脉无冠瓣连接的二尖瓣前瓣环在心动周期中形态和长度的改变不明显。心脏收缩期,整个主动脉根部看起来更像个"直筒"的管状结构。但是舒张期窦管交界回缩,主动脉窦部扩张,整个根部形状可以用上小下大的圆锥体型来描述。

体重指数及血压会影响到左室 - 主动脉连接(VAJ)的尺寸,20 世纪 80 年代的在人体测量 VAJ 直径为 (23 ± 2) mm(女)和 (26 ± 3) mm(男);指数值(indexed values)(13 ± 1) mm/m^2,正常成人的 VAJ 直径值一般为 23mm,并且三瓣叶患者超过 26mm,两瓣叶患者超过 28mm,就可以认为是扩大,重度反流患者扩大的指数值 (14 ± 1) mm/m^2。

目前对于细小主动脉瓣环的定义标准尚有不同观点,有人认为瓣口面积指数(valve area index,VAI)<1.31cm^2/m^2 或者瓣膜口径 <19mm 是瓣膜 / 患者体表面积不匹配。也就是说,如果根据体表面积来考虑,正常成年人主动脉瓣瓣口直径 <19mm 或者面积指数 <1.31cm^2/m^2,可能会引起血流动力学变化,在不考虑 LVOT 肌肉的收缩厚度的情况下,小的主动脉根部会造成 LVOT 梗阻。Ghosh 等认为瓣号指数(valve size indices,VSI)<12mm/m^2 是瓣膜 / 患者体表面积不匹配,这一标准在主动脉瓣膜人工瓣置换的临床实践中得到多数学者的认可。如果植入较小的主动脉机械 / 生物瓣膜,将导致术后患者仍残留主动脉瓣狭窄的临床症状,易发生心律失常、左心功能损害等,甚至引起猝死;另外,青少年

患者过小的人工瓣膜将影响其生长发育，而且将来面临更多再次手术危险。针对小瓣环的主动脉瓣置换，通常外科对策主要有：选择无支架生物瓣、主动脉瓣环上瓣膜置换和加宽主动脉瓣环后瓣膜置换。Kitamura 等发现，在长期死亡率和发病率上主动脉瓣环加宽手术要明显优于标准的主动脉瓣置换手术。因此，Nicks 法、Manouguian 法和 Konno 手术常常被采纳用于处理这一困境。采用 Konno 和 Manougnian 术式，可以将主动脉瓣环直径增加到原来的 180%~200%，Manouguian 方法可同时加宽二尖瓣环、主动脉瓣环和升主动脉，主动脉根部加宽的宽度可达 20~30mm，临床上最为常用；而采用 Nicks 术式可以增加到 110%。Konno 手术操作复杂，手术时间长，并发症多，但它特别适用于同时合并有左室流出道或瓣下狭窄的病例，主要并发症包括冠状动脉室间隔穿支损伤、传导系统损伤引起房室传导阻滞和室间隔补片缝线撕裂造成左右心室交通形成室间隔缺损，仍然困扰临床。笔者提出在小主动脉根部的患者，使用保留主动脉根部的瓣叶替换术式，可以另辟蹊径，解决主动脉狭窄患者的这一困扰。

第三节　主动脉根部结构五分法：重建设计的解剖基础

主动脉根部嵌入心脏基底部，介于窦管交界与左室流出道之间（图 2-3-1、图 2-3-2）。主动脉瓣功能不单是由主动脉瓣叶完成的，经过笔者的临床实践（超过 1 000 例主动脉成形手术）及思考，认为是主动脉瓣及周围组织结构共同作用的结果，从解剖上说也是一个整体。主动脉瓣功能由 5 个部分完成。瓣膜置换之后，从解剖结构上就废弃了上述五部分的功能，直接影响了临床治疗效果，如临床随访发现，保留主动脉瓣膜的常规 David 手术因失去了窦部结构，如果人工血管过小，保留的主动脉瓣叶会因开放而碰撞人工血管内壁，出现过早的衰败，主动脉根部手术能保留以上结构的 1/5 应该算作成形。

为方便主动脉瓣重建，笔者特将主动脉瓣根部重建设计分为了 5 个部分：①左室 - 主动脉连接；②窦管交界；③主动脉瓣环；④主动脉瓣叶；⑤主动脉窦壁（图 2-3-3）。

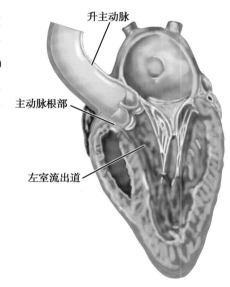

升主动脉
主动脉根部
左室流出道

图 2-3-1　主动脉根部位置示意

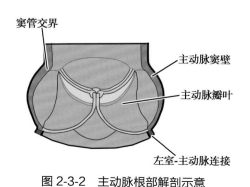

窦管交界
主动脉窦壁
主动脉瓣叶
左室-主动脉连接

图 2-3-2　主动脉根部解剖示意

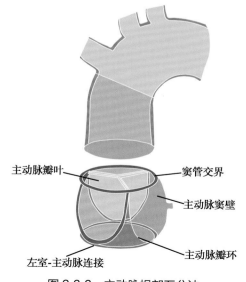

主动脉瓣叶
窦管交界
主动脉窦壁
左室-主动脉连接
主动脉瓣环

图 2-3-3　主动脉根部五分法

一、左室 - 主动脉连接

解剖学定义的左室 - 主动脉连接是心室肌肉的附着终点,并延续为主动脉袖状主动脉壁,大多数人认为,并不存在可以分离出来的主动脉"瓣环",左室 - 主动脉连接一半的部分是肌肉连接,位于心脏的前方和左侧,也就是室间隔肌性部分,它支撑着左冠瓣的一部分和右冠瓣,而另一半是纤维连接(两个纤维三角之间的部分,包括室间隔膜部),这一部分位于无冠瓣之下及占据左冠瓣下方的一半(图 2-3-4)。左室 - 主动脉连接并非一个平面结构,而是一个曲面。

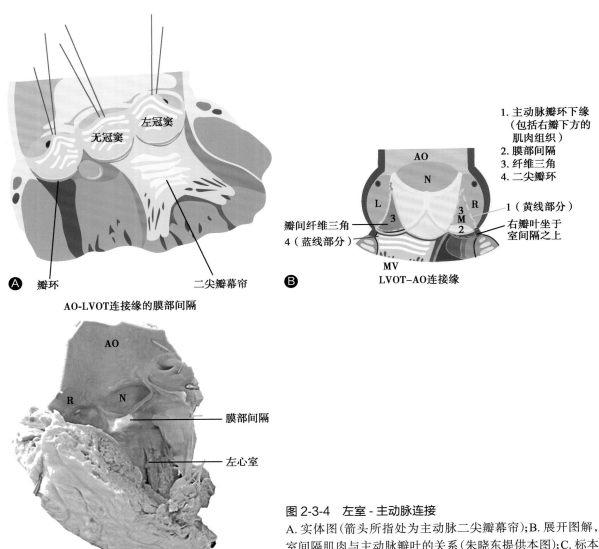

图 2-3-4 左室 - 主动脉连接
A.实体图(箭头所指处为主动脉二尖瓣幕帘);B.展开图解,室间隔肌肉与主动脉瓣叶的关系(朱晓东提供本图);C.标本图解,突出展示膜部间隔(朱晓东提供本图)。

在主动脉夹层瘤患者,主动脉瓣环下的室间隔肌肉部分也参与瓣环完整性的维持。在慢性主动脉瓣反流的患者主动脉根部扩张,瓦氏窦及窦管交界的扩张与瓣膜反流的程度有很好的相关性,尽管左室 - 主动脉交界也有扩张,但是程度较轻。在二瓣化(bicuspid aortic valve,BAV)的患者,也发现随着主动脉瓣反流的加重,所有根部结构的同步扩大。左室 - 主动脉连接部的扩张直接导致主动脉瓣的对合不良,因此左室 - 主动脉连接部的成形对主动脉瓣反流的修复作用就显得很重要。

二、窦管交界

窦管交界区位于主动脉和左冠瓣、右冠瓣、无冠瓣瓣叶之间的三角之上(图 2-3-5)。

测量左室 - 主动脉连接的直径比窦管交界相差 10%~15%,外径 23.4mm ± 1.2mm,内径 18.9mm ± 0.9mm (图 2-3-6)。

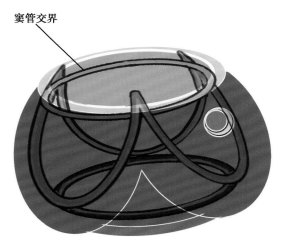

图 2-3-5　窦管交界

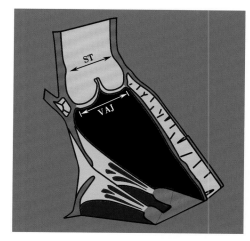

图 2-3-6　窦管交界示意

陈华等报道,MSCT 和超声测量的主动脉根部参数时两方法之间有显著性差异,使用 MSCT 重建测量的中国人主动脉根部直径为 23.40mm ± 3.03mm,升主动脉直径为 31.23mm ± 4.19mm,主动脉窦底平面(相当于主动脉心室连接)至窦顶平面(相当于窦管交界)之间的高度为 19.09mm ± 2.16mm。并发现主动脉根部各组织结构之间存在变异系数大于 10% 的个体差异。开口于左、右冠状动脉窦的冠状动脉也是变异较大,变异系数分别为 19.14% 和 22.55%,左冠状动脉开口至主动脉窦底距离为 15.36mm ± 2.94mm,右冠状动脉开口至主动脉窦底距离为 15.79mm ± 3.56mm,并存在性别之间的差异,并随着年龄的增加,主动脉根部各直径有增大的趋势。陈华等用超声检测发现汉族人左室 - 主动脉连接直径为 21.80mm ± 2.52mm,窦管交界直径为 24.23mm ± 3.44mm,主动脉瓣环比窦管交界小约 10%,两者之间的差值为 2.42mm ± 2.45mm,也发现主动脉瓣环和窦管交界的直径随着年龄、体表面积的增加而增加,瓣环和体表面积之间的相关系数为 0.494 4 (*P*<0.001),和年龄之间的相关系数为 0.113 8;窦管交界和体表面积之间的相关系数为 0.391 0 (*P*<0.001),和年龄之间的相关系数为 0.366 7。年轻人主动脉根部有较好的弹性和顺应性,随着年龄的增长,其中的弹力纤维被纤维组织取代而使顺应性下降。Kunihara 等发现胎儿出生时心腔和大血管的直径达到成人的 50%,5 岁时达到 75%,12 岁时达到成人的 90%。大多数文献认为主动脉瓣环比窦管交界相差约 15%,并且主动脉根部直径在心动周期中有 5% 的动态变化。

三、主动脉瓣环

1. 主动脉口　位居左室右上角,左、右房室口前上,肺动脉口的右后下。口面朝向右上后方,主动脉口平面与正中矢状面之间的夹角约为 45°。

2. 心的纤维结缔组织　在主动脉口处也形成三个首尾相连的半环形支架,称为主动脉瓣环(图 2-3-7)。

3. 外科瓣环 超声医生常把瓣膜附着的最低点认为是主动脉瓣环,而外科医生术中见到的瓣环却是沿着瓣叶附着线的波浪形曲线,也就是外科瓣环,因为外科医生缝合人造瓣膜时需要把缝线安置在外科瓣环上。主动脉波浪形外科瓣环上方部分是主动脉窦壁,窦部延续 1~2mm,主动脉壁向主动脉腔内"突出"形成主动脉窦管交界,也就是主动脉瓦氏窦和"管状"升主动脉之间的分界线。一般情况下,右冠窦内壁的右冠瓣附着部分可能"下沉"到室间隔肌肉部分。无冠窦突出到右心房部分,往往形成一个隆起,位于房间隔卵圆窝的上方。

四、主动脉瓣叶

1. 三个半月形瓣膜,由内皮夹以纤维结缔组织板构成(图 2-3-8)。

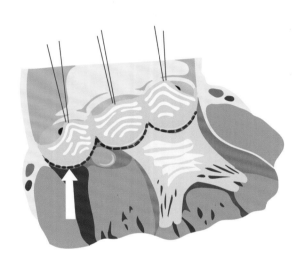

图 2-3-7 主动脉瓣环(箭头所指)

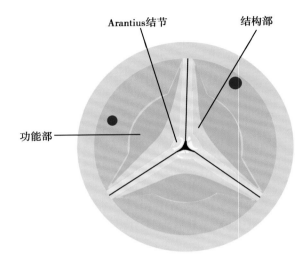

图 2-3-8 主动脉瓣三个半月形瓣膜

2. 半月瓣小结 游离缘的中部增厚,称为 Arantius 结节。两侧的游离缘则称为弧线。瓣的心室面游离缘下方有一白色线,为闭合线,闭合线与弧线(游离缘)之间常有窗孔,尤其是在瓣膜连合点处。二者对主动脉瓣的关闭极为重要。除此之外,主动脉窦的形成在血液流变学上对主动脉瓣的关闭也起重要作用。笔者根据瓣叶不同部位在对合中的作用,将其分为"功能部和结构部"。游离缘可以将相邻瓣兜里的压力相互抵消,并起到贴合关闭的作用,称为主动脉瓣叶的"功能部",而其他参与主动脉壁延续及形成主动脉瓦氏窦的部分,称为主动脉瓣叶的"结构部",两部之间没有明显的解剖学界限,主要是功能上的划分,在重建主动脉瓣叶的功能时,主要解决的就是对合部分即功能部的完整(图 2-3-9)。在瓣叶加高的术式中,由于增加的对合部分与原有的功能部分(原有对合缘)与结构部分延续性不好,人工增加的心包材料长期出现硬化挛缩,很快就出现新的反流。牛心包人工生物瓣膜在生产出厂的时候,三个瓣叶之中心并不是完全贴合的,在植入初期可能会出现从这一中心的微量反流,之后由于生物材料的延展特性,三个瓣叶对合缘都会有轻微的延长,并关闭这一空隙,超声检查发现中央的微量反流反而消失。正常人主动脉瓣叶的半月瓣小结是生理性的,完美解决了三个瓣叶之间的闭合衔接问题。

3. 半月瓣 半月瓣左室面光滑,主动脉面粗糙。主动脉瓣的几何结构可以粗略地用半球形来描述,瓣叶根部与主动脉壁之间的连接线是椭圆形的,最大最小径比约 0.66,瓣叶和主动脉窦之间的结构也可以用椭圆球型来描述,并且瓣叶要略微高出一些,左冠瓣和无冠瓣的交接处位于主动脉窦管交界最小半径方向的后部,与右冠窦的中点相对,瓣叶交界下方的区域向外张开 5°~10°,右冠窦容积最大,比其他两个冠窦大 10.7%~12.4%。有调查 200 例正常人主动脉瓣,三个半月瓣大小均不一样,右冠窦最大 72 例,占 36%,仅 5 例三个半月瓣结构一样(图 2-3-10)。临床观察有病变时通常无冠窦是最大的。

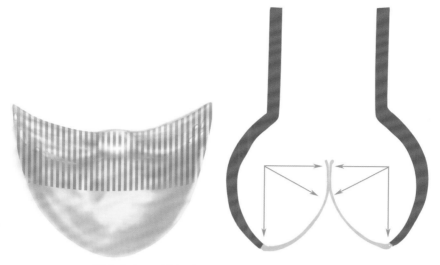

图 2-3-9　正常主动脉瓣瓣叶运动时的受力示意

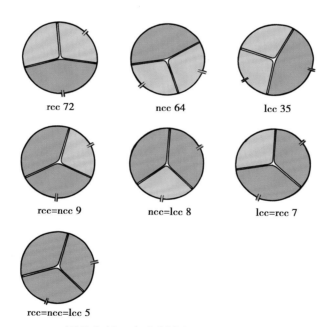

图 2-3-10　主动脉瓣半月瓣形态大小

Berdajs 精确测量了瓣叶交界之间距离和窦的高度(表 2-3-1)。

表 2-3-1　瓦氏窦测定 /mm

	交界内距离	窦的高度
右冠瓣	18.1 ± 1.8	19.4 ± 1.9
左冠瓣	17.4 ± 1.9	17.7 ± 1.7
无冠瓣	15.2 ± 1.5	17.4 ± 1.4

主动脉瓣叶的对合缘比较深,并由 Arantius 结节来加强闭合效果。主动脉无冠窦一般最大,其次是右冠窦,即 N>R>L,并导致瓣环平面和窦管交界的水平面有 11° 左右的倾斜角。三个瓣叶的均匀分配不仅仅能共同分担瓣叶所承受的张力,在主动脉窦腔内的压力在瓣叶的两侧也是受力均匀的,在相对的方向上相互抵消,从几何学上来讲,假设主动脉窦管交界处的半径为 r,那么每个瓣叶的周边长度应该为 $2r$,三瓣叶边缘长度之和约等于窦管交界处主动脉内径($2r+2r+2r=2\pi r$),因此笔者在设计这一瓣叶的时候,可以根据窦管交界的直径来设计人工瓣叶的对合缘边长。三个边缘对合后,三个主动脉窦在几何形态上相互"支撑",起到关闭主动脉根部流出道的作用。成人瓣叶的高度为 13~16mm,游离缘长 28~34mm,瓣叶附着缘的长度是瓣叶游离缘的 1.5 倍(图 2-3-11)。

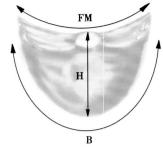

图 2-3-11 瓣叶的高度及游离缘长度

五、主动脉窦壁

主动脉窦分为左窦、右窦和后窦。左、右冠状动脉分别发自左、右窦,后窦无冠状动脉发起,故亦称无冠状动脉窦。主动脉窦(又称瓦氏窦)比肺动脉窦大,窦壁上界稍高于瓣膜的游离缘处,是一明显的弧形隆嵴,称窦管嵴或瓣上嵴。窦壁构造与肺动脉窦壁类似,厚度约为升主动脉壁的 1/2,窦管嵴的 1/4(图 2-3-12)。这是主动脉窦瘤容易形成的重要原因。窦管嵴以上升主动脉直径约为 2.5cm,而在主动脉窦处,升主动脉内腔直径约为窦管嵴以上升主动脉直径的 1 倍。冠状动脉口位于窦管嵴下方窦壁中 1/3 处,一般高于主动脉瓣游离缘,只有少数低于主动脉瓣游离缘。主动脉前瓣(右冠状动脉瓣)和后瓣(无冠状动脉瓣)居于室间隔膜部的上方,主动脉前瓣和左冠状动脉瓣之间的连合处是心室前壁和室间隔分界处的标志,该处是主动脉瓣下狭窄手术切口的安全部位。

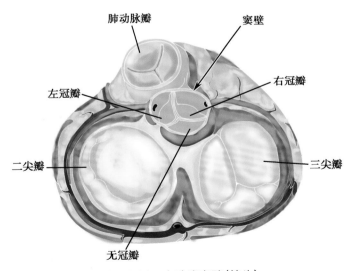

图 2-3-12 主动脉窦壁(箭头)

正常的主动脉窦保证冠状动脉在心动周期的任何时相都能得到充分的不间断灌流,同时对主动脉瓣的关闭也有重要作用。即左室收缩将血液射入主动脉的同时也满注主动脉窦,使血液主动脉窦形成涡流,使主动脉瓣不致紧贴主动脉壁。这样,一方面使冠状动脉得到充分的灌注,也使主动脉瓣具有随时关闭的趋势。射血一旦停止,主动脉瓣能立即关闭。当然,主动脉和左室之间的压力差也是使主动脉瓣关闭的重要因素。与此同时,主动脉内的血压使冠状动脉继续得到充分灌注。

在临床实践中发现,保留主动脉瓣叶的 David Ⅰ 手术可以有效地稳定瓣环和窦管交界,但是瓣叶和血管壁的接触,长期会导致瓣叶的损伤;David Ⅱ 手术保留了瓣环的活动性,有较好的血流动力学,但是发现远期主动脉瓣环扩大而导致主动脉瓣膜反流,这一发现也说明了主动脉窦的重要性和主动脉瓣环的动态变化。

第四节 主动脉根部病变的病因

一、主动脉瓣狭窄的病因

主动脉瓣狭窄(aortic stenosis,AS):正常主动脉瓣开口面积 3~4cm^2,如减少为 2~1.5cm^2,为轻度狭窄;1.5~0.75cm^2,为中度狭窄;如 <0.75cm^2,为重度狭窄。常见病因有先天性主动脉瓣发育异常、风湿性主动脉瓣病变、感染性心内膜炎和退行性主动脉瓣病变等。

(一)先天性病因

先天性主动脉瓣狭窄最常见的原因是瓣叶数量改变,正常的瓣膜为三叶结构,而先天性二叶主动脉瓣是主动脉瓣狭窄最常见的原因,在胎儿发育期间其主动脉瓣瓣叶可发育为单叶式、二叶式或三叶式。单叶式出生时即已存在狭窄,以后瓣口纤维化和钙化进行性加重,引起严重的左心室流出道梗阻,患儿多在 1 年内死亡。20%~85% 的先天性主动脉瓣狭窄为二叶瓣畸形,此种畸形在儿童期瓣口可无明显狭窄,但异常的瓣叶结构由于涡流冲击发生退行性变,引起瓣叶增厚、钙化、僵硬,最终导致瓣口狭窄,还可合并关闭不全。

狭窄的瓣叶使主动脉根部受涡流冲击,出现狭窄后扩张。二叶式主动脉瓣病变多见于成年孤立性主动脉瓣狭窄,并且容易发展为感染性心内膜炎(infective endocarditis,IE)。

(二)风湿性

风湿性心脏病(rheumatic heart disease,RHD)是引起主动脉瓣狭窄的重要原因,病理变化为瓣膜交界处粘连和纤维化,瓣膜的变形加重了瓣膜的损害,导致钙质沉着和进一步狭窄和开放受限,然而单纯的主动脉瓣狭窄很少见,通常合并主动脉瓣关闭不全(aortic insufficiency AI)和二尖瓣受累。主动脉瓣病变约占风湿性瓣膜病的 1/4,男性多见。我国南方发病率高于北方,这与长期处于潮湿环境有关,现阶段仍是主要的病因。

(三)感染

有部分感染性心内膜炎、梅毒或存在先天性主动脉瓣二瓣化畸形基础上感染等的患者也可引起主动脉瓣狭窄,但大多合并不同程度的关闭不全。

(四)主动脉退行性变

多发于老年人,患病率随年龄增长而增加,退行性变造成的主动脉瓣狭窄是西方国家主动脉瓣置换的最常见原因。

随着我国人口老龄化,主动脉瓣退行性钙化狭窄已经成为一个重要的公共卫生问题,退行性钙化性主动脉瓣狭窄是 65 岁以上老年人的常见原因,男性居多,据报道为 57%,病变主要累及主动脉瓣,约占 83%。部分患者可伴有关闭不全。

二、主动脉瓣关闭不全的病因

主动脉瓣关闭不全根据病情发展可分为急性和慢性主动脉瓣关闭不全,慢性主动脉瓣关闭不全主要由于主动脉瓣和 / 或主动脉根部疾病所致。

（一）急性主动脉瓣关闭不全（acute aortic insufficiency）

1. 感染性心内膜炎　受累最多的是主动脉瓣,因感染损毁瓣膜导致主动脉瓣瓣膜穿孔或瓣周脓肿造成急性关闭不全,甚至在感染痊愈后,瓣膜瘢痕收缩可导致严重关闭不全。

2. 主动脉夹层　主动脉夹层累及主动脉窦部或主动脉瓣环使主动脉瓣环扩大,瓣环和瓣叶被夹层血肿压迫甚至撕裂。通常发生于马方综合征、特发性升主动脉扩张、高血压或妊娠等。

3. 创伤　胸部创伤(贯通性或钝挫性)致主动脉根部、瓣叶支持结构及瓣叶破损或瓣叶急性脱垂。

4. 医源性损伤　主动脉瓣狭窄分离术后瓣膜断裂导致关闭不全、瓣膜置换术后瓣周漏,以及瓣膜损伤。

（二）慢性主动脉瓣关闭不全（chronic aortic insufficiency）

1. 主动脉瓣疾病

（1）风湿性心脏瓣膜病:是主动脉瓣关闭不全最主要病因,由于瓣叶纤维化、增厚和缩短,影响舒张期瓣叶边缘对合。单纯主动脉瓣关闭不全较为少见,常同时伴有主动脉瓣狭窄及二尖瓣病变,主动脉瓣反流容易发生于挛缩的瓣尖处。

（2）感染性心内膜炎:感染性心内膜炎赘生物损坏瓣叶致瓣叶破损并引起穿孔,瓣叶因支持结构受损而导致脱垂或赘生物介于瓣叶间,妨碍其闭合而引起关闭不全。视损害进展的快慢不同,可表现为急性、亚急性或慢性关闭不全,即使感染已被控制,瓣叶纤维化和挛缩也可继续。感染性心内膜炎为单纯性主动脉瓣关闭不全的常见病因。

（3）先天性畸形:

1）二叶主动脉瓣和三叶主动脉瓣畸形或缺陷最多见,其中二叶畸形占临床单纯性主动脉瓣关闭不全的25%。由于一叶边缘有缺口或大而冗长的一叶脱垂入左心室,在儿童时期即出现关闭不全;成人期多由于进行性瓣叶纤维化挛缩或继发于感染性心内膜炎,引起关闭不全。先天性单叶瓣膜很少发生单纯性主动脉瓣关闭不全,多合并主动脉瓣狭窄病变。

2）先天性心脏病室间隔缺损时由于无冠瓣失去支持可引起主动脉瓣关闭不全,约占室间隔缺损的15%;先天性主动脉瓣穿孔等在临床较为少见。

（4）主动脉瓣黏液样变性,致瓣叶舒张期脱垂入左心室。偶尔合并主动脉根部中层囊性坏死,可能为先天性原因。

（5）强直性脊柱炎,瓣叶基底部和远端边缘增厚伴瓣叶缩短。

（6）退行性主动脉瓣病变,为老年人主动脉瓣关闭不全的主要原因之一。

2. 主动脉根部扩张

（1）梅毒性主动脉炎:梅毒性炎症破坏主动脉壁中层致主动脉根部扩张,瓣环扩大,30% 发生主动脉瓣关闭不全。

（2）马方综合征:为遗传性结缔组织病,通常累及骨骼、关节、眼、心脏和血管。典型者四肢细长,韧带及关节过伸,晶体脱位和升主动脉呈梭形瘤样扩张。后者由于中层囊性坏死所致,即中层弹力纤维变性或缺如,由黏液样物质呈囊性沉着,常伴二尖瓣脱垂。只有升主动脉瘤样扩张而无此综合征的其他表现,称为本病的顿挫型。

（3）强直性脊柱炎:升主动脉弥漫性扩张。

（4）特发性升主动脉扩张。

（5）重度高血压和 / 或动脉粥样硬化导致升主动脉扩张或升主动脉瘤。

第五节　主动脉根部疾病的病理

一、主动脉瓣狭窄

孤立性主动脉瓣狭窄常见病因及罕见病因见表 2-5-1。引起主动脉瓣狭窄的疾病有先天性病变、炎症后瘢痕形成或退行性改变。主动脉瓣狭窄类型见图 2-5-1。

表 2-5-1　孤立性主动脉瓣狭窄原因

常见病因	罕见病因	非常罕见病因
三叶式主动脉瓣钙化性狭窄	先天性主动脉瓣狭窄	家族性高胆固醇血症
二叶式主动脉瓣钙化性狭窄		褐黄病
慢性风湿性心脏瓣膜病		法布里病
		放射性病变
		类风湿性病变
		系统性红斑狼疮
		黏多糖贮积症

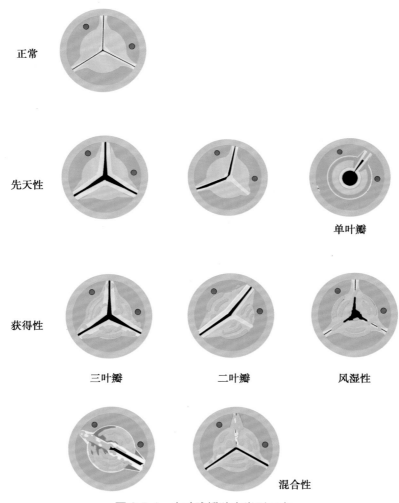

图 2-5-1　主动脉瓣狭窄类型示意

1. 主动脉瓣狭窄形态学 先天性主动脉瓣瓣膜畸形的表现是一个连续的发生过程,即单叶瓣(严重模式)、二叶瓣(中等严重模式)、三叶瓣(正常情况)和罕见的四叶瓣形式。表 2-5-2 为先天性主动脉瓣结构异常的一些相关情况。

表 2-5-2 先天性主动脉瓣结构异常

	发生率	血流动力学并发症	症状发生年龄	病理学表现	
二叶瓣	1/100~1.5/100	狭窄	70~80 岁	结节状钙化	
		关闭不全	40~50 岁	拉伸,柔软易变形	
单叶瓣	< 2/10 000	狭窄,关闭不全	40~50 岁	结节,钙化且瓣口呈泪滴状	
四叶瓣	< 3/10 000	关闭不全	不定	四叶,通常大小不同	
主动脉瓣下狭窄	1/10 000	主动脉下压力梯度伴关闭不全	1~20 岁	主动脉瓣下膜状嵴或肌性环状狭窄	
主动脉瓣上狭窄	<1/10 000	主动脉瓣狭窄 / 左室流出道狭窄	儿童	升主动脉沙漏状狭窄;不常见膜状或弥漫性狭窄;冠状动脉口损伤及弥漫性冠状动脉病变	
		冠状动脉灌注不足			
先天性主动脉狭窄	5/10 000	心力衰竭	<1 岁	瓣叶发育不良,通常累及三个瓣叶,但也会累及一个或两个;不常见无瓣叶圆顶样	

2. 先天性单叶式主动脉瓣 发生率较低,超声检查发现估计在 0.02%。单叶式主动脉瓣有两种类型:圆顶样无连合瓣叶和单连合瓣叶。圆顶样是由于瓣叶三个连接发育不良,即三连合伴两嵴,中央有孔(图 2-5-2)。单连合瓣叶为常见类型,瓣口为一个裂口("感叹号"样瓣口)(图 2-5-3)。年龄小于 15 岁的主动脉瓣狭窄患者,单连合单叶式主动脉瓣约占 60%。瓣叶功能丧失且钙化。关于临床方面,其狭窄和关闭不全通常会同时出现,主要是由于瓣叶间缺乏同步和协调。大多数患者在 40 岁前由于严重关闭不全需手术治疗,患者同时患有感染性心内膜炎及主动脉夹层动脉瘤的危险加大,发生主动脉夹层的风险高于主动脉二瓣化,且是普通人群的 14 倍。

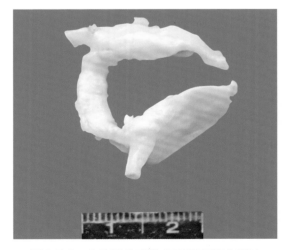

图 2-5-2 主动脉单叶瓣,圆顶样无连合瓣叶

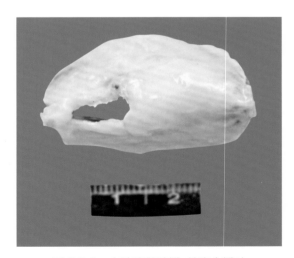

图 2-5-3 主动脉单叶瓣,单连合瓣叶

3. 先天性二叶式主动脉瓣　人群中先天性二叶式主动脉瓣的发病率为 1%~2%,为最常见的先天性心脏异常(其他所有先天性心脏疾病的发生率是 0.8%),男女比例大约为 4：1,为遗传性家族性常染色体显性遗传疾病。≥ 33% 会发生严重并发症(如果存在其他先天性心脏缺陷则死亡率会增加,但也有终身无症状者)。二叶式主动脉瓣重要的临床后果有瓣膜狭窄、关闭不全、感染性心内膜炎和主动脉并发症,如扩张和夹层(二叶式主动脉瓣者发生主动脉夹层的比例是普通人群的 7 倍),且是 50~70 岁主动脉瓣狭窄患者最常见的病因。尸检发现主动脉瓣狭窄是先天性二叶式主动脉瓣最常见的生理学结果,可累及尸检瓣叶的 80%。有 40%~50% 的主动脉病变患者会同时为主动脉瓣二瓣化,这一情况尸检时也应注意。先天性二叶式主动脉瓣的炎症后瘢痕形成(风湿性)也与年龄较小就行外科手术相关。

先天性二叶式主动脉瓣是瓣叶发育起源过程中构成异常的结果,即邻近瓣叶融合为一个大的异常单一瓣叶,先天性主动脉瓣畸形的发病机制不清楚。有学者认为在瓣叶的发育过程中由于异常血流导致瓣叶分离失败所致,但未得到令人信服的证据支持。至于遗传因素,尽管还不是最终结论,但有更多的证据显示二叶式主动脉瓣与主动脉异常,如主动脉缩窄和动脉导管未闭有较高的相关性。由于编码基质成分的基因缺陷,随着病情的进一步发展,二叶主动脉瓣会伴发主动脉扩张、动脉瘤及夹层,其是进行性主动脉扩张、动脉瘤和夹层形成独立的危险因素。所以,针对二叶式主动脉瓣要考虑整个主动脉根部的病变,对一级亲属定期行超声检查也是非常必要的。尽管存在争议,但仍认为二叶式主动脉瓣的血管并发症不是继发于瓣膜功能异常,并且可以发生在无明显主动脉瓣狭窄或关闭不全的青年患者及进行过瓣膜置换的患者中。事实上,在瓣膜功能正常的年轻二叶式主动脉瓣患者中,50% 以上都有主动脉增宽的超声证据。而主动脉增宽被认为是有致命风险的主动脉破裂和夹层的先兆。二叶式主动脉瓣伴随主动脉中膜变性加速,这提示二叶式主动脉瓣是一进行性病变过程,而不只是一个独立不变的发育畸形。有研究发现二叶主动脉瓣患者主动脉中膜有灶状异常,如基质断裂和平滑肌丢失导致血管壁结构减弱。这些损伤类似马方综合征患者主动脉壁原纤维蛋白 -1 缺乏,但程度较轻。原纤维蛋白 -1 微纤维的丧失会导致中膜平滑肌的分离瓦解,从而导致基质内细胞的死亡及瓦解加速。金属蛋白酶(MMPs)涉及动脉粥样硬化斑块的形成,其也会导致基质成分的降解。MMPs 可启动原纤维蛋白 -1 缺乏的病理生理过程,从而引发主动脉壁结构支撑功能的丧失,导致主动脉扩张及夹层形成(图 2-5-4)。

主动脉瓣二叶瓣瓣叶融合,有多种形态学改变(图 2-5-5)。

主动脉瓣二叶瓣上四分之三会有嵴,两瓣叶假性融合处的游离缘呈 V 形,且 V 形角度呈钝角(图 2-5-6),如为炎症后融合,则为锐角。风湿后瓣尖融合一般涉及三个连接处;当只有一个连接处融合时,这一般会是后天性二叶瓣,且这种情况二尖瓣也会同时受累切除。

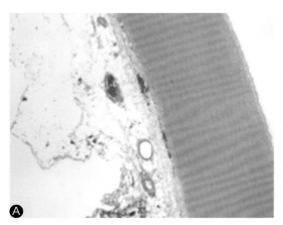

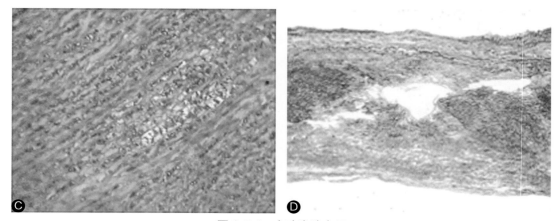

图 2-5-4 主动脉壁病理

A. 正常主动脉壁;B. 主动脉壁层状;C. 小囊状坏死;

D. 马方综合征患者主动脉中膜大面积囊状坏死及黏多糖物质沉积。

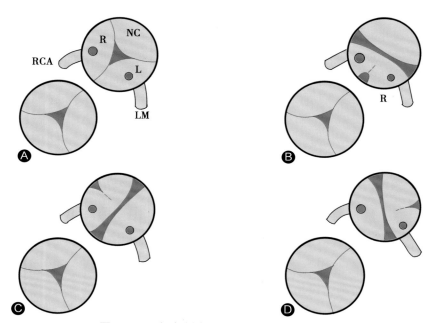

图 2-5-5 主动脉瓣二叶瓣瓣叶融合定位示意

A. 正常解剖部位(R 是右冠瓣,L 是左冠瓣,NC 是无冠瓣,RCA 是右冠状动脉,LM 是左主干)。

B. 遗传性主动脉瓣二瓣化最常见的融合情况(约占 80%),即左冠瓣和右冠瓣融合,且两个冠状动脉的开口都在融合的瓣叶内,这种情况下,50% 以上患者的融合瓣中间有一个嵴,且两个冠状动脉开口角度常常大于 60°,因此,在换瓣时应格外注意处理好右冠状动脉开口。

C. 第三种常见情况,即右冠瓣和无冠瓣融合。

D. 这种融合最少见,即左冠瓣和无冠瓣融合。

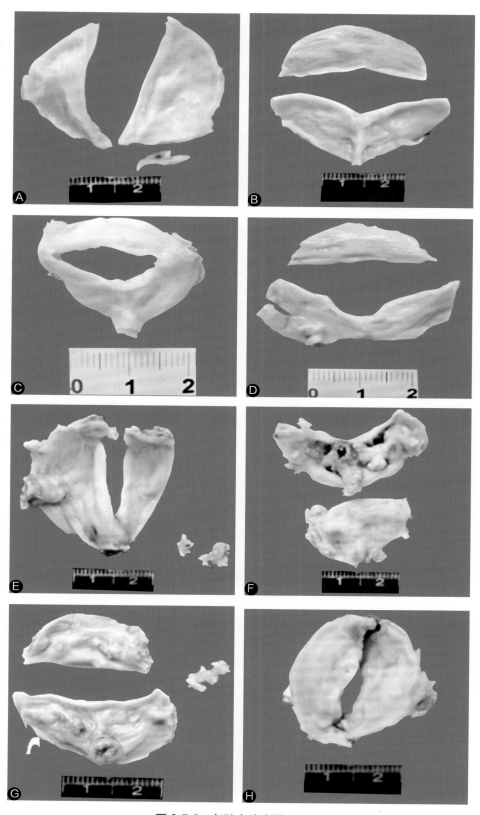

图 2-5-6　各种主动脉瓣二叶瓣

A. 瓣叶柔软、扭曲，未见明显纤维增生及钙化；B. 两瓣叶大小较一致；
C~G. 带一嵴及不同程度钙化；H. 二瓣化严重钙化并狭窄的心室面观。

4. 三叶式主动脉瓣退行性变　这一类型狭窄大多数见于 65 岁以上老年人。在男性中较常见（男女比例为 1.6∶1），是单纯主动脉瓣置换术最常见的指征。瓣叶形态学特征：有三个瓣叶，无中间嵴，无显著的交界处融合，三个瓣叶表面有显著的结节状钙化物质堆积。除非发生血栓、赘生物或变色，一般不需镜检就可诊断。而镜检主要观察瓣叶基底部表面的钙化性结节（图 2-5-7A~D）。钙化物质会行骨化、软骨化转化，有时可见骨髓发生（图 2-5-7E~F）。另外，钙化周边会有轻度慢性炎性细胞浸润。炎性细胞包括巨噬细胞、浆细胞及淋巴细胞。后者释放炎性因子以趋化更多炎性细胞，从而引起瓣叶组织基质重构。如果发现有密集的巨噬细胞或中性粒细胞浸润，则要行特殊染色及结合临床症状以判断是否有继发感染性心内膜炎可能。钙化常见于主动脉侧的瓣叶基底部，由中部向上延伸并导致瓣叶结构的扭曲，这会妨碍瓣叶正常的铰合导致狭窄，这类患者二尖瓣一般不会受累。

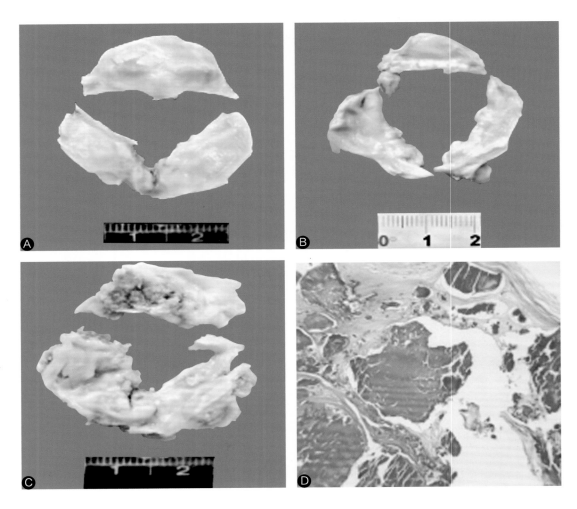

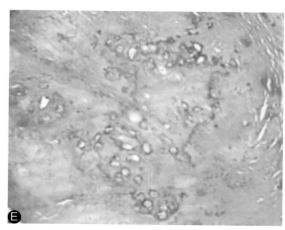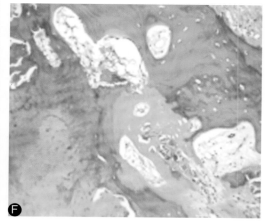

图 2-5-7　各种三叶瓣钙化标本大体及镜下表现

A. 纤维化增生及钙化,瓣尖交界处融合不明显;B. 瓣尖游离缘钙化明显;C. 瓣尖、瓣环及全瓣钙化严重;
D. 瓣尖游离缘结节性钙化镜下观:结节性钙化组织(HE×40);E. 钙化组织软骨转化(HE×100);F. 钙化
组织骨化及骨髓出现(HE×100)。

钙化物质会从瓣叶延伸到室间隔,并且损伤或毁坏希氏束或左束支,有些会导致完全性心脏传导阻滞。出现溶血反应也是特征之一。对于临床来说,要辨别主动脉瓣狭窄是否是由主动脉瓣硬化引起是非常困难的,因为两个阶段是连续的。主动脉瓣两侧压力梯度随钙化的变化会缓慢升高。病理学家也会面临同样的问题,即尸检发现主动脉瓣钙化是否会有显著的临床意义。如果一手指可顺利通过瓣口,且无左室肥大,那么狭窄就无临床意义。关于临床判断狭窄程度的分类:超声心动图判断瓣口面积 >3.0cm^2 为正常;1.5~2.0cm^2 为轻度狭窄;0.75~1.5cm^2 为中度狭窄;<0.75cm^2 为重度狭窄。三叶式主动脉瓣退行性变(钙化)的发病机制和发展至主动脉狭窄的危险因素目前仍不清楚。据观察,动脉粥样硬化病变与三叶式主动脉瓣钙化狭窄之间存在联系。在年龄超过 40 岁行主动脉瓣置换的患者中,若存在下列 4 个因素中的至少 3 个因素,即年龄 65 岁以上,血清总胆固醇大于 5.2mmol/L,体重指数大于 29kg/m^2,以及冠状动脉硬化者,发生先天性主动脉畸形(单叶或二叶式)的可能性较低(10%~29%)。反之,若无上述 3 个或 4 个因素,则患者发生先天性主动脉瓣畸形的可能性较大。其他一些研究发现,年龄、吸烟、高血压、身高、血清脂蛋白(a)及低密度脂蛋白水平升高等与主动脉瓣硬化的发生率相关。与二叶式主动脉瓣狭窄相比,三叶式主动脉瓣狭窄患者需同时行冠状动脉旁路移植的比例增加,这提示冠状动脉粥样硬化斑块进展的危险因素在主动脉瓣叶钙化的发病机制中起一定作用。因为钙化是由于胶原面对机械应力而发生退行性变性的一种现象。其他相关因素包括一些活动性进程,如炎症。

5. 先天性四叶式主动脉瓣　很罕见,发生率 <0.03%(图 2-5-8)。如同先天性主动脉二叶瓣,其并不伴发其他先天性心脏结构缺陷。由于瓣叶间运动的不协同一致,常发生关闭不全。只有很小比例的病例瓣叶大小是一致的。

6. 炎症后主动脉瓣狭窄　炎症后主动脉瓣狭窄主要为风湿后遗症(但不足 50% 的患者有风湿病史),且一般与二尖瓣同时受累。慢性炎症后病理改变可发生于二叶式或三叶式主动脉瓣,且男女发病率相同(或男性稍高)。大约 40% 有症状炎症后主动脉瓣病变会既有狭窄,又有关闭不全;35% 为单纯狭窄,25% 只有关闭不全。大体观发现:瓣尖弥漫性纤维性增厚、缩短,妨碍其协同关闭作用,以至于同时存在主动脉瓣狭窄及关闭不全。可发生钙化,但基底部不会出现典型的钙化性结节。瓣叶连合处融合是诊断炎症后主动脉瓣狭窄最主要的特征性改变。可以有一个、两个或所有三个瓣叶连合部均发生融合,炎症后各种主动脉瓣大体观见图 2-5-9。仅有一个融合可形成获得性二叶式主动脉瓣形态学改变,但融合处角度呈锐角(图 2-5-9A)。所有三个瓣叶连接处均融合即瓣口呈三角形、不规则形或为圆顶样瓣叶开口(图 2-5-9C~E)。组织学发现:可见新生血管,慢性炎性细胞浸润(T 淋巴细胞较丰富)及增生纤维组织。瓣叶组织结构发生改变,瓣叶交界处弹力纤维是断开非延续的。会有不同程度的黏液样变,但对诊断无帮助。阿绍夫(Aschoff)小体少见,新近有急性风湿热患者有可能出现。除非怀疑有感染性心内膜炎,否则一般不需行组织学检查。

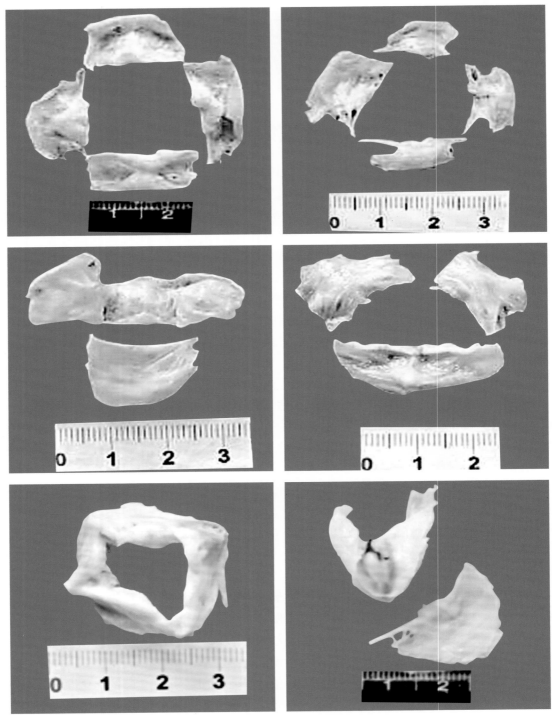

图 2-5-8 各种主动脉瓣四叶瓣

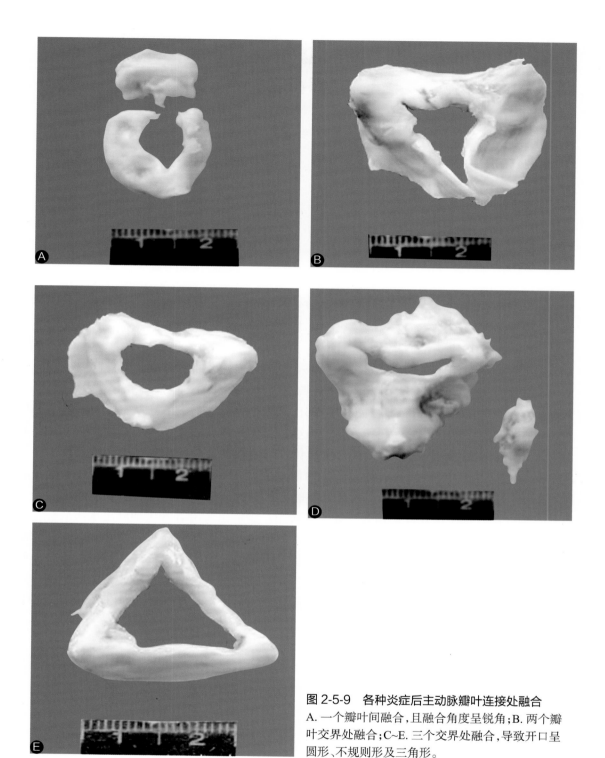

图 2-5-9 各种炎症后主动脉瓣叶连接处融合
A. 一个瓣叶间融合,且融合角度呈锐角;B. 两个瓣
叶交界处融合;C~E. 三个交界处融合,导致开口呈
圆形、不规则形及三角形。

7. 非瓣膜性主动脉瓣狭窄 先天性主动脉瓣上及瓣下狭窄是主动脉瓣狭窄的少见病因。先天性主动脉瓣下狭窄的发生率是 0.1/ 每千个新生儿,有些人群中有较高的发生率。男女比例为 2:1。三分之一患者会伴发有室间隔缺损,动脉导管未闭,主动脉缩窄及中断;大约有三分之一孤立性主动脉瓣下狭窄患者会伴发主动脉二瓣化。除了瓣叶两侧存在压力差外,由于血流动力学变化及瓣叶发育不良会频繁发生关闭不全。患者在 20 岁前会出现症状,一般手术年龄在 7~10 岁前。病理检查:大部分病例为纤维性膜状结构(图 2-5-10A),并在残余部分形成左室流出道管状狭窄。有三分之一患者

为肌性结构(图 2-5-10B),主要伴发心肌肥厚。瓣下膜状组织通常会延展到主动脉瓣及二尖瓣前瓣,其可形成异常血流引起主动脉瓣叶的喷射性损伤,故病理检查要注意是否有感染性心内膜炎的发生及赘生物的形成。大约有四分之三的病例会伴发主动脉瓣关闭不全,并且有少量会发生二尖瓣关闭不全。

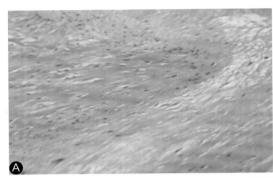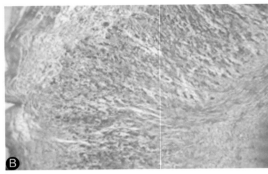

图 2-5-10　先天性主动脉瓣瓣上狭窄

A.纤维性膜状结构;B.肌性结构。

关于先天性主动脉瓣上狭窄,是最不常见的左室流出道梗阻的病因。典型症状发生在儿童时期。大多数病例伴发主动脉局限性狭窄,但也有涉及主动脉根部的广泛性病变。有少量病例,主动脉瓣上狭窄作为 Williams-Beuren 综合征的一部分,表现为中到大血管的狭窄,主要涉及主肺动脉、胸主动脉和腹主动脉、肠系膜动脉及肾动脉。在这种情况下,常见左室肥厚及高血压。遗传基础是由于 7q11.23 邻近基因杂合性丢失所致的部分单体性综合征。部分会出现常染色体显性遗传。临床表现主要与主动脉狭窄相关,有猝死及发生麻醉并发症的风险。症状有呼吸困难,晕厥及心绞痛。病理表现:大多数典型表现为在主动脉远端的冠状动脉开口水平处出现沙漏状管状狭窄。有四分之一的患者在冠状动脉开口远端有一纤维样隔膜。少数患者沿着升主动脉出现不同程度的弥漫性狭窄。主动脉瓣叶常常增厚及发育异常,伴发窦管交界处增厚。有一半患者发生主动脉瓣异常,最常见的是二瓣化。冠状动脉和主动脉弓受损的比例高。狭窄局限于开口处是由于主动脉瓣叶发育不良或瓣尖与瓣下嵴融合,或冠状动脉狭窄所致。组织学特征:血管中膜弹力纤维减少及崩解断裂,这意味着发育不良。主动脉壁也有类似情况发生,同样会表现为胶原沉积及平滑肌肥厚。

二、主动脉瓣关闭不全

单纯主动脉瓣反流较主动脉瓣狭窄少见。主动脉瓣的正常关闭,不仅依赖瓣膜自身数量和结构的完整,并且也依赖主动脉根部其他结构(瓣环、瓣间三角和主动脉窦)的结构正常。因此,主动脉瓣叶自身或升主动脉病变均可导致主动脉瓣关闭不全,从而使瓣叶不能有效闭合。升主动脉病变是目前单纯性主动脉瓣关闭不全最常见的病因。表 2-5-3 为主动脉瓣反流的一些相关机制,表 2-5-4 为孤立性主动脉瓣反流的原因。

表 2-5-3　主动脉瓣反流的相关机制

瓣尖病变	
穿孔	细菌性心内膜炎
挛缩	慢性风湿性瓣膜病,类风湿性病变,SLE
切迹状	主动脉瓣二瓣化

主动脉根部扩张/扭曲	
主动脉炎	梅毒,强直性脊柱炎,类风湿性关节炎
主动脉病	自发性 马方综合征
瓣尖缺乏支撑	
上方	夹层动脉瘤
下方	室间隔缺损

表 2-5-4　孤立性主动脉瓣反流的原因

常见原因
孤立性主动脉根部扩张(非炎性)
慢性风湿性心瓣膜病
主动脉炎(所有类型)
细菌性心内膜炎后
主动脉瓣二瓣化
罕见原因
Ehlers-Danlos 综合征,成骨不全,马方综合征
系统性红斑狼疮
类风湿关节炎
强直性脊柱炎/赖特(Reiter)综合征
白塞综合征(贝赫切特综合征)
惠普尔(Whipple)病

(一) 关于主动脉瓣尖病变

1. 先天性主动脉二叶瓣　造成主动脉瓣反流的原因可能是瓣尖大小不一致或一瓣尖游离缘有一深的切迹(图 2-5-11A,B)。有的病例存在瓣尖滑入其他瓣尖边缘下造成反流。罕见的病例是大瓣尖被一束与主动脉壁相连组织支撑,如果其断裂将形成反流(图 2-5-11C)。

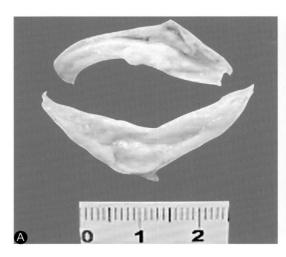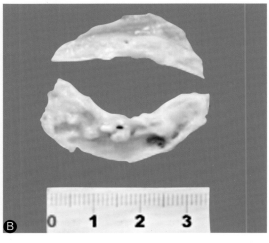

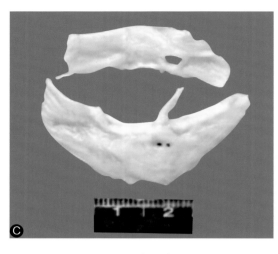

图 2-5-11　先天性主动脉二叶瓣
A. 主动脉瓣尖大小不一致；B. 融合瓣叶游离缘有一个深的切迹；C. 融合瓣叶游离缘有一束纤维组织。

2. 风湿及炎症后主动脉瓣病变　有些患者在病变之初，尽管还无明显的交界处融合，但是由于纤维化及瘢痕性挛缩，造成瓣叶关闭不全，此时瓣叶无钙化或轻度钙化。目前仍不清楚，为什么慢性风湿性心瓣膜病患者，有的由于瓣叶交界处融合而导致狭窄，而有的是由于瓣尖挛缩形成反流。不考虑功能状态，瓣环扩大并不是炎症后瓣膜性疾病的特征。相对于正常主动脉根部区域，反流是由于整个瓣尖区域面积的减小所致。所以，外科切除的标本，瓣尖增厚、纤维化及表面积显著减小。

3. 细菌性心内膜炎后主动脉瓣病变　细菌性心内膜炎治愈后阶段出现瓣叶穿孔，导致瓣叶关闭阶段血流仍可在主动脉和左室间自由串通（图 2-5-12）。

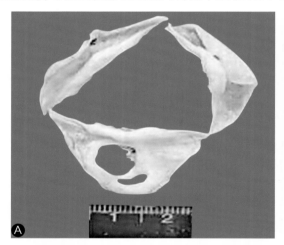

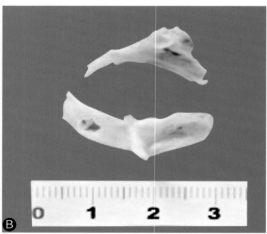

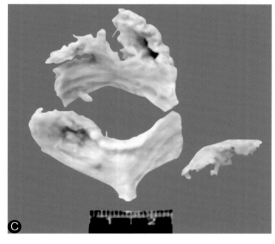

图 2-5-12　主动脉瓣感染性心内膜炎治愈后穿孔
A. 三叶瓣穿孔；B. 二叶瓣穿孔；C. 二叶瓣钙化后感染并穿孔。

4. 主动脉瓣尖脱垂 在主动脉根部大小正常的情况下,由于瓣尖扩大及松软引起反流,这种情况较罕见。这种情况的描述类似松软二尖瓣和瓣尖的黏液样变。其可以是自发性或与马方综合征及其他胶原性疾病综合征相关(图 2-5-13)。

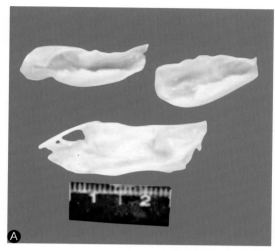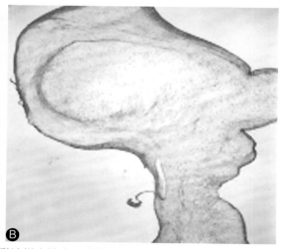

图 2-5-13　松软及黏液样变性主动脉瓣
A. 大体观,一瓣叶见主动脉瓣开窗;B. 镜下观(HE 染色 ×40)。

5. 其他获得性主动脉瓣疾病 尿黑酸尿 - 加罗德(氏)综合征(内源性褐黄病)是一种由于缺乏尿黑酸氧化酶(负责酪氨酸代谢降解)引起的罕见代谢性疾病。患者表现为关节炎及巩膜色素沉着。有少部分患者出现心脏病变,主要为瓣膜狭窄,罕见情况是主动脉狭窄为首发症状。褐黄病的心血管方面致病机制仍不清楚,可能与褐黄病的色素及尿黑酸细胞外沉积有关。这些色素的累积可导致炎性反应及进行性瓣膜功能丧失。大约有 0.1% 纵隔放射性辐射会引发心脏并发症,但通常在 10 年后。主动脉瓣纤维化及钙化可导致狭窄,常常会伴有冠状动脉开口狭窄,罕见情况会发生主动脉弥漫性钙化(瓷器性大动脉)。类癌瓣膜病变是由 5- 羟色胺介导的损伤。一般牵涉右侧瓣膜,罕见主动脉瓣和二尖瓣同时受累。具有类似致病机制的还有麦角新碱相关瓣膜病变,是通过 5- 羟色胺介导的拮抗效应刺激肌纤维母细胞生长,瓣叶纤维性增厚引起"镶嵌物"样损伤。"镶嵌物"样损伤(或棒状 - 小半鞘翅样损伤)同样会发生服用芬特明和芬氟拉明者。但出现症状者较少,一般只是主动脉瓣和二尖瓣轻度反流。组织学显示,瓣膜肌纤维母细胞增生伴黏液样基质,小血管出现及淋巴细胞浸润,但无瓣叶结构毁坏。

（二）与主动脉根部疾病相关

主动脉根部病变可以是炎症性(主动脉炎)或非炎症性。两类情况可以造成主动脉根部扩张或扭曲变形,从而扰乱瓣尖与主动脉根部的正常功能关系。镜检有助于判断上述两类情况,当然有些特征会出现重叠。主动脉炎常由于主动脉根部扭曲,同时造成扩张及主动脉壁增厚。而非炎症性病变则壁薄且扩张程度更大。内膜起皱伴点状凹陷(树皮样)常见于所有类型的主动脉根部病变。尽管由于内膜纤维性增厚伴中膜块状结构破坏从而引起内膜起皱,但树皮样改变一般很少见于非炎症性病变。

1. 炎症性主动脉炎 梅毒对主动脉最常见的损伤部位是升主动脉及与主动脉瓣连接区域。特征是范围较广泛的管壁增厚及内膜起皱。冠状动脉开口狭窄,主动脉壁弥漫性钙化。瓣叶分界清楚,但瓣尖游离缘增厚。类风湿关节炎患者,窦部基底部增厚,且瓣尖挛缩镜下见肉芽肿。关于强直性脊柱炎及其他 HLAB27 相关疾病与赖特(Reiter)综合征,主动脉炎延续到主动脉根部外侧,并牵涉到主动脉瓣尖,导致其纤维性变性及挛缩。纤维组织会向下延展到二尖瓣前瓣,并且向外进入房间隔毁坏房室结引起完全性心脏传导阻滞。罕见情况下会与嗜酸粒细胞增多、哮喘及多软骨炎有关。组织学诊断方面,造成主动脉瓣反流的各种类型大血管炎组织学判断能力并不会优于大体观,但类风湿关节炎其具有坏死组织周边淋巴细胞栅状排列(或袖套状排列)的特征。当然,梅毒、类风湿关节炎及 HLA 疾病方面血清学检查对诊断有帮助。上述所有病变涉及主动脉中膜的灶状毁坏及外膜淋巴细胞,浆细胞浸润,并且会沿着滋养血管向中膜侵犯。同时外膜显著增厚及小动脉发生闭塞性动脉内膜炎。内膜也会增厚及发生弥漫性粥样硬化。至于强直性脊柱炎,纤维组织伴严重的炎性细胞浸润,且扩散到邻近主动脉根部的房间隔毁坏房室结引起心脏传导阻滞。而梅毒扩展局限于树胶样肿,即为围绕坏死组织小的巨细胞肉芽肿。类风湿关节炎肉芽肿也会扩展到房室结。强直性脊柱炎的心脏症状可早于关节症状。Cogan 综合征和多软骨炎复发等罕见原因引起的主动脉炎也可导致主动脉瓣反流。

2. 由于瓣叶连合处支撑丧失而引起的主动脉瓣反流,主动脉瓣叶连接处发生夹层会立即引发一个或更多的瓣尖向下脱垂。室间隔缺损累及主动脉瓣基底部,瓣尖也会脱向心室内。

三、主动脉瓣狭窄合并关闭不全

严重的主动脉瓣狭窄合并关闭不全是瓣膜置换的常见指征,占主动脉瓣外科手术的 25%~30%。手术年龄范围为 40~80 岁,男女比例为 1.5∶1,其临床症状和体征与主动脉狭窄或反流相同。炎症后疾病(风湿)是最常见的致病因素(约占 70%)。先天性二叶式主动脉瓣约占 25%。其他原因包括先天性单叶式主动脉瓣、感染性心内膜炎及先天性三叶式主动脉瓣发育不良,以及继发于外源性放射损伤等。

慢性风湿性主动脉狭窄伴关闭不全的大体病理特点是,瓣口中央为固定三角形,其既不能开放又不能闭合(图 2-5-14A、B)。有些主动脉瓣二叶化由于钙化也会存在关闭不全的因素(图 2-5-14C)。所有类型的主动脉瓣狭窄导致左室压力过负荷也会导致左室向心性肥厚,其可进一步引发心肌瘢痕化及心内膜下乳头肌纤维化。所以,尸检中针对心肌的检查很重要。

笔者回顾性分析了 2000—2014 年本单位有主动脉瓣病理检查结果的所有患者常见主动脉瓣相关疾病,其中包括感染性心内膜炎、风湿性心瓣膜病、主动脉窦瘤、退行性变、黏液样变性、四瓣化畸形、单瓣化畸形、二瓣化畸形、主动脉夹层、瓣下狭窄和瓣上狭窄(图 2-5-15)。结果显示在男性和女性当中最常见的主动脉瓣病变依次是黏液样变、风湿性心瓣膜病、退行性变、二瓣化畸形和感染性心内膜炎,结果与文献报道的情况基本一致。1965 年 Binet 等首次成功将猪主动脉瓣植入人体,开创了应用生物瓣治疗的新纪元,但当时的异种生物瓣短期内衰败率很高。

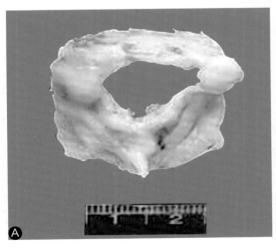
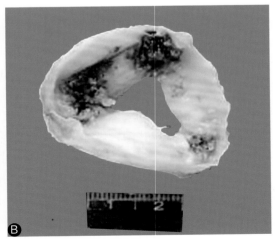

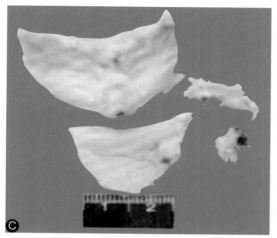

图 2-5-14　慢性风湿性主动脉瓣狭窄及关闭不全

A. 三瓣叶间融合；B. 三个瓣叶间融合、钙化、破溃及血栓形成,瓣叶连接处
角度呈锐角；C. 先天性主动脉瓣二叶化,两瓣叶连接处角度呈钝角。

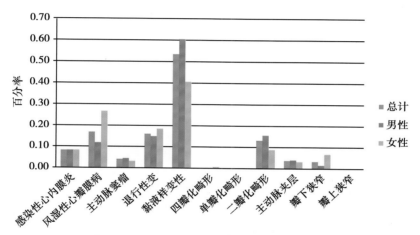

图 2-5-15　常见主动脉瓣相关疾病分布情况

第六节　主动脉瓣病变修补术后补片(牛心包)病理表现

　　生物瓣膜(bioprosthetic valve)由于保持了自然瓣膜原有外形并具有独特的无声响、无溶血、低血栓发生率、良好的血流动力学及不需终身抗凝等优点,使其临床应用和研究受到广泛关注。由于同种生物瓣主要来自尸体,来源较少。而异种生物瓣主要为猪的主动脉瓣和牛心包。

　　1962 年 Ross 首先应用新鲜的同种主动脉瓣进行主动脉瓣置换,1968 年 Carpentier 首先使用戊二醛(glutaraldehyde)处理生物瓣,使生物瓣的机械力学性能和寿命得到了明显的提高。戊二醛含有两个醛基,可分别与两个相同或不同的伯胺基作用,形成席夫碱,由此使两个分子通过五碳桥连接起来,可实现胶原蛋白分子间和分子内形成共价键而交联固定,降低了瓣膜的免疫原性并提高了稳定性,从而显著延长了使用寿命。

　　牛心包来源广泛,免疫原性低,组织相容性好,是目前比较理想的生物瓣材料。牛心包可分为浆膜层、纤维层和结缔组织外层,分别占整个心包厚度的 0.2%、74.8% 和 25.0%。浆膜层包含间皮细胞和间皮下基底层。纤维层以胶原纤维和弹力纤维为基本骨架,形成与心包表面平行的层板样结构(20 层左右)(图 2-6-1)。层内胶原纤维束的排列方向大体一致,胶原束分支将上下两层连接在一起。弹性纤维分布于胶原纤维之间并相互交织。每层厚度为25~100μm。结缔组织层包含小血管、神经元及多种结缔组织细胞,如成纤维细胞和脂肪细胞等。经戊二醛处理的牛心包,组织强度和植入体内寿命均明显增加,拉伸力明显优于自身心包组织,且来源广泛,易于塑形和缝合。临床使用的经戊二醛固定的牛心包片厚度为0.25~0.34mm,浆膜层的间皮细胞已基本脱落,仅剩间皮细胞下层。结缔组织层中的脂肪细胞全部丢失。纤维层中胶原纤维及弹力纤维结构完整,胶原蛋白分子间形成牢固的交联结构,机械强度明显提高,断裂强度可达到2.45kg/mm²。另外,牛心包经生化及戊二醛处理后,去除了大量的可溶性蛋白、黏多糖和糖蛋白,胶原纤维的交联掩盖和封锁了抗原性基团,使其抗原性大大降低。

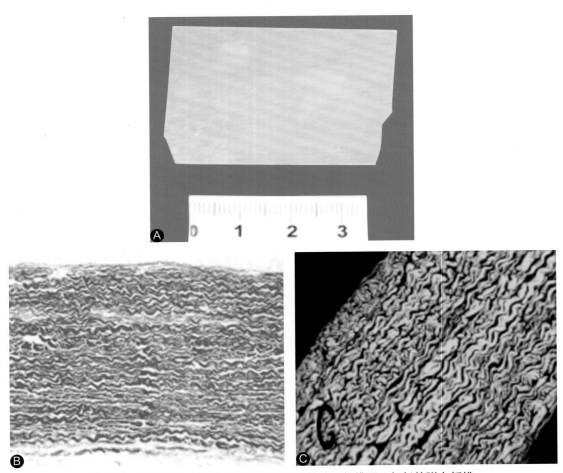

图 2-6-1　正常牛心包大体及镜下见波纹状胶原纤维层及细长的弹力纤维
A. 牛心包正常大体观;B. EVG染色镜下观(×100);C. HE染色荧光镜下观(×100)。

现在生物瓣经过不断改进,使用寿命和生物学性能得到一些改善,但是生物瓣膜衰败而引起的耐久性问题却一直未能得到解决。段雪晶等对2006—2013年中国医学科学院阜外医院生物瓣置换术后因生物瓣功能衰竭再手术摘除的41个病例(48枚生物瓣)进行回顾性分析,其中二尖瓣29枚、主动脉瓣14枚、三尖瓣5枚;24枚为牛心包瓣,24枚为猪主动脉瓣。结果显示生物瓣衰败的原因:结构性瓣膜毁损(钙化、撕裂)27枚(56.3%)、瓣周漏8枚(16.7%)、纤维组织过度生长6枚(12.5%)、感染性心内膜炎6枚(12.5%)、无明确原因的急性功能失调1枚(2.1%),血栓形成0枚(0%)。此外,6枚牛心包瓣还伴有不同程度的脂质浸润。牛心包瓣使用时间长于猪主动脉瓣[(145±73)个月 vs(80±67)个月,$P=0.003$]。猪主动脉瓣的钙化比例虽较牛心包瓣低(47.6% vs 90.0%,$P=0.004$),但撕裂或穿孔的比例却高于牛心包瓣(60.0% vs 5.6%,$P<0.0001$)。结构性瓣膜毁损仍然是生物瓣衰败的主要原因。大量

研究结果证实生物瓣膜的衰败是多种因素共同作用的结果,其中包括宿主因素、瓣膜处理方式及瓣膜设计构造等因素所导致的钙化、机械应力效应及免疫原性反应等损伤过程。笔者医院所更换的生物瓣的病理改变与阜外医院的观察结果一致,病理改变主要为生物瓣的钙化、撕裂和纤维组织增生等。一些典型的牛心包病理改变见图 2-6-2,其中图 A~C 显示了牛心包大体标本的纤维组织增生及钙化,D~E 显示了镜下牛心包纤维组织增生和胶原纤维玻璃样变,F 显示了牛心包与增生纤维组织间的出血及血栓形成,G~H 显示了牛心包与增生纤维组织的炎性反应(可见较多的单核细胞、淋巴细胞及多核巨噬细胞),I 显示了牛心包的颗粒状钙化。

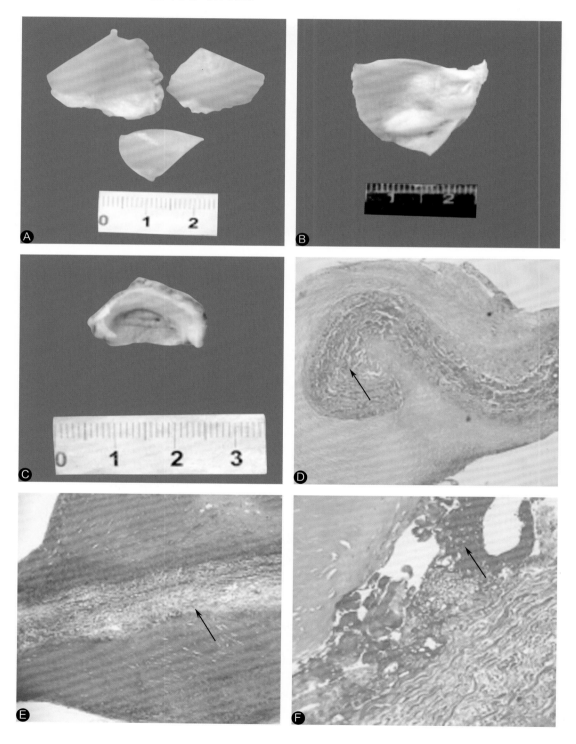

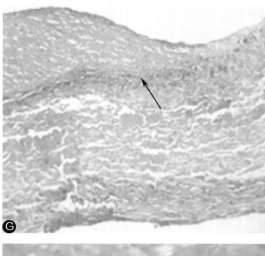

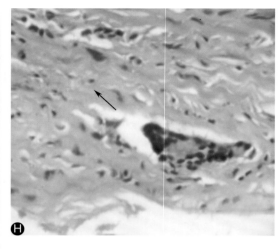

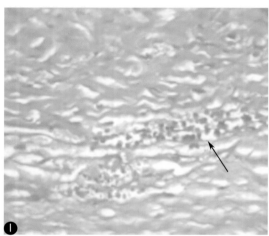

图 2-6-2　异常牛心包大体及镜下观

A. 局灶性纤维组织增生及钙化。

B. 较大面积纤维组织增生及钙化。

C. 牛心包双面纤维组织增生。

D. 纤维组织局部螺旋状排列（HE×40）。

E. 牛心包双侧纤维组织增生、玻璃样变及局部少量炎性细胞浸润（HE×40）。

F. 牛心包与增生纤维组织间出血及血栓形成（HE×100）。

G. 牛心包与增生纤维组织间发生炎性反应，见较多单核巨细胞、淋巴细胞（HE×40）。

H. 增生的纤维组织内见慢性炎性细胞及多核巨噬细胞（HE×400）。

I. 牛心包纤维中见小颗粒状钙化物质（HE×200）。

（周　宏　张真路　陈佑平　程　端）

参考文献

［1］ALPERT J, DALEN JE, RAHIMTOOLA SH. 瓣膜性心脏病 [M]. 郭继鸿, 译. 北京: 科学出版社, 2003.

［2］宗刚军, 白元, 秦永文, 等. 经导管主动脉瓣及肺动脉瓣置换的应用解剖 [J]. 中国临床解剖学杂志, 2008, 26 (3): 252-254.

［3］孙明, 魏静义, 陈保俊, 等. 主动脉根部外科解剖及其与毗邻结构关系 [J]. 中华胸心血管外科杂志, 2002, 18 (6): 356-358.

［4］SHEPPARD M. Practical cardiovascular pathology [J]. 2nd ed. Crc Press, 2011.

［5］QUIST, WILLIAM C. Cardiovascular pathology [M]. 3rd ed. Edinburgh: Churchill Livingstone, 2001.

［6］JOHNSON CM, FASS D N. Porcine cardiac valvular endothelial cells in culture. A relative deficiency of fibronectin synthesis in vitro [J]. Lab Invest, 1983, 49 (5): 589-598.

［7］MITCHELL R N, JONAS R A, SCHOEN F J. Pathology of explanted cryopreserved allograft heart valves: comparison with aortic valves from orthotopic heart transplants [J]. J Thorac Cardiovasc Surg, 1998, 115 (1): 118-127.

［8］YACOUB M H, KILNER P J, BIRKS E J, et al. The aortic outflow and root: a tale of dynamism and crosstalk [J]. Ann Thorac Surg, 1999, 68 (3 Suppl): S37-S43.

［9］MARRON K, YACOUB M H, POLAK J M, et al. Innervation of human atrioventricular and arterial valves [J]. Circulation, 1996, 94 (3): 368-375.

［10］杨朝鲜, 曾昭明, 胡兴宇, 等. 主动脉瓣和肺动脉瓣的应用解剖学 [J]. 泸州医学院学报, 2003, 26 (4): 300-302.

［11］AMERICAN COLLEGE OF C, AMERICAN HEART ASSOCIATION TASK FORCE ON PRACTICE G, SOCIETY

OF CARDIOVASCULAR A, et al. ACC/AHA 2006 guidelines for the management of patients with valvular heart disease: a report of the American College of Cardiology/American Heart Association Task Force on Practice Guidelines (writing Committee to Revise the 1998 guidelines for the management of patients with valvular heart disease) developed in collaboration with the Society of Cardiovascular Anesthesiologists endorsed by the Society for Cardiovascular Angiography and Interventions and the Society of Thoracic Surgeons [J]. J Am Coll Cardiol, 2006, 48 (3): e1-e148.

［12］吴伟春，张阿妮，孟强，等．先天性主动脉瓣四叶畸形的超声诊断特点及其术后随访结果 [J]. 中国超声医学杂志，2015, 31 (11): 981-984.

［13］陈志国，杨建华，魏金星，等．山羊心脏纤维支架的大体解剖 [J]. 中华临床杂志，2003, 3 (5): 20-21.

［14］陈华，黄新苗．超声心动图对主动脉根部形态的评价 [J]. 中国美容医学，2012, 21 (z1): 42-43.

［15］T KUNIHARA. General Thoracic & Cardiovascular Surgery [M]. Japan: Springer, 2017.

［16］COX J L, SUNDT T M. Operative techniques in cardiac & thoracic surgery: a comparative atlas [J]. Operative Techniques In Cardiac & Thoracic Surgery, 1996, 1 (1): 15.

［17］王墨扬，许亮，裴汉军，等．15 例拟行经导管主动脉瓣置换术患者主动脉根部影像学与临床应用——单中心早期经验 [J]. 中国循环杂志，2014,(9): 714-717.

［18］BERDAJS D, LAJOS P, TURINA M. The anatomy of the aortic root [J]. Cardiovasc Surg, 2002, 10 (4): 320-327.

［19］WARD C. Clinical significance of the bicuspid aortic valve [J]. Heart, 2000, 83 (1): 81-85.

［20］韩冰．主动脉瓣狭窄的发展极为缓慢 [J]. 长寿，2003: 8-9.

［21］MOURA L M, MAGANTI K, PUTHUMANA J J, et al. New understanding about calcific aortic stenosis and opportunities for pharmacologic intervention [J]. Curr Opin Cardiol, 2007, 22 (6): 572-577.

［22］RAJAMANNAN N M, OTTO C M. Targeted therapy to prevent progression of calcific aortic stenosis [J]. Circulation, 2004, 110 (10): 1180-1182.

［23］朱雅莉，贾竹兰，方镇冰．退行性与风湿性心瓣膜病的彩色多普勒超声心动图对比分析 [J]. 陕西医学杂志，2000, 29 (4): 216-217.

［24］张玉传．主动脉瓣关闭不全 [J]. 山东医药，1996 (04): 37-38.

［25］MARY N. Sheppard: Practical Cardiovascular Pathology [M]. 2nd ed. Hodder Arnold, 2011.

［26］DOUGLAS P. ZIPES. 心脏病学 [M]. 陈灏珠，译．7 版．北京：人民卫生出版社，2007.

［27］FEDAK P W, VERMA S, DAVID T E, et al. Clinical and pathophysiological implications of a bicuspid aortic valve [J]. Circulation, 2002, 106 (8): 900-904.

［28］ALLEN BURKE, FABIO TAVORA. Practical Cardiovascular Pathology [M]. 2nd ed. New York: Wolters Kluwer Lippincott Williams & Wilkins, Philadelphia, 2011.

［29］HIRATZKA LF, BAKRIS GL, BECKMAN JA, et al. 2010 ACCF/AHA/AATS/ACR/ASA/SCA/SCAI/SIR/STS/SVM guidelines for the diagnosis and management of patients with thoracic aortic disease: executive summary. A report of the American College of Cardiology Foundation/American Heart Association Task Force on Practice Guidelines, American Association for Thoracic Surgery, American College of Radiology, American Stroke Association, Society of Cardiovascular Anesthesiologists, Society for Cardiovascular Angiography and Interventions, Society of Interventional Radiology, Society of Thoracic Surgeons, and Society for Vascular Medicine [J]. Catheter Cardiovasc Interv, 2010, 76 (2): E43-E86.

［30］SILVER, GOTLIEB, SCHOEN. Cardiovascular pathology [M]. 3rd ed. Edinburgh: Churchill Livingstone, 2001.

［31］STEWART B F, SISCOVICK D, LIND B K, et al. Clinical factors associated with calcific aortic valve disease. Cardiovascular Health Study [J]. J Am Coll Cardiol, 1997, 29 (3): 630-634.

［32］GOTOH T, KURODA T, YAMASAWA M, et al. Correlation between lipoprotein (a) and aortic valve sclerosis assessed by echocardiography (the JMS Cardiac Echo and Cohort Study)[J]. Am J Cardiol, 1995, 76 (12): 928-932.

［33］周久华．心脏生物瓣膜的研究进展 [J]. 安徽医科大学学报，2001, 36 (1): 1-4.

［34］马兵，翟万银，常江．人工生物瓣膜研究进展 [J]. 生物医学工程学进展，2012, 33 (4): 232-236.

［35］孙浩峰，梁家立．牛心包在心脏外科中的应用 [J]. 实用心脑肺血管病杂志，2010, 18 (9): 1314-1316.

［36］ISHIHARA T, FERRANS V J, JONES M, et al. Structure of bovine parietal pericardium and of unimplanted Ionescu-Shiley pericardial valvular bioprostheses [J]. J Thorac Cardiovasc Surg, 1981, 81 (5): 747-757.

［37］段雪晶，王红月，李莉，等．48 枚生物瓣衰竭的病理学分析 [J]. 中国循环杂志，2014,(z1): 23-23.

［38］胡盛寿．阜外心血管外科手册 [M]. 北京：人民卫生出版社，2006.

［39］汪曾炜，刘维永，张宝仁，等．心脏外科学 [M]. 北京：人民军医出版社，2008.

第三章　影像技术在主动脉根部重建中的应用

第一节　正常主动脉根部影像结构　／　43

第二节　Ⅰ型主动脉根部病变　／　46

第三节　Ⅱ型主动脉根部病变　／　53

第四节　Ⅲ型主动脉根部病变　／　59

第五节　主动脉根部手术术后并发症监测及随访　／　67

主动脉根部疾病,包含主动脉瓣病变与主动脉根部结构的病变。除了少数几种疾病(如主动脉瓣下隔膜、Williams综合征等),大部分疾病的血流动力学改变还是由主动脉瓣功能受损造成(即由主动脉根部结构病变继发引起)。因此,对于主动脉根部疾病,超声心动图应侧重于主动脉瓣形态及功能的评估,并通过测量主动脉根部结构的参数评价其对主动脉瓣功能的影响。常规对于主动脉根部疾病的患者,首选经胸超声心动图(transthoracic echocardiography,TTE)进行检查,测量主动脉根部相关数据以获得定性、定位诊断。大多数患者均可获得满意准确的诊断结果。在施行主动脉根部外科修复术前,使用经食管超声心动图(transoesophageal echocardiography,TEE)检查对主动脉根部及其心内结构进一步细致扫查,最后综合分析给出精准的诊断结果,使外科术者在手术前得到更多、更准确的信息。

第一节　正常主动脉根部影像结构

主动脉根部包括主动脉瓣环、窦部、窦管交界等,它们在维持主动脉瓣功能方面起着重要的作用。正常主动脉根部有三个动脉窦及三个正常的瓣叶。主动脉瓣叶的对合需要瓣叶、瓣环及窦管交界的结构比例合适,任何一个结构的改变都会影响瓣叶对合不良。很多疾病会导致主动脉根部和/或升主动脉扩张,引起主动脉瓣脱垂、关闭不全。超声判断主动脉根部结构是否正常首要重点在于其内径的测量(图3-1-1~图3-1-6)。

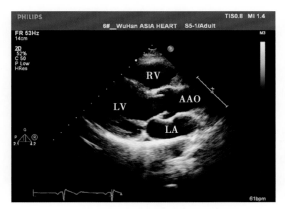

图3-1-1　收缩末期胸骨旁左心室长轴切面显示主动脉瓣叶、主动脉瓣环、主动脉窦、升主动脉根部及主动脉瓣下组织。左心长轴切面瓣叶活动及弹性良好,开放时贴壁

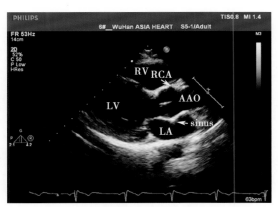

图3-1-2　舒张末期胸骨旁左心室长轴切面显示主动脉瓣叶、主动脉瓣环、主动脉窦、升主动脉根部及主动脉瓣下组织,并可显示右冠状动脉起始

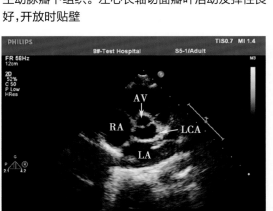

图3-1-3　大动脉短轴切面显示主动脉瓣三个瓣叶,并可显示左冠状动脉起始及正常的三叶瓣,主动脉根部短轴切面主动脉瓣关闭时呈Y形,瓣叶大小相差不大

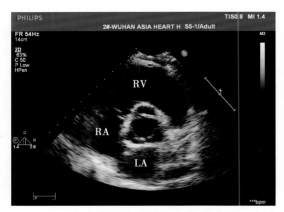

图3-1-4　大动脉短轴切面显示主动脉瓣三个瓣叶,主动脉根部短轴切面开放时瓣口呈三角形,瓣叶大小相差不大

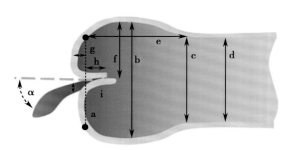

图 3-1-5　主动脉根部测量示意

a. 瓣环直径；b. 窦部最大直径；c. 窦管交界；d. 升主动脉；e. 窦部高度；f. 对合缘顶点距主动脉窦壁距离；g. 瓣 - 环距最低瓣叶底部距离；h. 对合缘顶点距瓣环距离；i. 对合缘长度；α. 反流束与左室流出道间夹角。

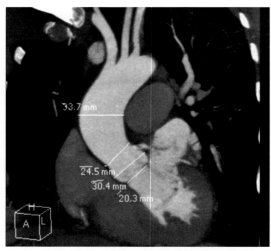

图 3-1-6　冠状位 CTA，显示主动脉根部形态，主动脉瓣环、窦部、窦管交界、升主动脉测量

一、主动脉瓣环

右冠瓣附着点内侧缘与无冠瓣附着点内侧缘的距离（图 3-1-7），成年人正常测值为 1.9~2.7cm（男）、1.8~2.4cm（女）。从主动脉根部短轴切面观察，此测量线并不位于主动脉瓣环中央而是稍偏右，导致所测量的瓣环径可能比实际瓣环径稍偏小。

主动脉瓣环径是主动脉根部外科手术治疗中最重要的数据。如人工瓣膜置换术中主动脉瓣环较小的患者，其换瓣术后可出现人工瓣膜 - 患者不匹配现象，它是指植入的与患者相同瓣环径的人工心脏瓣膜的有效开口面积小于患者自身瓣膜面积，从而无法满

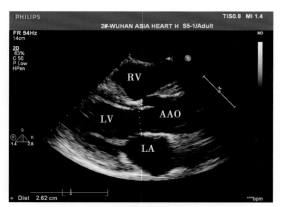

图 3-1-7　左心长轴切面测量主动脉瓣环径 2.62cm

足患者的生理需求，出现一系列不良反应的现象。小主动脉瓣环的诊断标准尚不统一，包括主动脉瓣环径、瓣环径指数、有效瓣口面积指数等，术前根据超声测量结果对这些参数进行计算，有助于手术方式的制订。对于超声诊断为小瓣环合并无法修复的瓣膜损坏的患者，则需要进行牛心包主动脉瓣置换术，该手术是指外科医生在术中用处理过的牛心包片为患者"量身裁剪"合适的瓣膜并置换，术后无须服用抗凝药物，短期及中期超声随访效果非常好，此类手术目前在国内只有少数医院开展。

二、主动脉窦部

右冠窦和无冠窦中点内侧缘间的距离，成年人正常测值为 2.4~2.5cm（男）、2.3~2.4cm（女），瓣环径与窦部内径比值为 85%。当窦部扩张时，其内径一般大于 4.0cm。主动脉窦部扩张时，左心长轴切面及主动脉根部短轴切面窦部向外膨出，当局部窦壁回声纤细薄软、向外突起时即可称为主动脉窦瘤（图 3-1-8~ 图 3-1-10）。

三、主动脉窦管交界

升主动脉前、后壁与主动脉窦部移行处内侧缘的距离，成年人正常测值：瓣环与窦管交界相差的

10%，内径差值平均为 0.24cm。当升主动脉近端明显扩张时，其与窦部交界夹角变小，窦管交界有时无法辨认（图 3-1-11～ 图 3-1-13）。

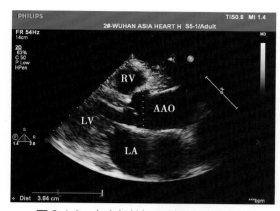

图 3-1-8 左心长轴切面测量主动脉窦部前后径 3.84cm

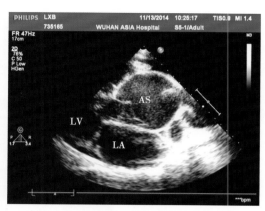

图 3-1-9 左心长轴切面显示主动脉窦部明显增宽，呈"大蒜头"样表现

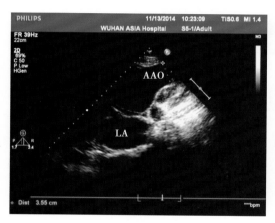

图 3-1-10 左心长轴切面显示主动脉窦部明显增宽，呈"大蒜头"样表现；窦管交界处稍增宽 3.55cm，主动脉瓣病变患者，若主动脉窦部内径 >4.5cm、马方综合征患者窦部 >4.0cm，一般需在进行主动脉瓣手术时同时处理主动脉窦部

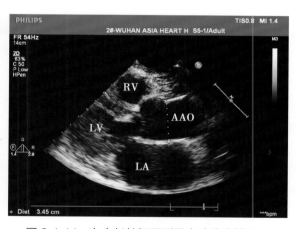

图 3-1-11 左心长轴切面测量主动脉窦管交界前后径 3.45cm

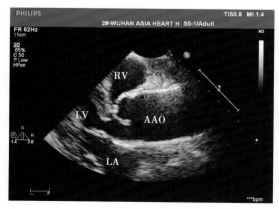

图 3-1-12 左心长轴切面二维观察主动脉根部结构，窦管交界消失

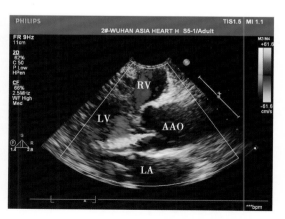

图 3-1-13 左心长轴切面观察主动脉根部结构，窦管交界消失，彩色多普勒显示主动脉瓣轻度反流

四、升主动脉

升主动脉直径通常指主动脉窦管交界上 0.1~2cm 处的内径,正常人升主动脉宽 2.3~3.5cm(男)、2.3~3.3cm(女)。升主动脉直径 >5.0cm 时,称为升主动脉瘤样扩张,应全程扫查升主动脉至腹主动脉末端排除主动脉夹层,并对升主动脉进行处理;对于升主动脉直径 4.0~5.0cm 的患者,是否外科手术处理升主动脉尚有不同意见,需结合其他临床因素。主动脉根部及升主动脉常见疾病超声表现见图 3-1-14。

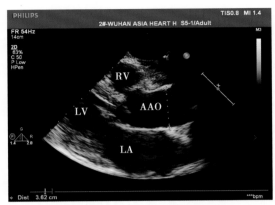

图 3-1-14　左心长轴切面测量升主动脉内径 3.62cm

第二节　Ⅰ型主动脉根部病变

Ⅰ型主动脉根部病变指主动脉根部病变而瓣叶正常,主动脉根部结构变形导致主动脉瓣功能障碍,如主动脉窦瘤、真性主动脉瘤、假性主动脉瘤、主动脉夹层、马方综合征、大动脉炎、白塞综合征、心血管损伤等。

一、主动脉瓣形态结构

基本正常,超声影像无明显改变。

二、主动脉根部结构病变评估

1. 主动脉窦瘤超声影像

(1)二维超声心动图:于大动脉短轴、心尖五腔心切面可探及主动脉窦壁变薄、呈瘤样向外局限性扩张,瘤体根部位于主动脉瓣环水平之上,瘤体可呈手指状或囊袋状,随心动周期活动;窦瘤破裂时,窦瘤顶部可探及回声连续中断,破口可为一个或多个。

(2)彩色多普勒:窦瘤未破时,可见瘤体内于舒张期呈现五彩镶嵌的涡流信号,但无穿壁的血流信号;窦瘤破裂时,可见花色血流信号通过破口射入心腔内,并持续整个心动周期。

(3)连续频谱多普勒:在窦瘤破口心腔侧,可记录到双期连续性高速的分流信号;如同时合并有室间隔缺损者,可在缺损处记录到高速的收缩期分流频谱。

【病例】

女,42 岁,发现先天性心脏病 6 年余。

超声图像见图 3-2-1~ 图 3-2-3。超声诊断:主动脉右冠状窦瘤破入右心室,主动脉瓣轻度关闭不全。

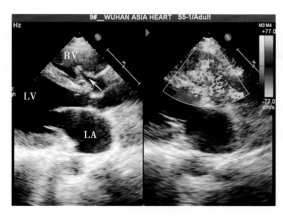

图 3-2-1　胸骨旁左心室长轴切面：二维超声心动图显示主动脉右冠状窦可见一指状膨出并突向右心室腔，其上可见一破口（箭头），彩色多普勒显示自右冠状窦向右心室的五彩镶嵌的分流信号，左室流出道主动脉瓣口可见轻度反流信号

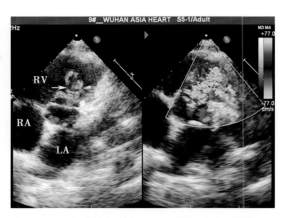

图 3-2-2　大动脉短轴切面：二维超声心动图显示右冠状窦膨出并突向右心室流出道，其上可见破口（箭头），彩色多普勒显示自右冠状窦向右心室流出道的五彩镶嵌的分流信号，主动脉瓣轻度关闭不全

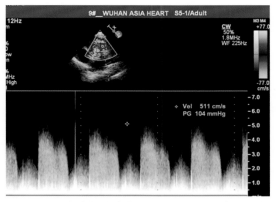

图 3-2-3　连续频谱多普勒测得破口处血流呈高速血流频谱，峰值速度 5.1ms，峰值压差 104mmHg

CTA 图像见图 3-2-4~ 图 3-2-7。CT 诊断：主动脉右冠状窦瘤破入右心室。

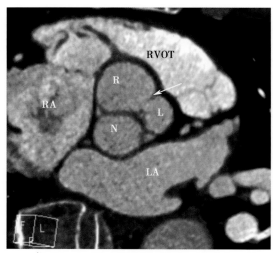

图 3-2-4　主动脉根部短轴位 MIP 图，
显示右冠状窦瘤样膨大

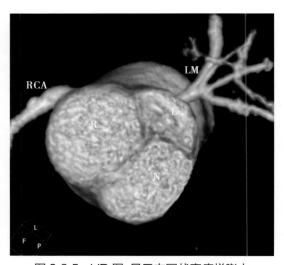

图 3-2-5　VR 图，显示右冠状窦瘤样膨大

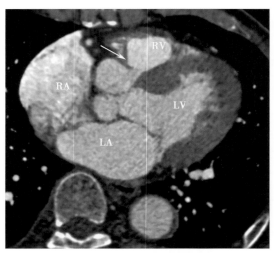

图 3-2-6　横断面,显示右冠状窦瘤
呈隧道状破入右心室

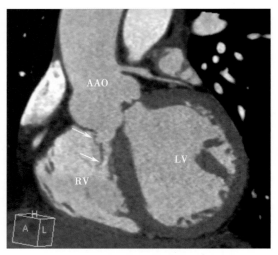

图 3-2-7　冠状位 MIP 图,显示右冠状窦瘤
呈隧道状破入右心室

手术方式:主动脉窦修补。

2. 主动脉夹层超声影像表现

(1)在主动脉管腔内可探及随心动周期摆动的内膜分离回声,主动脉管腔可被分为真腔与假腔,通常是真腔大、假腔小,其上可见一处或多处破口;假腔内多伴有血栓形成。

(2)彩色多普勒多可探及自真腔向假腔的分流信号。

(3)如病变位置累及主动脉根部,常伴有主动脉瓣不同程度的关闭不全。

【病例】

男,39 岁,劳力性心悸、气短。

超声图像见图 3-2-8~ 图 3-2-10,超声诊断:主动脉窦部瘤样扩张,主动脉瓣重度关闭不全,降主动脉前向血流速度增快,左室明显扩大,建议进一步 CT 检查排除夹层。

病例分析:虽然超声心动图于扩张的主动脉根部内未探及夹层,但极有可能是多种因素影响导致的扫查范围有限,故对于主动脉系统任何部位的扩张,均建议进一步 CT 检查排查。

CT 图像见图 3-2-11~ 图 3-2-13。CT 诊断:主动脉根部局限性夹层伴瘤样扩张。

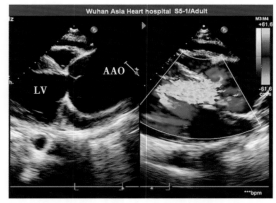

图 3-2-8　胸骨旁左心室长轴切面:二维超声心动
图显示主动脉窦部形态失常、明显增宽,最宽处内径
71mm,二维观察主动脉瓣回声尚可,彩色多普勒显
示舒张期主动脉瓣口的重度反流信号

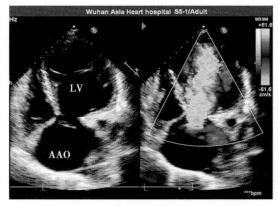

图 3-2-9　心尖五腔心切面:彩色多普勒探及
舒张期左室流出道的重度反流信号

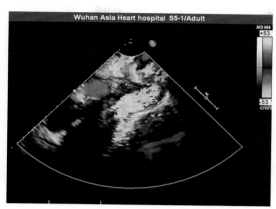

图 3-2-10　胸骨上窝主动脉弓长轴切面：由于主动脉弓及降主动脉折角度数小，故彩色多普勒显示主动脉峡部的前向血流呈五彩镶嵌的花色血流信号，提示此处血流局限性加速

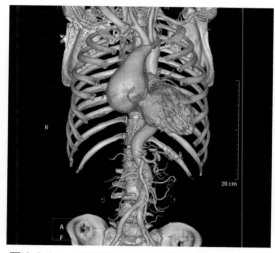

图 3-2-11　VR 图显示主动脉根部瘤样扩张，右冠窦与无冠窦交界区见弧线内膜片影

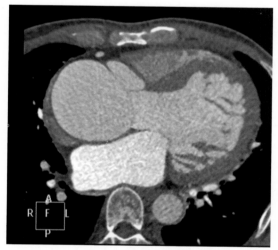

图 3-2-12　横断位显示主动脉根部瘤样扩张，无冠窦明显膨大，无冠窦与右冠窦之间见线样影，考虑撕脱内膜

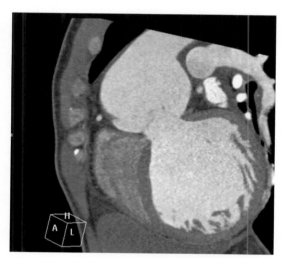

图 3-2-13　MIP 图显示主动脉根部瘤样扩张，右冠窦、无冠窦交界区可见局限性内膜撕脱

　　手术探查：左心室明显扩大，主动脉根部动脉瘤形成，升主动脉远端及弓部接近正常，窦管交界显著扩张，升主动脉近端内膜片撕脱，与右心房紧密粘连。主动脉瓣环明显扩大，瓣叶边缘增厚，主动脉瓣重度反流。

　　体会：主动脉夹层超声扫查内容包括主动脉管腔的内径、管腔内有无明显分离的内膜片、主动脉瓣的反流情况及有无心包积液等；如遇体型偏瘦、偏胖、图像质量不佳者，尽量令患者左侧卧位，有助于提高图像质量并发现异常。如发现异常或疑似异常，均应提示临床医生行进一步 CT 检查明确诊断。

　　CT 需重视主动脉根部形态、弓部内膜片形态、破口部位，真假腔形态及先兆破裂等。CT 优势在于夹层诊断、分型、范围、分支受累、脏器灌注及不典型夹层的诊断。

3. 马方综合征超声影像特征　主动脉根部的瘤样扩张,呈"蒜头"样改变。心底部各结构宽度的比例发生明显改变,有时见主动脉根部的后壁几乎贴近心脏后壁。当主动脉根部内径大于5.0cm时,主动脉发生破裂的危险性增高。如有主动脉夹层形成时,可见纤细的内膜分离回声飘动于主动脉腔内。彩色多普勒可见扩张的主动脉腔内的涡流信号。

【病例】

男,8岁,发现心脏杂音6年。患者平素无症状,无肺炎、心力衰竭病史,无活动后气促、胸痛等。查体可见蜘蛛指及心前区隆起。

超声图像见图3-2-14~图3-2-16,超声诊断:主动脉窦部明显增宽,主动脉瓣重度关闭不全,考虑马方综合征。

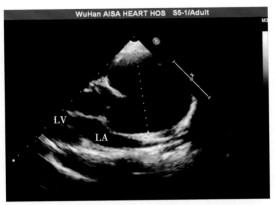

图 3-2-14　主动脉长轴切面:主动脉窦部明显增宽,呈"蒜头"样扩张,最宽处内径达64mm

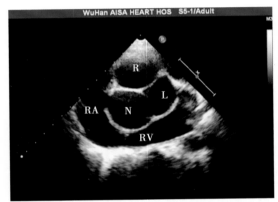

图 3-2-15　大动脉短轴切面:主动脉窦部明显增宽,导致瓣叶对合不良、可见缝隙,主动脉瓣回声尚可

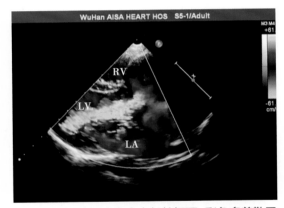

图 3-2-16　胸骨旁左心室长轴切面:彩色多普勒于左室流出道侧可探及重度反流信号

CTA图像见图3-2-17~图3-2-19,CT诊断:主动脉窦及升主动脉瘤样扩张,考虑马方综合征。外科手术行David术,术后病理见图3-2-20。

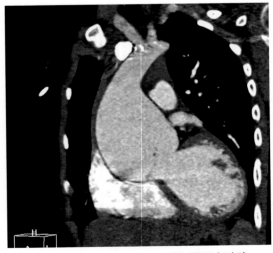

图 3-2-17　斜冠状位MIP图,显示主动脉窦部瘤样扩张,累及升主动脉近段

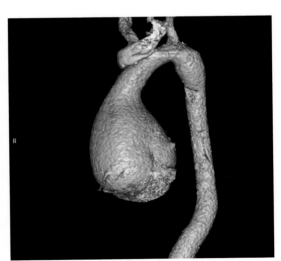

图 3-2-18　矢状位VR图,显示主动脉窦部瘤样扩张,累及升主动脉近段

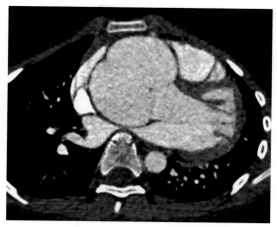

图 3-2-19　横断面,显示主动脉窦部瘤样扩张,明显压迫左心房,邻近结构受压移位

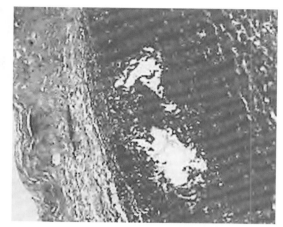

图 3-2-20　David 术后病理

病理:HE 染色 ×100 内膜纤维性增厚,中膜大面积囊状坏死(出现"黏液湖")。升主动脉瘤样扩张,中膜大面积囊状坏死,符合马方综合征的病理改变。

术后复查超声见图 3-2-21。

术后复查 CTA 见图 3-2-22。

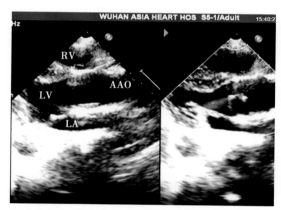

图 3-2-21　胸骨旁左心室长轴切面:二维超声心动图显示窦部结构基本正常,彩色多普勒显示主动脉瓣口的轻度反流信号

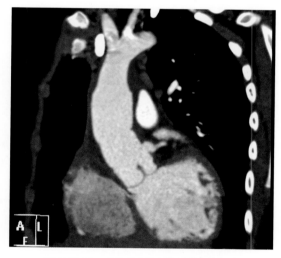

图 3-2-22　斜冠状位 MIP 图,显示升主动脉人工血管吻合口显影好

病例分析:儿童期的任何年龄均可发生心血管系统的受累,动脉瘤形成越早,说明疾病进展越快,需尽早处理。

4. 大动脉炎超声影像表现　①病变血管管壁及内膜节段性不规则增厚,回声偏低较均匀,但一般无斑块形成,且累及范围较大,常为多条动脉同时受累;病变处与非病变处分界清楚;短轴切面显示"通心粉征"。②导致管腔狭窄或闭塞。③大动脉炎累及冠状动脉引起心肌缺血或心肌梗死时可有相应改变,如左心室扩大、左心室壁节段性运动异常、左心室收缩功能减低等。④累及主动脉瓣可见不同程度反流。

【病例】

女,28 岁,半年前开始出现上三楼时气喘,未引起重视。2 个月前患者开始出现背部胀痛不适。

超声图像见图 3-2-23～图 3-2-26。

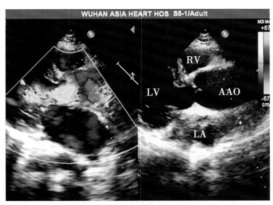

图 3-2-23　胸骨旁左心室长轴切面二维超声心动图：显示升主动脉明显增宽，内径 44mm，主动脉窦管交界消失，彩色多普勒显示主动脉瓣重度反流

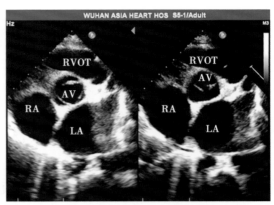

图 3-2-24　大动脉短轴切面：主动脉瓣为三叶瓣，瓣膜稍厚、回声稍强，瓣叶关闭不良可见缝隙

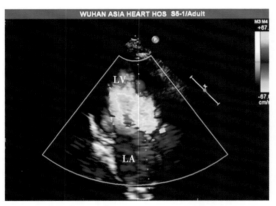

图 3-2-25　心尖三腔心切面：主动脉瓣重度反流

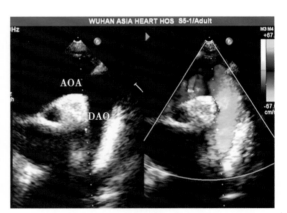

图 3-2-26　胸骨上窝主动脉弓长轴切面：主动脉弓、降主动脉未见异常

　　CTA 图像见图 3-2-27~ 图 3-2-30，CT 诊断：考虑大动脉炎（广泛型），累及升主动脉、右侧颈总动脉、左侧椎动脉、右肾动脉。静脉未见异常。

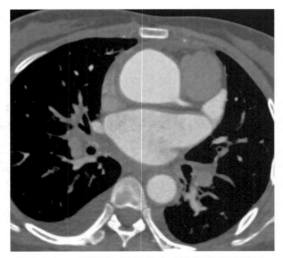

图 3-2-27　横断位，显示升主动脉管壁环形增厚，管腔扩张。右侧胸腔积液

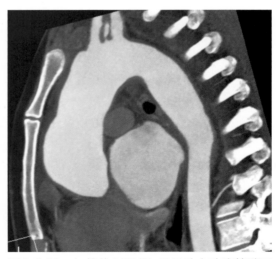

图 3-2-28　矢状位 MIP 图，显示升主动脉管壁不规则，管腔扩张。左椎动脉起自主动脉弓，开口局限性、重度狭窄

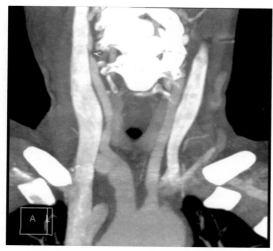

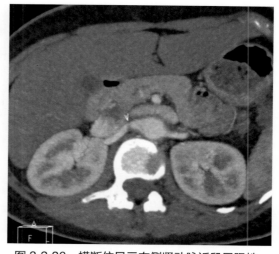

图 3-2-29 冠状位 MIP 图,显示右侧颈总动脉局限性、重度狭窄,几近闭塞

图 3-2-30 横断位显示右侧肾动脉近段局限性、重度狭窄,几近闭塞

体会:升主动脉增宽合并主动脉瓣关闭不全患者,超声医生在检查过程中,思路需要开拓,能考虑到大动脉炎等少见疾病,主动扫查双侧颈总动脉及周围血管,观察有无血管内壁弥漫性改变,有助于少见疾病的诊断。如发现异常或疑似异常,均应提示临床医生行进一步 CT 检查明确诊断。

Ⅰ型主动脉根部病变是由于主动脉窦部、窦管交界及升主动脉病变而导致的主动脉瓣功能障碍,一般为主动脉瓣关闭不全,超声二维观察主动脉瓣回声尚可,能正常运动,对于此类疾病外科常用升主动脉成形、窦部成形、David 等手术来治疗,而主动脉瓣则简单修复即可。

第三节 Ⅱ型主动脉根部病变

Ⅱ型主动脉根部病变指主动脉瓣叶有病变,但能正常运动,主动脉瓣叶本身的病变导致瓣膜功能障碍,包括主动脉瓣狭窄及反流的评估;但其余根部结构,如窦部、窦管交界及升主动脉内径并无明显改变,故大多数主动脉瓣修复技术,如瓣叶悬吊、折叠、楔形修补、牛心包主动脉瓣叶置换等均适用于此类型。

一、主动脉瓣形态

包括主动脉瓣数目及瓣膜形态的评估,瓣叶病变分为:①先天性因素:瓣叶数目的畸形、瓣叶大小不对称等;②后天获得性因素:风湿、感染及老年退行性改变,虽然引起瓣叶功能障碍,但运动正常,大多数主动脉瓣修复术可达到较好的效果(图 3-3-1、图 3-3-2)。

二、主动脉瓣功能评估

1. 主动脉瓣狭窄二维超声心动图　舒张期瓣叶开放受限,瓣尖无法贴壁,瓣口面积减小。彩色多普勒:在左心长轴切面及心尖五腔切面,收缩期主动脉瓣口血流束变窄,呈五彩镶嵌样,花色血流起自主动脉瓣口水平。血流束一般与升主动脉管壁平行,当瓣口形状、位置异常时,血流会呈偏心性射向管壁。频谱多普勒:于心尖五腔及三腔切面,取样容积置于主动脉瓣口血流中点可获得收缩期的高速血流频谱。

主动脉瓣狭窄严重程度的分级见表 3-3-1。

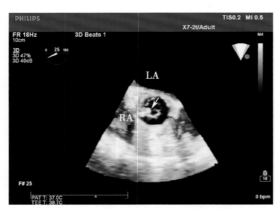

图 3-3-1　TEE 食管中部主动脉瓣短轴切面三维显示主动脉瓣少许钙化（箭头处）、主动脉瓣轻度狭窄，考虑风湿性瓣叶改变

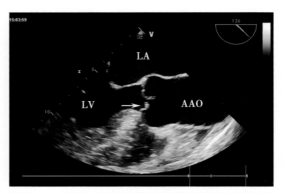

图 3-3-2　TEE 食管中部主动脉长轴切面显示主动脉瓣右冠瓣稍脱垂（箭头处），瓣口可见一小缝隙，瓣叶未见增厚、钙化

表 3-3-1　心脏超声主动脉瓣狭窄程度分级

	主动脉硬化	轻度	中度	重度
峰值流速 /m·s^{-1}	≤2.5	2.6~2.9	3.0~4.0	≥4.0
平均压差 /mmHg		<20	20~40	≥40
主动脉瓣口面积 /cm^2		>1.5	1.0~1.5	<1.0
主动脉瓣口面积指数 /cm^2·m^{-2}		>0.85	0.60~0.85	<0.6
速度比值		>0.50	0.25	<0.25

　　符合下述三个标准中的任意一个均提示重度主动脉瓣狭窄：瓣口面积 <1.0cm^2，峰值流速 ≥4.0m/s 或平均压差 ≥40mmHg。理想情况下，应严格符合范围内的所有标准，但在各参数结论不一致的情况下，应根据其他影像学检查及临床数据进行综合评估。因为速度和压差是依赖于过瓣血流的，所以一些低跨瓣血流灌注的患者（如每搏量指数 SVi<35ml/m^2）可能伴有严重的主动脉瓣狭窄（瓣口面积非常小），而血流速度和压差均不高。对体表面积偏大或偏小的患者，建议用瓣口面积与体表面积的比值进行校正，但是这种方法具有一定争议，因为目前评估体表面积的算法并不一定能够反映肥胖患者真实的主动脉瓣口面积，瓣口面积并不随体重的增加而增加。然而对于儿童、青少年和体型较小的成年人来说，采用体表面积进行校正非常重要，因为这些患者中直接测量的瓣口面积会高估狭窄程度。当采用速度比值时，比值 <0.25 作为重度主动脉瓣狭窄的诊断标准。高血压可以影响峰值流速和平均压差的测量，因此每次检查时应该记录血压。理想情况下，当患者的血压正常时才可进行主动脉瓣狭窄评估（图 3-3-3~ 图 3-3-6）。

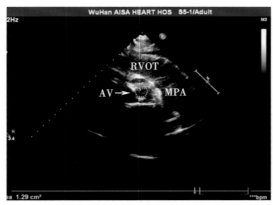

图 3-3-3　大动脉短轴切面：收缩期
主动脉瓣开口面积为 1.3cm^2

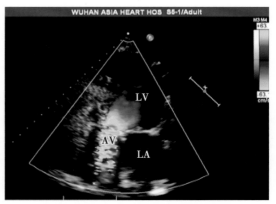

图 3-3-4　心尖五腔心切面：收缩期
主动脉腔内血流呈花色

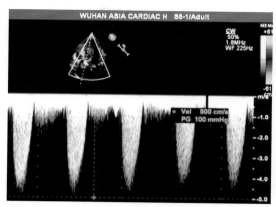

图 3-3-5　连续多普勒测得主动脉腔内血流呈高速
血流频谱,峰值速度:5ms,峰值压差:100mmHg

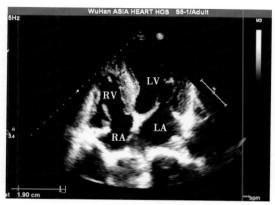

图 3-3-6　心尖四腔心切面:主动脉瓣狭窄
患者左心室继发性肥厚,心腔扩大

　　对于主动脉瓣存在病变且合并主动脉瓣下或瓣上(窦管交界)狭窄的患者,主动脉瓣狭窄程度的
评估会变得较为困难。主动脉瓣下狭窄(瓣下隔膜或肥厚性梗阻型心肌病)时,主动脉瓣血流受左室流出道高速血流干扰,且由于左室流出道梗阻,前向血流量减少、血流束变窄,主动脉瓣开放幅度亦会相应减低,因此主动脉瓣血流速度、压差及瓣口面积均失去评估主动脉瓣狭窄程度的意义。主动脉窦管交界狭窄时,由于主动脉瓣口水平与窦管交界水平较接近,因此很难区分瓣口与窦管交界处的血流速度;主动脉瓣开放受自身病变及窦管交界影响,其瓣口面积无法准确反映其自身狭窄程度。因此对于这两类患者,超声需提供主动脉瓣口及瓣上或瓣下狭窄处的二维及血流参数并建议术中探查主动脉瓣狭窄程度(图 3-3-7~ 图 3-3-9)。

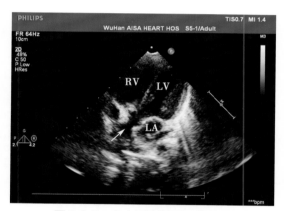

图 3-3-7　心尖五腔切面二维显示
主动脉瓣上窦管交界处狭窄

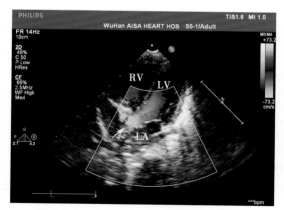

图 3-3-8　心尖五腔切面彩色多普勒显示
主动脉瓣上窦管交界处狭窄

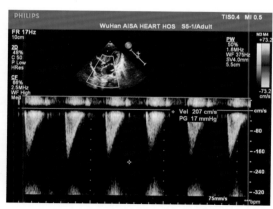

图 3-3-9　心尖五腔切面脉冲频谱测量主动脉瓣
上窦管交界处前向血流速度:2.1m/s

主动脉瓣狭窄逐步评估流程见图 3-3-10。

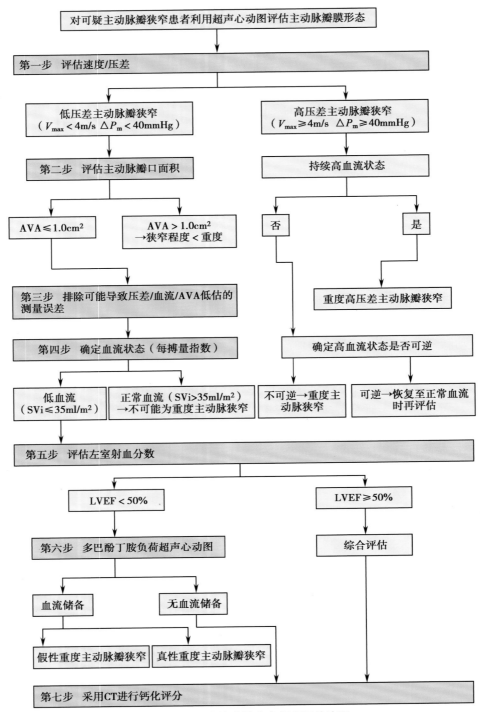

图 3-3-10　主动脉瓣狭窄超声评估流程

超声心动图可以对主动脉瓣狭窄进行诊断、病因分析、狭窄程度分级、提供术中监护,二维切面是诊断该病的基础。而非彩色多普勒或频谱图,因受心功能、左心室前负荷等影响可低估实际狭窄程度。值得指出的是,主动脉瓣单纯狭窄少见,且各种病因中皆可见钙化,故需观察其他瓣叶病变以辅助病因诊断,所以对于狭窄程度评估,不可单一采用某个方法,尤其主动脉瓣三个瓣叶非同一水平,直接测量开口面积法误差较大,其参考价值不如压力估测法。CT 作为补充检查手段,对瓣叶钙化的判别更为敏感,并且可明确主动脉及冠状动脉受累情况。

2. 主动脉瓣反流二维超声心动图 舒张期瓣叶关闭时出现缝隙或者出现瓣膜脱垂。彩色多普勒超声:左心长轴切面及心尖五腔切面,舒张期可探及自主动脉瓣口流向左室的花色血流信号。瓣膜脱垂时反流束往往呈偏心性,可根据反流束走向判断脱垂瓣膜,右冠瓣脱垂时,反流束沿二尖瓣前叶走行冲击至心尖部,而无冠瓣或左冠瓣脱垂时,有时很难仅根据反流束方向判断。主动脉瓣叶穿孔时,可探及起自瓣叶穿孔处的反流信号。主动脉根部切面,可观察反流起始位置,反流较轻时往往从中央对合缘发出,较重时则可起自中央对合缘及瓣叶交界。观察反流束时应尽量调整探头位置与角度显示出最宽、最长的反流束,特别是当反流束为偏心性时。频谱多普勒:脉冲多普勒取样容积置于主动脉瓣口左室流出道侧测得主动脉瓣反流的峰值速度及压差。取样容积置于反流束起始处中点可得到反流频谱,一般峰值速度较高。

根据一系列特异性指标(特异性 >90%)、支持性指标及定量参数对主动脉瓣反流程度进行分级(表 3-3-2)。特异性指标对反流程度有较高的阳性预测值,而支持性指标及定量参数受多种因素影响仅能辅助诊断反流程度,其阳性预测值中等。评估主动脉瓣反流应全面综合应用各项指标及参数。如果各项指标明确提示主动脉瓣微量或轻度反流,就不需要进一步测量定量参数。如果各项指标提示存在轻度以上的主动脉瓣反流且图像质量允许,应使用定量参数对主动脉瓣反流程度进行分级。不同的参数结论一致时,可以明确诊断反流程度,如果各项参数结果不一致时,应仔细分析各项参数的技术和生理影响因素以解释不符合的原因,并找出技术上最可靠和最能真实准确反映生理条件的参数进行评估(图 3-3-11~ 图 3-3-18)。

表 3-3-2　超声心动图对主动脉瓣反流综合评估

	轻度	中度		重度
特异性指标	中心性反流束,与左室流出道宽度比 <25% 流颈宽度 <0.3cm² 无或短暂的降主动脉内舒张早期血流反向	特异性指征大于轻度,又达不到重度		中心性反流束,与左室流出道宽度比 ≥65%[②] 流颈宽度 >0.6cm²[②]
支持性指标	压力降半时间 >500ms 左室大小正常[①]	介于轻度与重度之间		压力降半时间 <200ms 降主动脉全舒张期血流反向 中度至重度的左室扩张[③]
定量参数[④]				
反流量 /ml·beat⁻¹	<30	30~44	45~49	≥50
反流分数 /%	<30	30~39	40~49	≥50
有效反流口面积 /cm²	<0.10	0.10~0.19	0.20~0.29	≥0.30

注:
①左心室大小仅适应于慢性病变。二维测量的正常值:左心室短轴 ≤2.8cm/m²,左心室舒张末期容积 ≤82ml/m²;
②尼奎斯特极限设置为 50~60cm/s;
③不伴有二尖瓣狭窄或其他原因引起的左心室扩大;
④定量参数将中度反流细分为轻 - 中度和中 - 重度。

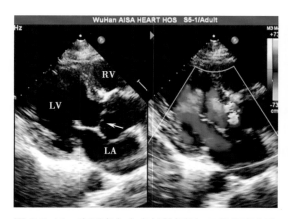

图 3-3-11　胸骨旁左心室长轴切面：二维超声心动图显示舒张期无冠瓣脱入左心室流出道侧（箭头），彩色多普勒显示舒张期反流束贴室间隔走行

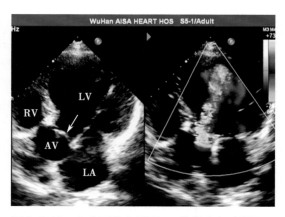

图 3-3-12　心尖五腔心切面：二维超声心动图显示舒张期无冠瓣脱入左心室流出道侧（箭头），彩色多普勒显示舒张期左心室流出道中度反流，反流束贴室间隔走行达左心室心尖

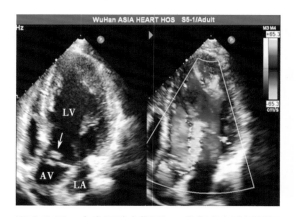

图 3-3-13　心尖五腔心切面：二维超声心动图显示舒张期右冠瓣越过瓣环水平脱入左心室流出道侧（箭头），且左心扩大，彩色多普勒显示舒张期左心室流出道重度反流，反流束冲击二尖瓣前叶致二尖瓣开放幅度减低

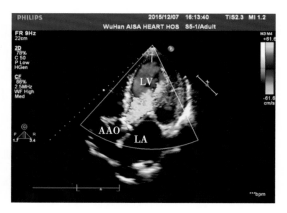

图 3-3-14　心尖五腔心切面：彩色多普勒显示舒张期左心室流出道重度反流，且左心扩大

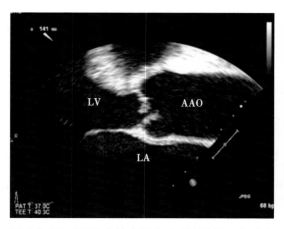

图 3-3-15　TEE 食管中段左心长轴切面：主动脉瓣增厚、回声增强，舒张期右冠瓣越过瓣环水平脱向左室流出道，瓣膜对合不良

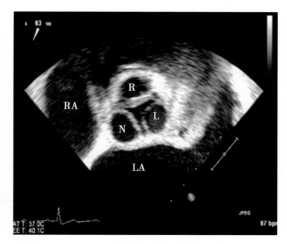

图 3-3-16　TEE 食管中段主动脉根部短轴切面：舒张期瓣膜对合不良、中央可见缝隙

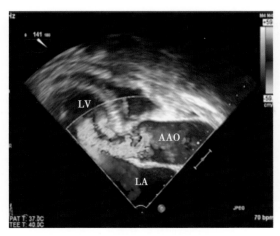

图 3-3-17　TEE 食管中段左心长轴切面：舒张期左室流出道侧可探及起自主动脉瓣口的五彩镶嵌的偏心性反流束

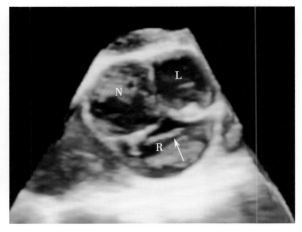

图 3-3-18　TEE 三维超声主动脉根部短轴切面显示右冠瓣脱垂（箭头示）

超声心动图可明确主动脉瓣反流程度及病因，左心室长轴切面、心尖五腔心切面及心尖三腔心切面是观察脱垂的重要切面，因反流束偏心不在同一平面，扫查时应注意多侧动探头结合多切面，力求显示反流束全程观，更为准确地评估反流程度。少数情况下可运用 CT 对病因诊断可以提供影像信息。

第四节　Ⅲ 型主动脉根部病变

主动脉根部 Ⅲ 型病变为主动脉瓣器质性病变合并主动脉根部结构异常（扩张或小根部）。对于此类疾病，术前 TTE 应重点探查主动脉瓣病变的病因及程度，并测量主动脉根部各参数内径，以便于临床评估手术指征与手术方式；术中 TEE 应复核上述信息，并即时评估术后主动脉瓣及主动脉情况；术后 TTE 应重点评估主动脉瓣血流动力学参数，监测主动脉根部各参数内径变化情况。

一、三瓣叶病变合并主动脉扩张

主动脉瓣狭窄和 / 或关闭不全合并主动脉扩张，最常见为主动脉瓣退行性病变合并升主动脉扩张（图 3-4-1~ 图 3-4-6）。

超声影像表现：①主动脉瓣叶增厚、回声增强，瓣环及瓣叶可见钙化，主动脉瓣狭窄时，收缩期瓣叶开放幅度减低、瓣口面积减小，主动脉瓣关闭不全时，舒张期瓣叶对合错位，瓣口可见缝隙。②彩色多普勒，主动脉瓣狭窄时可见收缩期主动脉腔内五彩镶嵌血流，频谱呈充填型，速度明显增高。主动脉瓣关闭不全时可见舒张期五彩镶嵌反流束起自主动脉瓣口。③升主动脉扩张。

【病例】

男，61 岁，活动后胸闷 2 个月余。

超声图像见图 3-4-1~ 图 3-4-6。超声诊断：主动脉瓣退行性病变并重度狭窄，升主动脉扩张。

外科行主动脉瓣成形 + 升主动脉成形术，术中 TEE 监护（图 3-4-7，图 3-4-8）。

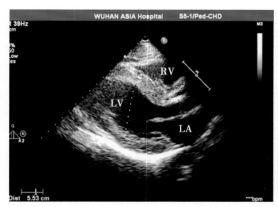

图 3-4-1　胸骨旁左心室长轴切面：左心室扩大，
室壁增厚，主动脉瓣局部钙化

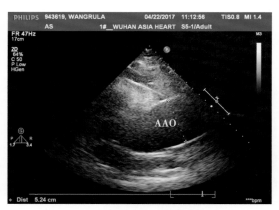

图 3-4-2　胸骨旁左心室长轴切面：
升主动脉明显扩张达 5.2cm

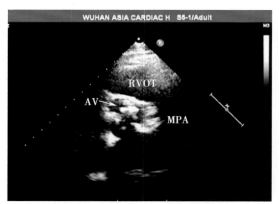

图 3-4-3　大动脉短轴切面：主动脉瓣团块样钙化，
瓣叶数目辨认不清，开放受限

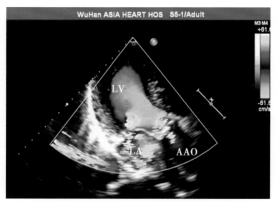

图 3-4-4　心尖三腔心切面：收缩期主动脉
腔内血流呈花色

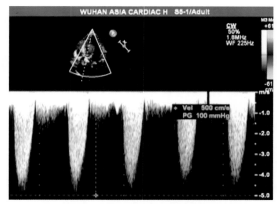

图 3-4-5　连续性多普勒测得主动脉腔内血流呈高速
血流频谱，峰值速度：5.0m/s，峰值压差：100mmHg

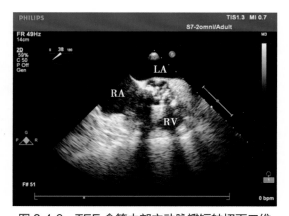

图 3-4-6　TEE 食管中部主动脉瓣短轴切面二维
显示主动脉瓣严重钙化，考虑老年退行性改变

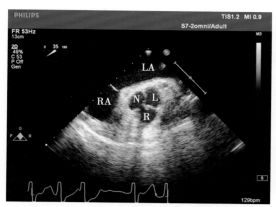

图 3-4-7　TEE 食管中部主动脉瓣短轴切面显示
牛心包三瓣叶替换修复术后: 主动脉瓣三叶等分,
回声纤细,对合良好

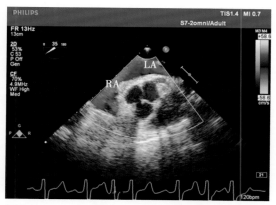

图 3-4-8　TEE 食管中部主动脉瓣短轴切面显示
主动脉瓣牛心包三叶瓣替换修复术后: 主动脉瓣无
反流

病例分析: 由于主动脉扩张亦可引起主动脉瓣反流,因此术前应仔细评估主动脉瓣形态以确定主动脉瓣反流是否由瓣膜本身病变而引起,尤其是主动脉瓣回声改变不明显的患者。主动脉瓣钙化可出现于各种主动脉瓣病变,而严重的钙化往往又掩盖了其他的瓣膜特征(如瓣叶数目异常),因此对于主动脉瓣钙化原因,应结合患者年龄、病史及其他临床因素综合分析。

二、二叶瓣畸形合并主动脉扩张

按照瓣叶对合嵴的数量可分为 0、1、2 型。0 型主动脉瓣只有两个前后或左右排列的两个窦;1 型和 2 型均有三个发育不对称的主动脉窦,左、右冠窦融合为 1A,右、无冠窦融合为 1B,左、无冠窦融合为 1B;三个瓣叶均有融合成为 2 型(图 3-4-9)。

超声影像表现:①大动脉短轴切面上,瓣叶呈二叶瓣启闭,收缩期开放时瓣口呈"鱼口状",0 型舒张期关闭线呈"一"字形,1 型和 2 型舒张期关闭线呈 Y 形。②彩色多普勒:主动脉瓣狭窄时可见收缩期主动脉腔内五彩镶嵌血流,频谱呈充填型,速度明显增高。主动脉瓣关闭不全时可见舒张期五彩镶嵌反流束起自主动脉瓣口,反流束常为偏心性。③主动脉根部各参数可见不同程度扩张。

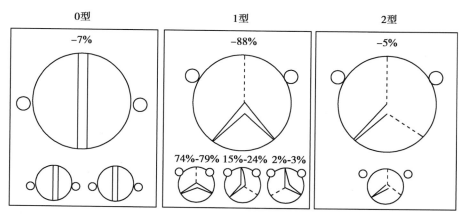

图 3-4-9　主动脉二瓣化分型示意

【病例】

男,29 岁,体检发现心脏杂音。

　　超声图像见图 3-4-10~ 图 3-4-14。超声诊断：主动脉瓣二瓣化畸形（Type 1A 型）并重度关闭不全，主动脉窦部瘤样扩张。

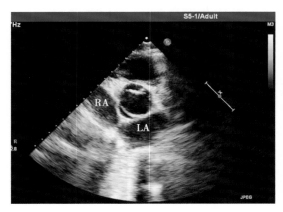

图 3-4-10　大动脉短轴切面：主动脉左、右冠瓣粘连，与无冠瓣呈左前、右后二叶瓣启闭 Type1A

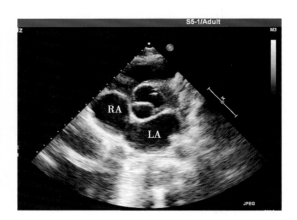

图 3-4-11　大动脉短轴切面：舒张期主动脉瓣呈 Y 形关闭

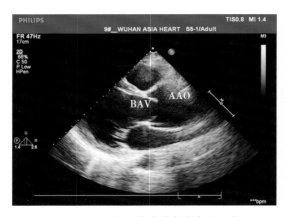

图 3-4-12　胸骨旁左室长轴切面：主动脉窦部明显扩张

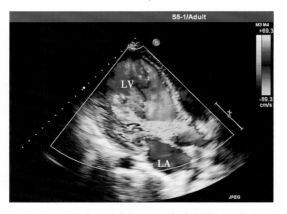

图 3-4-13　心尖三腔心切面：彩色多普勒显示舒张期左心室流出道内源于主动脉瓣口的重度偏心性反流

术中 TEE 监护（图 3-4-15）：

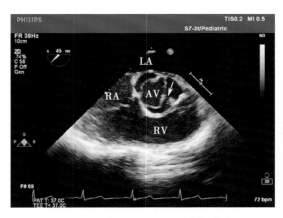

图 3-4-14　TEE 食管中部主动脉瓣短轴切面二维显示先天性主动脉瓣二瓣化畸形，左、右冠瓣粘连（箭头处）（Type1A）

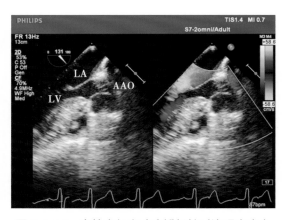

图 3-4-15　食管中部主动脉瓣长轴对比观察牛心包三叶瓣置换术后：主动脉瓣口轻微反流信号

CT 图像见图 3-4-16、图 3-4-17,CT 诊断:主动脉瓣二瓣化畸形(TyPe 0 型)。

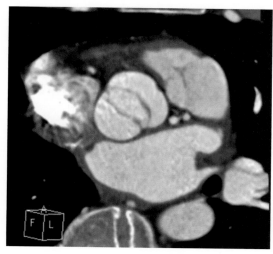

图 3-4-16 MIP 图,主动脉根部短轴位,显示收缩期主动脉瓣呈鱼口状,左、右冠瓣交界融合,瓣叶未见钙化

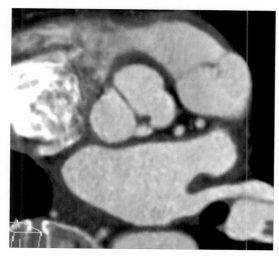

图 3-4-17 MIP 图,主动脉根部短轴位,显示舒张期主动脉瓣呈"一"字形

手术探查:心包无粘连,心脏扩大,左心扩大。升主动脉根部可触及收缩期震颤,主动脉瓣瓣叶增厚,呈二瓣化畸形,重度关闭不全。主动脉窦部略扩大。

病例分析:在左室长轴切面上,二叶瓣有时可见异常图像,如仅见一个瓣叶,或开放时呈圆拱状(风湿性病变亦可出现),虽然并不能据此诊断二叶瓣畸形,但往往可提示这种可能性,应于大动脉短轴切面仔细探查瓣叶数目;对于年龄较轻、瓣叶回声并无太大改变的患者,这种异常图像诊断二叶瓣的特异性较高。对于瓣膜钙化较严重、无法准确辨认瓣叶数目的患者,可结合其窦部形态、主动脉扩张程度及年龄做出疑似诊断。CT 除了能显示主动脉瓣开放、关闭时的形态,更主要的是对主动脉瓣二瓣化畸形的间接征象,特别是主动脉根部形态的显示有明显优势,对二瓣化合并心外其他畸形优于其他检查手段。

三、四叶瓣畸形合并主动脉扩张

四叶瓣分为 7 个类型(A~G):A 型为四个瓣叶大小相同;B 型为三个大小相同的大瓣和一个小瓣;C 型为两个相同大小的大瓣和两个相同大小的小瓣;D 型为一个大瓣、两个中等大小的瓣和一个小瓣;E 型为一个大瓣和三个相同大小的小瓣;F 型为两个相同大小的大瓣和两个不同大小的小瓣;G 型为四个瓣叶大小均不同。其中以 B 型常见,其次为 A 型。

超声表现:①大动脉短轴切面显示主动脉为四叶瓣,瓣膜可不同程度增厚、回声增强,四个瓣叶发育相对均衡时瓣叶收缩期开放呈"口"字形,舒张期关闭时呈"田"字形;②常合并主动脉瓣不同程度的关闭不全;③合并狭窄时可见瓣缘粘连,开放受限,瓣口面积缩小,频谱多普勒可测得高速过瓣血流;④升主动脉内径增宽,可延伸至主动脉弓。

【病例】

男,48 岁,活动后心悸 6 个月。

超声图像见图 3-4-18~ 图 3-4-21。超声诊断:主动脉瓣四瓣叶畸形并重度关闭不全。

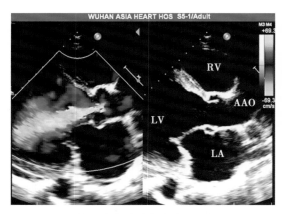

图 3-4-18　胸骨旁左心室长轴切面：左心扩大，收缩期显示主动脉瓣开放可，舒张期主动脉瓣口可见重度反流信号

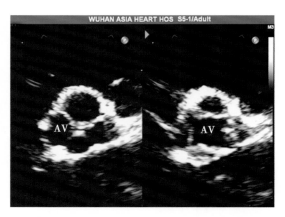

图 3-4-19　大动脉短轴切面：主动脉窦为四部分，瓣叶为四叶瓣，瓣叶增厚、回声增强，后侧瓣叶相对偏小，收缩期开放正常，呈"口"字形

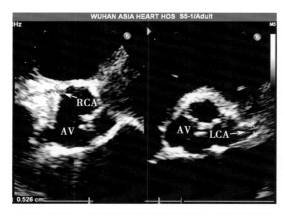

图 3-4-20　大动脉短轴非标准切面：右冠状动脉起自前侧窦部，左冠状动脉起自左侧窦部

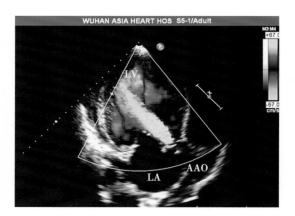

图 3-4-21　心尖三腔心切面：主动脉瓣重度关闭不全

CTA 图像见图 3-4-22、图 3-4-23。CT 诊断：主动脉瓣四瓣化畸形。

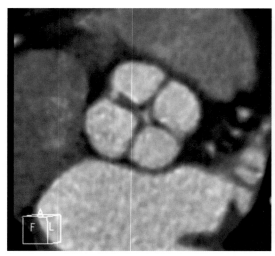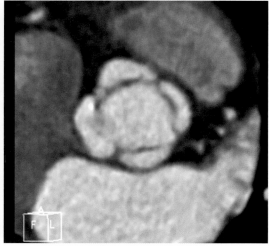

图 3-4-22　主动脉根部短轴层面 MIP 图，显示主动脉瓣关闭状态呈"田"字形，开放状态呈"口"字形

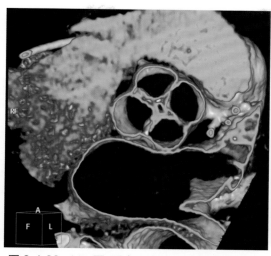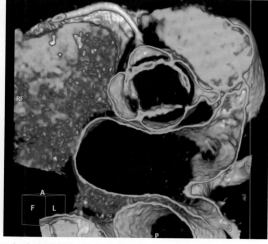

图 3-4-23 VR 图,垂直于主动脉根部短轴层面,显示主动脉瓣关闭状态呈"田"字形,开放状态呈"口"字形,四个冠状动脉窦清楚显示,并见冠状动脉分别开口于左侧窦与前侧窦

手术探查:主动脉根部可触及舒张期震颤,主动脉瓣瓣叶稍厚,四瓣化畸形,重度关闭不全。行主动脉瓣成形术。

病理诊断:(主动脉瓣)四瓣化畸形、退行性变(图 3-4-24、图 3-4-25)。

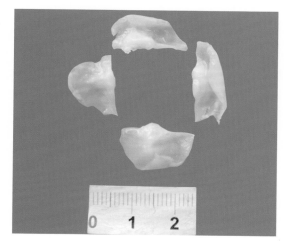

图 3-4-24 送检主动脉瓣膜 4 片,灰白灰黄色,局部半透明

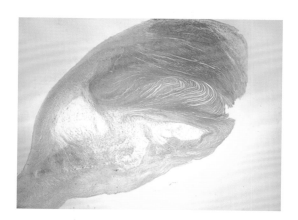

图 3-4-25 瓣膜局部黏液样变

病例分析:四瓣叶发育均衡时,由于有典型的大动脉短轴影像,较易做出诊断,而当瓣叶发育不均衡,如为 B 型时,有时可遗漏较小的瓣叶而认为是三叶瓣,因此应全面扫查各瓣叶及窦部以免误诊。

四、主动脉瓣病变合并小主动脉根部

此类病变术前 TTE 检查并无特殊之处,主动脉瓣回声与同病因疾病相同,主动脉根部(主要为主动脉瓣环)内径测量数值偏小。而在术后 TEE 及 TTE 随访时,往往可发现主动脉前向血流速度增快,高速血流起始于主动脉瓣环处。因此对于此类疾病,术前超声检查应准确测量主动脉瓣根部内径以助于临床决策;术后应准确判断主动脉高速血流原因,避免高估主动脉瓣狭窄程度而导致不必要的二次手术。

【病例】

男性,70岁,间断胸痛2年。

超声图像见图3-4-26~图3-4-29,超声诊断：主动脉瓣退行性变并重度狭窄、重度关闭不全。

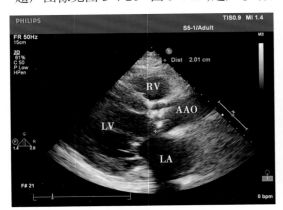

图3-4-26　胸骨旁左心室长轴切面：主动脉瓣明显钙化,主动脉瓣环径约2.0cm

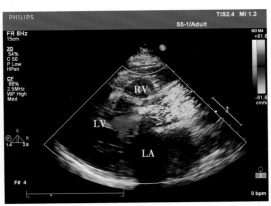

图3-4-27　胸骨旁左心室长轴切面：主动脉腔内见高速血流

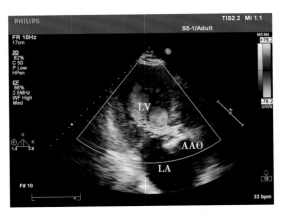

图3-4-28　心尖三腔切面：主动脉瓣重度关闭不全

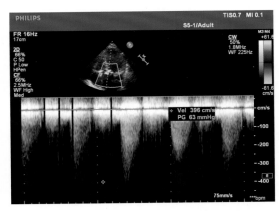

图3-4-29　心尖五腔切面：频谱多普勒收缩期测得主动脉瓣前向血流速度4.0m/s

【小贴士】对于主动脉根部病变患者,超声心动图检查应根据其病变情况进行重点部位针对性扫查。

1. 先天性主动脉瓣畸形　常合并其他心脏畸形,需逐一扫查排除。对于主动脉瓣二瓣化畸形,需扫查胸骨上窝切面排除降主动脉缩窄。

2. 风湿性心脏病　需排除左房内及左心耳处的血栓。

3. 感染性心内膜炎　患者往往有心脏基础病变,需检查是否合并先天性心脏病,并仔细探查心内其他地方及肺动脉是否有赘生物。有时可出现瓣周脓肿,超声表现为主动脉根部附近的低无回声区,与根部相通。

4. 主动脉瓣脱垂并主动脉窦瘤　应扫查是否有室间隔缺损及窦瘤破裂。室间隔缺损常为干下型,由于右冠窦遮挡,二维图像很难清晰显示缺口。彩色多普勒及频谱多普勒可显示并测量室水平及窦水平的分流信号,室间隔缺损分流为收缩期,窦水平分流为双期,当两者均有时,应仔细观察分流信号判断其起始处。室间隔缺损分流受右冠窦遮挡,其分流束宽度往往小于实际缺口径。

5. 升主动脉明显扩张(内径>5.0cm)的患者,应全程扫查升主动脉动脉至腹主动脉末端排除主动脉夹层。

掌握以上术前经胸超声易漏诊要点,会对初步诊断已经较为准确的患者的下一步治疗方案及有无手术指征,提供可靠的影像依据;在患者手术前,需要进一步用经食管超声检查,特别针对术前经胸超声无法精确的地方,进一步检查,获得更为准确的诊断结论,同时与手术主刀医生边检查边讨论沟通,根据术者要求,提供所需要的数据及影像,使患者手术成功率得到进一步的提高。

第五节　主动脉根部手术术后并发症监测及随访

一、主动脉根部外科手术超声心动图监护及随访

经食管超声心动图在外科术中全程监护,即刻评估瓣叶修复之后瓣叶的功能,随时与外科医生沟通交流,可大大降低手术率和死亡率(图 3-5-1~图 3-5-4)。手术后还需要随访监测主动脉瓣手术治疗后情况,术后经胸超声的随访时间为术后的 3~7 天、1 个月、3 个月、6 个月、1 年及按外科要求终生随访。术后患者的随访监测非常重要,可随时评估术后患者的瓣膜情况、左室大小及左室射血分数等,临床医生会根据超声评估的结果,对治疗方案进行适当的调整。武汉亚洲心脏病医院心脏超声科设计了主动脉根部重建特殊的超声随访表格和项目。

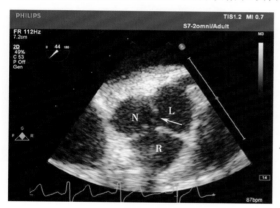

图 3-5-1　TEE 食管中部主动脉瓣短轴切面 zoom 二维显示左冠瓣体小破口直接修复(箭头所指为修复过的左冠瓣)

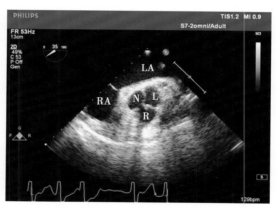

图 3-5-2　TEE 食管中部主动脉瓣短轴切面显示牛心包三瓣叶替换修复术后:主动脉瓣三叶等分,回声纤细,对合良好

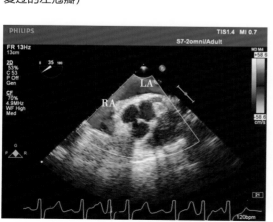

图 3-5-3　TEE 食管中部主动脉瓣短轴切面显示主动脉瓣牛心包三叶瓣替换修复术后:主动脉瓣无反流

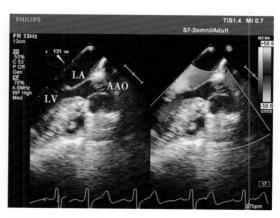

图 3-5-4　食管中部主动脉瓣长轴对比观察牛心包三叶瓣置换术后:主动脉瓣口轻微反流信号

1953 年首次有文献报道主动脉瓣成形术,且通过超声心动图对主动脉瓣解剖、病理生理、AV 与主动脉根部关系的深入研究,使主动脉瓣及主动脉根部的成形取得了突破,目前超声心动图已经成为对主动脉瓣疾病手术治疗后监测的首选方法。

术后随访超声心动图可以通过 M 型、二维、三维超声心动图,超声多普勒包括频谱多普勒、彩色多普勒及组织多普勒等方法观察主动脉瓣叶手术后的情况;对于术后几天内,患者图像受气体干扰非常严重者,也可以采用床旁经食管超声的检查。譬如主动脉瓣成形术后的患者,术后随访主要探查切面包括左心长轴切面、主动脉根部短轴切面及心尖五腔切面,探查内容包括瓣叶数目、形态及启闭功能。二维超声观察主动脉瓣根部及瓣叶形态、开放及关闭情况,M 型超声心动图经主动脉瓣测量瓣环直径、窦部最大直径、窦管交界、升主动脉、窦部高度、对合缘顶点距主动脉窦壁距离、瓣环距最低瓣叶底部距离、对合缘长度、瓣叶高度。于主动脉根部短轴切面可观察瓣叶数目,有无脱垂、钙化、赘生物、穿孔,有无主动脉 - 左室通道。如有反流,于此切面上可见反流束起始部位。如有穿孔还需测量其大小,穿孔直径 >1cm 是瓣叶修补术后再次主动脉瓣关闭不全的危险因素之一,具体原因不明,可能与穿孔处瓣叶张力较高导致修补材料过快老化有关。彩色多普勒观察主动脉瓣启闭活动情况,测量前向血流速度,观察有无狭窄,并观察冠状动脉起始处血流灌注情况,有冠状动脉移植重点关注吻合口的情况。

二、主动脉瓣成形术后并发症超声所见

主动脉瓣成形术后并发症主要是感染性心内膜炎、主动脉瓣钙化、穿孔、脱垂、瓣膜撕脱而引起主动脉瓣功能再次受损,其中术后并发主动脉瓣关闭不全最常见,据研究统计约占 70%,其功能评估方法与术前相同(图 3-5-5~ 图 3-5-10)。

【病例】

男性,24 岁,主动脉瓣成形术后 5 年,主动脉瓣钙化并重度狭窄、重度关闭不全。

超声图像见图 3-5-5~ 图 3-5-7。

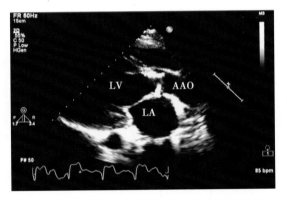

图 3-5-5　胸骨旁左心室长轴切面:主动脉瓣明显钙化、开放受限

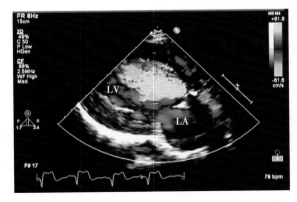

图 3-5-6　胸骨旁左心室长轴切面:舒张期主动脉瓣口见重度反流

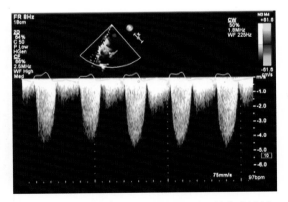

图 3-5-7　心尖五腔切面:主动脉瓣口前向血流速度约 4.8m/s

【病例】

男性,16岁,主动脉瓣成形术后3年,主动脉瓣右冠瓣脱垂并重度关闭不全。

超声图像见图3-5-8~图3-5-10。

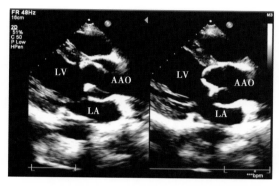

图3-5-8 胸骨旁左心室长轴切面:主动脉瓣增厚、回声增强,关闭时右冠瓣越过瓣环水平脱向左室流出道

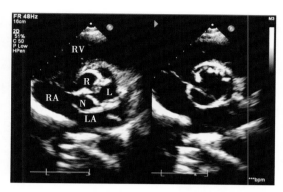

图3-5-9 大动脉短轴切面:主动脉瓣关闭时对合错位,右冠瓣边缘卷曲、毛糙

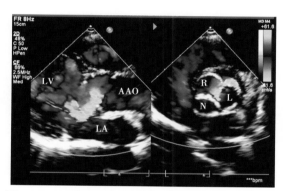

图3-5-10 胸骨旁左心室长轴切面:主动脉瓣偏心性反流束冲向二尖瓣前叶;大动脉短轴切面:反流束起自中央及左、右冠瓣对合缘

主动脉瓣成形术的临床意义:主动脉瓣成形术的临床随访大多是有经验的单中心报道。Khoury等随访,术后10年生存率为(73±5)%、免再手术率为(86±3)%、免严重主动脉瓣关闭不全(aortic reguritation,AR)复发率为(84±3)%、血栓栓塞率为1.10%/年、心内膜炎发生率为0.19%/年;二叶式AV成形术后,5年生存率可达82%~100%、免再手术率43%~100%。AR约占心脏瓣膜病的25%,其外科治疗多采用主动脉瓣置换术,但瓣膜置换后破坏了心脏的整体形态结构,术后需长期抗凝治疗。相比之下,主动脉瓣成形术保留了自体瓣膜结构的完整,左室功能恢复较好,手术死亡率低,无须终生抗凝,且可免除人工瓣膜昂贵的经济负担,适用于任何年龄的患者,对青少年患者、孕妇及老年患者特别有利,因此日益受到重视。严格把握手术适应证,主动脉瓣成形术能取得良好的早期和远期疗效,是治疗先天性和获得性心脏瓣膜病变的方法之一。对于一些无法用常规主动脉瓣成形的患者,武汉亚洲心脏病医院开展了牛心包主动脉瓣叶置换术,在常规瓣膜成形的基础上,通过为患者"量身裁剪"适合瓣叶,让不适合常规成形术的患者,亦得到瓣膜成形治疗。笔者应用彩超定期随诊观察主动脉瓣的功能情况,在近期和中期超声随访中,90%以上的患者主动脉瓣反流程度都在中度以下。主动脉瓣手术后患者的超声心动图的随访,能及时发现问题、解决问题,并可以通过间接征象

预防一些问题。

三、主动脉瓣成形术后 CT 随访并发症

多层螺旋 CT（multisliecs helieal CT，MSCT）增强扫描及后处理技术能准确显示主动脉根部及毗邻结构，定位明确，诊断准确性较高，可以为临床诊断、术前定位、术后随访提供重要依据。

1. 移植血管吻合口漏　吻合口处见对比剂漏出形成血肿，在主动脉根部手术中为了防止术中及术后渗血，右心房分流术是目前的常用术式，将右心房耳部作为引流通道，出现吻合口漏时可见该通道显影，漏口部位常见于两端及冠状动脉吻合口（图 3-5-11）。

2. 移植血管周围水肿　于人工血管外见环形低密度影环绕，无对比剂渗入，为术后表现，在随诊中可自行吸收（图 3-5-12~ 图 3-5-14）。

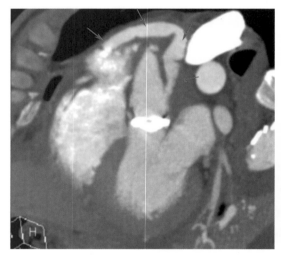

图 3-5-11　MIP 图，显示右心房分流管道（红色箭头）

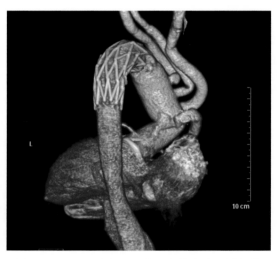

图 3-5-12　VR 图，显示人工血管吻合口漏部位

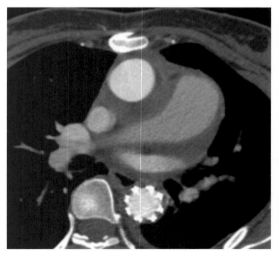

图 3-5-13　横断位，升主动脉置换术后 12 天，显示升主动脉人工血管外可见低密度影环绕，密度均匀，未见对比剂进入

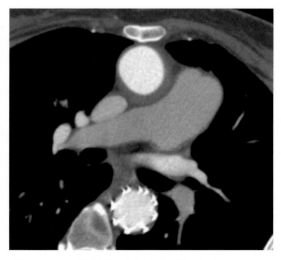

图 3-5-14　横断位，升主动脉置换术后 1 年，显示升主动脉人工血管外低密度影明显吸收

血管移植术后 CT 重点观察吻合口部位, 吻合口漏在血管移植术后较常见, 可出现在围手术期和术后 30 年的任何时间。

（马小静　李菁　陈艳）

参考文献

［1］ LE POLAIN DE WAROUX JB, POULEUR AC, ROBERT A, et al. Mechanisms of recurrent aortic regurgitation after aortic valve repair: predictive value of intraoperative transesophageal echocardiography [J]. JACC Cardiovasc Imaging, 2009, 2 (8): 931-939.

［2］ 刘延玲, 李靖, 王剑鹏, 等. 超声心动图评价正常心脏结构与功能 [J]. 中华超声影像学杂志, 2006, 15 (1): 13-16.

［3］ RODRIGUEZ-PALOMARES JF, TEIXIDO-TURA G, GALUPPO V, et al. Multimodality Assessment of Ascending Aortic Diameters: Comparison of Different Measurement Methods [J]. J Am Soc Echocardiogr, 2016, 29 (9): 819-826, e4.

［4］ RAHIMTOOLA S. H. The problem of valve prosthesis-patient mismatch [J]. Circulation, 1978, 58 (1): 20-24.

［5］ ERGIN MA, SPIELVOGEL D, APAYDIN A, et al. Surgical treatment of the dilated ascending aorta: when and how？[J]. Ann Thorac Surg, 1999, 67 (6): 1834-1839.

［6］ PRENGER K, PIETERS F, CHERIEX E. Aortic dissection after aortic valve replacement: incidence and consequences for strategy [J]. J Card Surg, 1994, 9 (5): 495-498.

［7］ BAUMGARTNER H, HUNG J, BERMEJO J, et al. Recommendations on the echocardiographic assessment of aortic valve stenosis: A Focused Update from the European Association of Cardiovascular Imaging and the American Society of Echocardiography [J]. J Am Soc Echocardiogr, 2017, 30 (4): 372-392.

［8］ ZOGHBI W A, ADAMS D, BONOW R O, et al. Recommendations for noninvasive evaluation of native valvular regurgitation [J]. J Am Soc Echocardiogr, 2017, 30 (4): 303-371.

［9］ SIEVERS HH, SCHMIDTKE C. A classification system for the bicuspid aortic valve from 304 surgical specimens [J]. J Thorac Cardiovasc Surg, 2007, 133 (5): 1226-1233.

［10］ HURWITZ LE, ROBERTS W C. Quadricuspid semilunar valve [J]. Am J Cardiol, 1973, 31 (5): 623-626.

［11］ TAYLOR WJ, THROWER WB, BLACK H, et al. The surgical correction of aortic insufficiency by circumclusion [J]. J Thorac Surg, 1958, 35 (2): 192-205 passim.

［12］ BOODHWANI M, DE KERCHOVE L, GLINEUR D, et al. Repair-oriented classification of aortic insufficiency: impact on surgical techniques and clinical outcomes [J]. J Thorac Cardiovasc Surg, 2009, 137 (2): 286-294.

［13］ PRICE J. NOIRHOMME P. ELKHOURY G, et al. Risk of valve-related events after aortic valve repair [J]. Ann Thorac Surg, 2013, 95 (2): 606-613.

［14］ DEKERCHOVE L, PUNJABI P, VOHRA HA, et al. Valve-preserving surgery on the bicuspid aortic valve [J]. Eur J Cardiothorac Surg. 2013, 43 (5): 888-898.

第四章　主动脉根部手术适应证

第一节　主动脉瓣关闭不全　/　73

第二节　主动脉瓣狭窄　/　75

第三节　二叶式主动脉瓣手术治疗的指南推荐　/　79

第四节　主动脉根部重建手术时机的选择　/　79

第一节 主动脉瓣关闭不全

当心脏舒张期主动脉内血液经发生病变的主动脉瓣瓣口反流左心室即引起主动脉瓣关闭不全（aortic insufficiency，AI），最大的伤害是左心室容量负荷额外增加，左心室腔顺应性增加，但不增加充盈压，继而每搏量增加，左室阻力负荷也增加。根据 AI 的程度、左室大小、左室射血分数（LVEF）及患者的自觉症状综合考虑手术适应证。主动脉瓣关闭不全所导致的病理生理改变可总结如图 4-1-1。

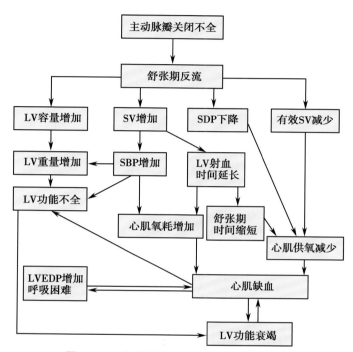

图 4-1-1 主动脉关闭不全的病理生理改变

依据近年来 AHA（American Heart Association，美国心脏协会）、ACC（American College of Cardiology，美国心脏病协会）、ESC（European Society of Cardiology，欧洲心脏病学会）等国内外心脏瓣膜管理指南的推荐，依据患者的危险程度、症状、影像检查特点将主动脉瓣关闭不全进行临床分期（表 4-1-1），指南推荐的外科手术治疗指征见图 4-1-2。

国内外指南对主动脉瓣关闭不全手术指征的推荐：

Ⅰ类推荐：无论左室收缩功能情况，主动脉瓣置换（aortic valve replacement，AVR）适应于有症状严重 AI（D 期）的患者。无症状慢性严重 AI 患者，静息时左室收缩功能不全（LVEF <50%）（C2 期），如果确定无收缩功能不全的其他原因，适应于行 AVR。严重 AI 患者（C 或 D 期），由于其他适应证进行心脏手术时，适应于行外科手术治疗。

Ⅱa 类推荐：无症状严重 AI 患者，左室收缩功能正常（LVEF ≥ 50%），但左室高度扩张（左室舒张末期内径 >50mm 或左室舒张末期内径指数 >25mm/m²）（C2 期），外科手术治疗是合理的。中度 AI 患者（B 期），当进行升主动脉手术、冠状动脉旁路移植术或二尖瓣手术时，外科手术治疗是合理的。

Ⅱb 类推荐：无症状严重 AI 患者，静息时左室收缩功能正常（LVEF ≥ 50%，C1 期），但进行性左室高度扩张（左室舒张末期内径 >65mm），如果手术风险低可以考虑外科手术治疗。

表 4-1-1 主动脉瓣反流的临床分期

分期	定义	瓣膜解剖结构	瓣膜血流动力学	血流动力学后果	症状
A	风险期	二叶式主动脉瓣(或其他先天性主动脉瓣异常)、主动脉瓣硬化、主动脉窦或升主动脉疾病、风湿热史或已知风湿性心脏病、感染性心内膜炎	无或轻微 AI	无	无
B	进展期	三叶瓣轻-中度钙化、二叶式主动脉瓣(或其他先天性主动脉瓣异常)、主动脉窦扩张、风湿性心脏病瓣膜病变、既往 IE	轻度 AI: 反流宽度 <25% 左室流出道(LVOT) 反流口 <0.3cm 反流量(RVol)<30ml/ 心搏 反流分数(RF)<30% 有效反流口面积(ERO)<0.10cm^2 血管造影分级 1+ 中度 AI: 反流宽度 25%~64%LVOT 反流口 0.3~0.6cm RVol 30~59ml/ 心搏 RF 30%~49% ERO0.1~0.29cm^2 血管造影分级 2+	左室收缩功能正常左室容量正常或左室轻度扩张	无
C	无症状严重期	钙化性主动脉瓣病变、二叶式主动脉瓣(或其他先天性主动脉瓣异常)、主动脉窦或升主动脉扩张、风湿性心脏病瓣膜病变、IE 出现瓣膜闭合异常或穿孔	严重 AI: 反流宽度 ≥65% LVOT 反流口 >0.6cm 腹主动脉近端全舒张期反向血流 RVol ≥60ml/ 心搏 RF ≥50% ERO ≥0.3cm^2 血管造影分级 3+ 至 4+ 此外,慢性严重 AR 的诊断需要左室扩张证据	C1 期:LVEF 正常(50%)和轻-中度左室扩张(左室舒张末期内径 50mm) C2 期:左室收缩功能异常 LVEF 减低(<50%)或严重左室扩张(左室舒张末期内径 >50mm 或左室舒张末期内径指数 >25mm/m^2)	无,为确认症状状况进行运动试验是合理
D	有症状严重期	钙化性主动脉瓣病变、二叶式主动脉瓣(或其他先天性主动脉瓣异常)、主动脉窦或升主动脉扩张、风湿性心脏病瓣膜病变、感染性心内膜炎出现瓣膜闭合异常或穿孔	严重 AI: 多普勒反流宽度 ≥65%LVOT 反流口 >0.6cm 腹主动脉近端全舒张期反向血流 RVol ≥60ml/ 心搏 RF ≥50% ERO ≥0.3cm^2 血管造影分级 3+ 至 4+ 此外慢性严重 AI 的诊断需要左室扩张证据	有症状严重 AI 可能出现收缩功能正常(LVEF 50%),轻-中度左室收缩功能不全(LVEF 40%~50%)或严重左室收缩功能不全(LVEF <40%)出现中-重度左室扩张	劳力性呼吸困难或心绞痛或更严重的心力衰竭症状

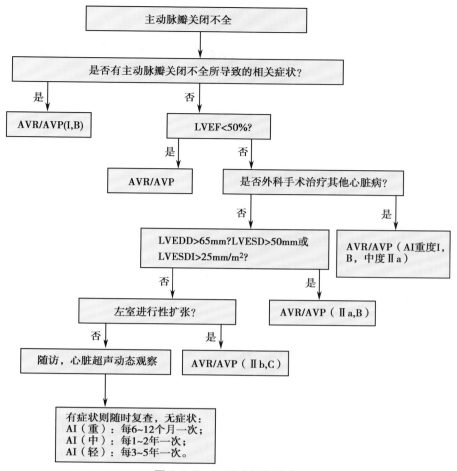

图 4-1-2　AI 手术指征推荐

第二节　主动脉瓣狭窄

主动脉瓣收缩期压差（AVG）常用修正的 Bernoulli 公式：AVG（mmHg）=$4V^2$（V= 主动脉瓣远端流速：m/s）。狭窄程度分为 3 度：轻度 AVG 为 40mmHg，中度 AVG 为 50~75mmHg，重度 AVG 为 >75mmHg。主动脉瓣狭窄（aortic valve stenosis，AS）主要表现为胸痛、晕厥（或眩晕）、心力衰竭，少部分出现猝死。手术时机应根据患者有无相关症状，瓣膜狭窄程度及心功能状况综合分析后决定。其导致的病理生理改变如图 4-2-1。

依据近年来 AHA、ACC、ESC 等国内外心脏瓣膜管理指南的推荐，依据患者的危险程度、症状、影像检查特点将主动脉瓣狭窄进行临床分期（表 4-2-1），指南推荐的外科手术治疗指征见图 4-2-2。

主动脉瓣狭窄一旦出现胸痛等严重的临床症状，其自然生存年限仅 2~5 年（图 4-2-3）。因此一旦出现症状，均需尽早手术干预。

国内外指南对主动脉瓣狭窄手术指征的推荐：

Ⅰ类推荐：有症状严重 AS 患者（D1 期）合并下列情况，推荐进行主动脉瓣手术治疗：钙化或先天性主动脉瓣狭窄收缩期瓣膜开放受限，跨主动脉瓣血流速度 ≥4.0m/s 或平均压差 ≥40mmHg，既往或运动试验出现心力衰竭症状、晕厥、劳力性呼吸困难、心绞痛或先兆晕厥。无症状严重 AS 患者（C2期）并 LVEF<50%，出现钙化主动脉瓣收缩期瓣膜开放受限合并主动脉血流速度 ≥4.0m/s 或平均压

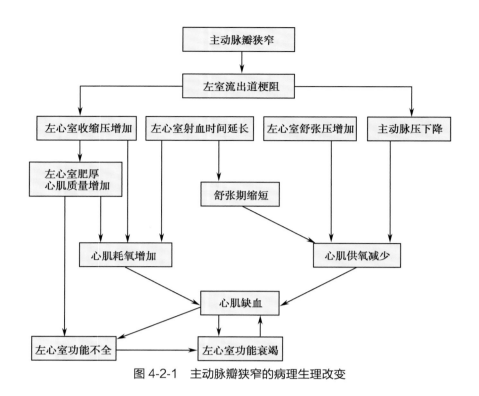

图 4-2-1　主动脉瓣狭窄的病理生理改变

差 ≥40mmHg,推荐进行主动脉瓣手术治疗。严重 AS 患者(C 或 D 期),钙化主动脉瓣收缩期瓣膜开放受限以及主动脉血流速度 ≥4.0m/s 或平均压差 ≥40mmHg,当由于其他适应证进行心脏手术时,适宜主动脉瓣手术治疗。

Ⅱa 类推荐:无症状极严重 AS(C1 期)合并下列情况,主动脉瓣手术治疗是合理的:钙化主动脉瓣收缩期瓣膜开放受限,主动脉血流速度 ≥5.0m/s 或平均压差 ≥60mmHg,手术风险低。无症状的严重 AS 患者(C1 期)合并下列情况,主动脉瓣手术治疗是合理的:主动脉瓣钙化,主动脉血流速度 4.0~4.90m/s 或平均压差 40~59mmHg,运动试验显示运动耐量减低或收缩压下降。有症状的低血流 / 低压差严重 AS,同时 LVEF 减低(D2 期),合并下列一项,主动脉瓣手术治疗是合理的:钙化主动脉瓣收缩期瓣膜开放受限,静息瓣口面积 ≤1.0cm²,主动脉血流速度 <4.0m/s 或平均压差 <40mmHg,LVEF<50%,和低剂量多巴酚丁胺试验显示,任何剂量多巴酚丁胺情况下,主动脉血流速度 ≥4.0m/s 或平均压差 ≥40mm g 合并主动脉瓣口面积 ≤1.0cm²。有症状的低血流 / 低压差严重 AS(D3 期),LVEF ≥50%,主动脉瓣钙化同时瓣膜活动明显受限,以及瓣口面积 ≤1.0cm²,只有当临床、血流动力学和解剖结果支持瓣膜阻塞为症状的最可能原因,以及当患者血压正常(收缩压 <140mmHg)状态记录显示下列情况时,主动脉瓣手术治疗是合理的:主动脉血流速度 <4.0m/s 或平均压差 <40mmHg,和每搏输出量指数 <3ml/m²,和主动脉瓣口面积指数(AVAi) ≤0.6cm²/m²。中度 AS 患者(B 期),同时主动脉血流速度 3.0 ~3.9m/s 或平均压差 20~39mmHg,当由于其他适应证进行心脏手术时,主动脉瓣手术治疗是合理的。

Ⅱb 类推荐:无症状严重 AS(C1 期),同时主动脉血流速度 ≥4.0m/s 或平均压差 ≥40mm Hg,如果患者手术风险低,同时系列检查显示瓣膜进展以主动脉血流速度变化 ≥0.3m/(s·年),此时可以考虑主动脉瓣手术治疗。

表 4-2-1　主动脉瓣狭窄的临床分期

分期	定义	瓣膜解剖结构	瓣膜血流动力学	血流动力学后果	症状
A	AS 风险期	二叶式主动脉瓣（或其他先天性瓣膜异常）、主动脉瓣硬化	主动脉峰值流速（V_{max}）<2m/s	无	无
B	AS 进展期	二叶或三叶式主动脉瓣轻~中度瓣膜钙化出现收缩期运动部分受限或风湿性心脏病瓣膜病合并瓣叶交界处融合	轻度 AS： V_{max} 2.0~2.9m/s 或 平均跨瓣压差（ΔP）<20mmHg 中度 AS： V_{max} 3.0~3.9m/s 或 平均 ΔP 20~39mmHg	可能出现早期舒张功能减低 左室射血分数（LVEF）正常	无
C：无症状严重 AS 期					
C1	无症状严重 AS 期	严重瓣膜钙化或先天性狭窄瓣膜开放严重受限	$V_{max} \geq 4$m/s 或平均 $\Delta P \geq 40$mmHg 通常主动脉瓣口面积（AVA）≤ 1.0cm² （或主动脉瓣口面积指数 AVAi ≤ 0.6cm²/m²）极严重 AS 是 $V_{max} \geq 5$m/s 或平均 $\Delta P \geq 60$mmHg	左室舒张功能减低 轻度左室肥厚 LVEF 正常	无：对验证症状情况进行运动试验是合理的
C2	无症状严重 AS 期合并左室功能障碍	严重瓣膜钙化或先天性狭窄瓣膜开放严重受限	$V_{max} \geq 4$m/s 或平均 $\Delta P \geq 40$mmHg 通常 AVA ≤ 1.0cm² （或 AVAi ≤ 0.6cm²/m²）	LVEF<50%	无
D：有症状严重 AS 期					
D1	有症状严重 AS 合并高跨瓣压差	严重瓣叶钙化或先天性狭窄瓣膜开放严重受限	$V_{max} \geq 4$m/s 或平均 $\Delta P \geq 40$mmHg 通常 AVA ≤ 1.0cm² （或 AVAi ≤ 0.6cm²/m²）但 AS 合并 AR 可能较大	左室舒张功能减低 左室肥厚 可能出现肺动脉高压	劳力性呼吸困难或运动耐量下降 心绞痛 劳力性晕厥或先兆晕厥
D2	有症状严重 AS 合并低跨瓣血流量/低跨瓣压差以及 LVEF 降低	严重瓣膜钙化合并瓣膜运动严重受限	AVA ≤ 1.0cm² 同时静息 V_{max} <4m/s 或平均 ΔP <40mmHg 多巴酚丁胺超声心动图试验显示任何血流量时 AVA ≤ 1.0cm² 同时 $V_{max} \geq 4$m/s	左室舒张功能减低 左室肥厚 LVEF<50%	心力衰竭 心绞痛 晕厥或先兆晕厥
D3	有症状严重 AS 合并低跨瓣血流量和 LVEF 正常或严重 AS 合并跨瓣血流量反常低	严重瓣膜钙化合并瓣膜运动严重受限	AVA ≤ 1.0cm² 同时 V_{max} <4m/s 或平均 ΔP <40mmHg AVAi ≤ 0.6cm²/m² 和每搏输出量指数 <35ml/m² 血压正常（收缩压 <140mmHg）时测量	相对室壁厚度而言左室增大 左室腔小和每搏输出量低 舒张充盈受限 LVEF>50%	心力衰竭 心绞痛 晕厥或先兆晕厥

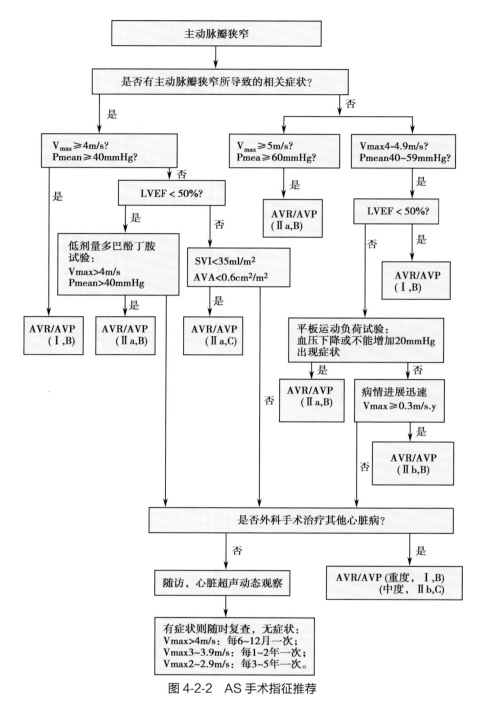

图 4-2-2 AS 手术指征推荐

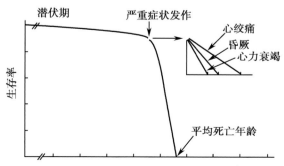

图 4-2-3 主动脉瓣狭窄出现临床症状后的自然生存率

第三节　二叶式主动脉瓣手术治疗的指南推荐

一、诊断和随访

Ⅰ类推荐：已知二叶式主动脉瓣的患者，初始 TTE 适应于评价瓣膜形态、测量 AS 和 AR 的严重程度，以及评价主动脉窦和升主动脉的形态和直径，以预测临床预后和确定手术时机。二叶式主动脉瓣患者，当主动脉窦、窦管连接或升主动脉的形态不能通过超声心动图准确或全面评估时，适宜行主动脉核磁成像或 CT 扫描成像。二叶式主动脉瓣和主动脉直径 >4.0cm，推荐超声心动图、心脏磁共振或 CT 成像系列评价主动脉窦和升主动脉的大小和形态，由家族史和主动脉扩张的程度和进展速度确定检查间隔的期限；主动脉直径 >4.5cm 者，每年进行一次评价。

二、外科手术治疗指征

Ⅰ类推荐：二叶式主动脉瓣患者，如果主动脉窦和升主动脉直径 >5.5cm，适用主动脉窦修补或升主动脉置换术治疗。

Ⅱa类推荐：二叶式主动脉瓣患者，如果主动脉窦和升主动脉直径 >5.0cm，以及有夹层的风险（主动脉夹层家族史或如果主动脉直径增加速度 ≥0.5cm/ 年），主动脉窦修补或升主动脉置换术治疗是合理的。二叶式主动脉瓣患者，由于严重 AS 或 AR 进行主动脉瓣手术，如果升主动脉直径 >4.5cm，升主动脉置换是合理的。

第四节　主动脉根部重建手术时机的选择

在行主动脉瓣成形时，要对主动脉根部结构进行综合分析、判断，不能只考虑瓣叶的修复，主动脉瓣、窦部、窦管交界等结构的处理对主动脉瓣成形的效果非常重要，同时还要注意不能影响冠状动脉开口。在决定是否行主动脉瓣成形时，要综合分析患者的病情及一般状况、术者自身的技术水平及同时合并的手术操作，有时为了保证患者的手术安全，应选择效果确切、手术耗时短的方法。根据笔者团队临床经验，将决定手术及选择手术时机的策略绘制成主动脉瓣病变手术指征图（图4-4-1）。

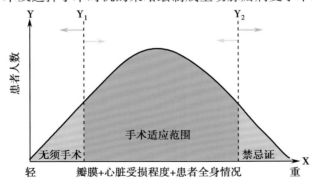

图 4-4-1　陶氏图：瓣膜及心脏受损程度与手术适应范围的关系

X. 瓣膜及心脏受损程度及患者全身状况的严重程度；Y. 患者人数。

1. Y1~Y2 是适宜手术区，对于主动脉瓣疾病患儿，Y1 线应向右移，从严掌握手术适应证，尽量让主动脉发育增大后以方便手术选择。

2. 对于主动脉瓣成形可能性大，而且术者经验丰富，Y1 线应向左移，扩大手术适应范围。

3. 手术团队实力决定 Y2 线移动方向。如团队整体实力较强，Y2 线可向右移，使一些晚期患者得到治疗；反之，Y2 线应向左移。

（陈绪发　胡大清　肖红艳）

参考文献

［1］WARD C. Clinical significance of the bicuspid aortic valve [J]. Heart, 2000, 83 (1): 81-85.

［2］韩冰 . 主动脉瓣狭窄的发展极为缓慢 [J]. 长寿 , 2003: 8-9.

［3］MOURA LM, MAGANTI K, PUTHUMANA JJ, et al. New understanding about calcific aortic stenosis and opportunities for pharmacologic intervention [J]. Curr Opin Cardiol, 2007, 22 (6): 572-577.

［4］RAJAMANNAN N M, OTTO C M. Targeted therapy to prevent progression of calcific aortic stenosis [J]. Circulation, 2004, 110 (10): 1180-1182.

［5］朱雅莉 , 贾竹兰 , 方镇冰 . 退行性与风湿性心瓣膜病的彩色多普勒超声心动图对比分析 [J]. 陕西医学杂志 , 2000, 29 (4): 216-217.

［6］MARY N. Sheppard: practical cardiovascular pathology [M]. 2nd ed. London. Hodder Aronold, 2011.

［7］DOUGLAS P. ZIPES. 心脏病学 [M]. 陈灏珠 , 译 . 7 版 . 北京 : 人民卫生出版社 , 2007.

［8］FEDAK P W, VERMA S, DAVID TE, et al. Clinical and pathophysiological implications of a bicuspid aortic valve [J]. Circulation, 2002, 106 (8): 900-904.

［9］ALLEN BURKE, FABIO TAVORA. Practical cardiovascular pathology [M]. 2nd ed. London. Wolters Kluwer ｜ Lippincott Williams & Wilkins, Philadelphia, 2011.

［10］ALPERT J, DALEN JE, RAHIMTOOLA SH. 瓣膜性心脏病 [M]. 郭继鸿 , 译 . 北京 : 科学出版社 , 2003.

［11］HIRATZKA LF, BAKRIS GL, BECKMAN JA, et al. 2010 ACCF/AHA/AATS/ACR/ASA/SCA/SCAI/SIR/STS/ SVM guidelines for the diagnosis and management of patients with thoracic aortic disease: executive summary. A report of the American College of Cardiology Foundation/American Heart Association Task Force on Practice Guidelines, American Association for Thoracic Surgery, American College of Radiology, American Stroke Association, Society of Cardiovascular Anesthesiologists, Society for Cardiovascular Angiography and Interventions, Society of Interventional Radiology, Society of Thoracic Surgeons, and Society for Vascular Medicine [J]. Catheter Cardiovasc Interv, 2010, 76 (2): E43-E86.

［12］SILVER, GOTLIEB, SCHOEN. Cardiovascular pathology [M]. 3rd ed. Edinburgh: Churchill Livingstone, 2001.

［13］STEWART BF, SISCOVICK D, LIND BK, et al. Clinical factors associated with calcific aortic valve disease. Cardiovascular Health Study [J]. J Am Coll Cardiol, 1997, 29 (3): 630-634.

［14］GOTOH T, KURODA T, YAMASAWA M, et al. Correlation between lipoprotein (a) and aortic valve sclerosis assessed by echocardiography (the JMS Cardiac Echo and Cohort Study)[J]. Am J Cardiol, 1995, 76 (12): 928-932.

［15］ISHIHARA T, FERRANS V J, JONES M, et al. Structure of bovine parietal pericardium and of unimplanted Ionescu-Shiley pericardial valvular bioprostheses [J]. J Thorac Cardiovasc Surg, 1981, 81 (5): 747-757.

第五章　主动脉根部重建设计理念

第一节　瓣叶的设计　/　82

第二节　左室 - 主动脉连接　/　85

第三节　窦管交界的设计　/　87

第四节　窦部的设计　/　88

第五节　瓣叶数量的思考　/　88

第六节　二叶瓣与四叶瓣是否有一席之地　/　90

第七节　左室 - 主动脉连接 - 升主动脉宏观血流动力学　/　92

第八节　主动脉根部重建设计流程　/　93

在传统认识中,主动脉瓣成形术(AVP)的成形重点侧重于对瓣叶的修复,由传统术式衍生出的各类成形术的侧重点依然是针对瓣叶的细节进行改良。事实上,主动脉根部疾病往往不只累及瓣叶,常合并左室-主动脉连接、窦管交界、窦部的病变。单纯关注瓣叶的修复而忽视主动脉根部其他结构的整体性与协调性,会影响术后血流动力学的改善乃至远期预后。以下将通过数学及流体力学模型阐释"五位一体"的主动脉根部设计理念。

第一节 瓣叶的设计

瓣叶设计是主动脉瓣成形术的重中之重。如图 5-1-1,红色虚线为主动脉瓣的游离缘,当主动脉瓣开放时,三个瓣的游离缘围成主动脉瓣开口的有效射血区域;当主动脉瓣关闭时,三个瓣的游离缘相互对合防止反流。因主动脉瓣瓣缘对合时几乎处于一个平面或曲面,故笔者研究时采用二维平面模型分析瓣叶设计中对于游离缘设计的理念。

三瓣叶游离缘的设计重点是对游离缘长度的把握。图 5-1-2 为主动脉瓣关闭时二维平面的投影。实际上,正常人的主动脉窦部大小存在差异,以 NCC(无冠窦)最大,RCC(右冠窦)及 LCC(左冠窦)次之,三个瓣叶在二维平面的投影亦不均等,故其对合时的中心并非位于瓣环的

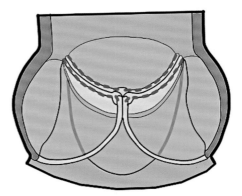

图 5-1-1 主动脉根部示意
(红色虚线为主动脉瓣游离缘)

几何中心(O 点),而多偏于升主动脉小弯侧,但其不影响对主动脉根部的一般性数理规律的推导,故笔者采用简化模型使得分析思路与过程更易为读者所理解。简化模型可认为各瓣叶大小相等,瓣叶的三个附着点共圆。从几何角度可知,若三个瓣叶关闭时恰好完全吻合,则此时单个瓣缘 AOB 的长度 = R+R=2R(A 图)。在设计瓣叶时,若瓣缘长度小于 2R(B 图),瓣叶无外力情况下无法完全对合,形成 B 图类三角形的反流区。事实上,在人体中,瓣叶的关闭并非自然恢复原态,窦部特殊结构使得主动脉瓣关闭时存在外力促使瓣膜对合(后文详述),该外力方向由 O' 点指向 O 点,大小暂设为 F_a。当瓣缘周长设计过短时,因瓣膜存在一定弹性,加之关闭时的外力作用,瓣缘可通过一定程度的扩张"强行"对合成 A 图所示形状而避免反流,但这个代偿作用存在极限。

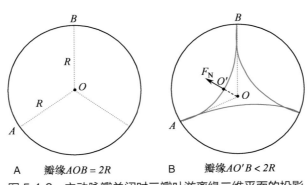

A 瓣缘 AOB = 2R   B 瓣缘 AO'B < 2R

图 5-1-2 主动脉瓣关闭时三瓣叶游离缘二维平面的投影

此时瓣缘简单的受力分析:

$$F_总 = F_a - F_N \tag{5-1-1}$$

$F_总$ 为瓣缘 O' 点受到的合力,若能完全关闭,则方向由 O' 指向 O 点。F_N 为瓣缘弹性扩张后的弹

性回缩力,其方向恰好由 O 指向 O' 点。

根据胡克定律可知瓣缘扩张后所受的弹性回缩力为:

$$F_\text{N} = kx \tag{5-1-2}$$

k 为材料的弹性系数,与瓣膜自身性质相关。x 为材料拉伸的长度,在本例中,瓣缘被拉伸的长度为 $AOB{-}AO'B{=}2R{-}AO'B$。将式(5-1-2)代入式(5-1-1)中得知:

$$F_\text{总} = F_\text{a}{-}k(2R{-}AO'B) \tag{5-1-3}$$

如式(5-1-3)所示,若瓣膜弹性系数 k 不变,瓣环未扩大,且促使瓣叶关闭的外力相对固定时,随着瓣缘长度 $AO'B$ 的降低,瓣膜关闭时所受到的合力 $F_\text{总}$ 逐渐降低。当 $k(2R{-}AO'B){=}Fa$ 时,为临界点,是使瓣缘恰好对合的 $F_\text{总}$ 对应的极限瓣缘长度,若瓣缘长度进一步减小,弹性回缩力超过外力 Fa,瓣叶在关闭时将无法紧贴,形成舒张期的反流。同时,主动脉瓣随着年龄正常会出现不同程度的钙化及纤维重构,其弹性系数 k 逐渐增加。由式(5-1-3)可知,当瓣缘长度介于临界值和 $2R$ 之间时,随着 k 增加,同样会存在关闭不全的隐患,这可能是部分患者出现进行性主动脉瓣关闭不全的机制之一。

从瓣膜材料学角度而言,弹性系数 k 值在儿童时期较小,可能与瓣叶薄,胶原与有效弹力纤维含量丰富有关,所以部分主动脉二瓣化畸形者,即便结构存在异常,也能通过良好的瓣叶弹性代偿而不表现出明显的反流。值得一提的是,在修复损坏瓣叶时也需考虑到修复材料的 k 值:k 值过高,瓣膜弹性不佳,将影响其正常开放及关闭速度;k 值太低,材料容易形变,瓣膜关闭时对合缘下移,形成曲面,存在舒张期瓣膜脱垂的隐患。

瓣缘长度过小亦可影响主动脉瓣开放时的有效射血面积。如图 5-1-2A,瓣缘长度 $=AOB=2R$,此时其外接圆弧 AB 长度 $=2\pi R/3$,若以 $\pi=3.14$ 计算,圆弧 AB 长度 $=2.09R$,几乎与瓣缘长度相等。故血流足够大时,三个瓣叶可以完全贴壁形成最大的开口面积 πR^2;而当瓣缘长度小于 $2R$ 时,则瓣缘无法贴壁(若不考虑弹性扩张),最大开口面积逐渐减小。当然,虽开口面积过大以及瓣叶贴壁并非好事(后文详述),但从上述分析可推断,瓣缘长度过短时收缩期有效射血面积以及达到最大射血面积的潜力均降低。

笔者继续思考一个问题,设计瓣叶时为了避免上述情况,是否将瓣叶的瓣缘设计的越长越好呢?笔者依然通过二维平面模型进行分析。

若瓣缘长度设计过长,如图 5-1-3,当瓣缘 $AOB>2R$ 时,三瓣叶无法形成直线形对合缘,此时因吻合缘呈曲线,线段上某点的受力存在不同角度的分力,这样吻合缘两侧受力并不均匀,容易出现对合缘的分离(瓣缘分离)。当然,主动脉根部存在一定代偿机制,主动脉瓣环出现一定程度扩张,使得瓣缘的附着点的外接圆半径增大,增大量 $=1/2\times AOB{-}R$。扩张的瓣环形成的外接圆半径 $R'=1/2\times AOB$。使得瓣环长度 $AOB=2R'$,以保证对合缘呈直线且稳定,防止反流的发生。

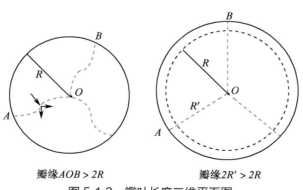

瓣缘 $AOB>2R$　　　瓣缘 $2R'>2R$

图 5-1-3　瓣叶长度二维平面图

但主动脉根部结构周边被右房等诸多结构包绕，瓣环扩张能力有限，此时存在另一种防止反流的机制——对合缘下移。如图 5-1-4，红线为正常时瓣膜吻合面的上缘。因半月瓣结构呈类漏斗状，蓝色平面的有效对合缘长度短于红色平面，所以当瓣缘长度设计过长，与瓣环无法匹配形成直线对合缘时，形成正常对合缘平面下移，在蓝色虚线水平达到最佳对合。

下移的对合平面同样影响正常瓣膜的关闭过程。如图 5-1-5，当对合缘平面降低时，瓣膜稳定对合平面下降，本质是有效瓣叶高度（EH）的下降（蓝色虚线）。结合图 5-1-3 可知，稳定对合平面以上的瓣叶的对合受力不均，在血液浮力以及根部紊流状态下易出现小的对合缘裂隙（图 5-1-5 黑箭头），该裂隙在舒张期时为该平面以上血液向下形成的反流合力提供着力点，其作用于冗余瓣叶上的分力可抵消部分促使瓣膜关闭的外力（图 5-1-4 蓝箭头），使得瓣膜从开放到关闭时间延长，存在一定反流隐患。

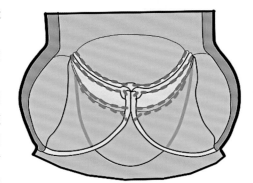

图 5-1-4　瓣叶对合缘下移示意
（说明详见正文）

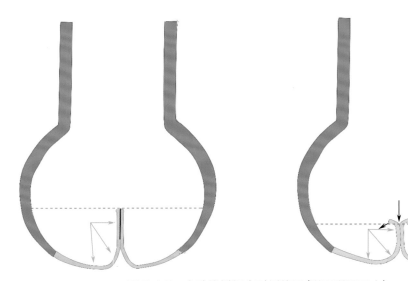

图 5-1-5　主动脉瓣闭合时侧位图（说明详见正文）

从收缩期射血的角度而言，在一定范围内，长的瓣缘虽然可以使瓣叶更具贴壁趋势，更容易开放至理想的有效射血面积，但其代价为冠状动脉血供的潜在下降。冠状动脉主要为舒张期灌注（约占70%），但收缩期灌注量不容忽视（尤其是右冠状动脉）。如图 5-1-6，在主动脉根部其他结构相对固定时，过长的瓣缘的确提供了更大的开口面积，但瓣叶的空间位置更贴近主动脉窦壁，而后者自中下部分出左、右冠状动脉，贴近窦壁的瓣叶可一定程度上影响其收缩期供血，同时冠状动脉开口局部负压可进一步吸引瓣叶贴壁，甚至完全遮挡冠状动脉开口导致心肌供血中断。

从舒张期瓣膜关闭受力分析角度而言，瓣叶开放的角度将影响瓣膜的关闭速度。如图 5-1-7，根据液体作用于单位曲面面积的压力规律：

$$\mathrm{d}F_x = \mathrm{d}F \times \sin\theta$$

可知随着瓣叶开放角度的增大，促使瓣叶关闭的力与水平面夹角 θ 减小，故 $\mathrm{d}F \times \sin\theta$ 数值减小，即推动瓣叶下移向中心对合的垂直分力减小。根据动量定理可知瓣膜从开放状态到完全关闭时候所需的时间增加,严重时可因瓣膜未及时关闭而发生舒张早期的反流。另外,过长的瓣缘可反复撞击动脉壁,造成瓣叶损伤,加速衰败,影响远期效果。

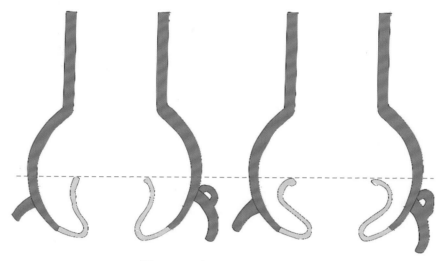

图 5-1-6　主动脉瓣开放时侧位

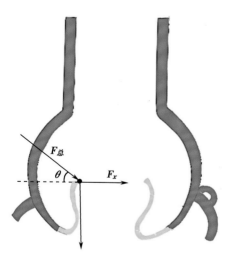

图 5-1-7　瓣叶曲面压力

瓣叶的瓣缘长度设计并非脱离于根部其他结构分析,而是需要结合其他参数予以判断,根据研究及经验总结,笔者认为,单瓣叶瓣缘长度＝窦管交界直径时,可保证闭合时严密稳固的对合面及相对大的瓣口开放面积,同时不影响冠状动脉血流灌注。

第二节　左室-主动脉连接

通常 VAJ 在根部重建时尽量保留自身形态的结构,除非过小无法满足患者需求,造成较大压差时,才需行 VAJ 扩大手术。如图 5-2-1,根据流体力学原理得知,此时流体前端的流速大小和方向会因管壁扩张而发生改变,液壁分离,使得流线出现弯曲,且在扩张区近端两侧产生涡流。在生理状态下,流体形成的涡流产生的离心效应对于已经开放的主动脉瓣叶产生外力(图 5-2-1 红箭头),该外力对于主动脉瓣的关闭有重要意义。若成形过程中瓣叶开口与窦部大小不匹配,则形成的涡流强度不足,从而影响主动脉瓣关闭速度,导致关闭时间延长。同时收缩期瓣叶与窦壁之间的湍流亦可增加冠状动脉收缩期供血。因收缩期涡流形成窦部的相对低压区,使得舒张期时血液更易顺压力梯度充盈整个窦部,有利于冠状动脉舒张期血流灌注及主动脉瓣的及时闭合。压力梯度亦使得瓣叶自叶根部向叶尖部依次对合,以减少瓣叶尖薄弱组织撞击,符合力学生理。

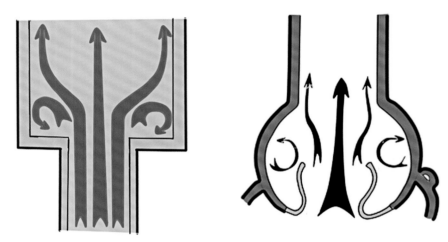

图 5-2-1　VAJ 血流模型

另外,VAJ 与主动脉瓣开口形成了一个圆锥体流体喷射管嘴模型(图 5-2-2),流体通过该结构的动力特点为,同样压力下出水口具有更大流速,血流初始动能更大,有利于克服重力。图 5-2-3 为原始脊椎动物的心脏结构,可以看到整个心脏到大动脉的管径逐级递减,这样血流在管腔内逐级加速,最终在动脉中达到最大速度,以利于维持高水平的动脉压力。直立行走的哺乳动物则更需要此类结构保证动脉起始段高动能的血流。

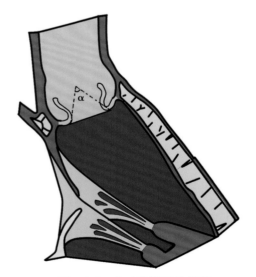

图 5-2-2　主动脉瓣开放截面

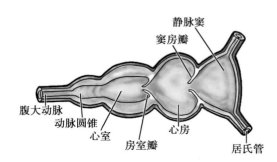

图 5-2-3　原始脊椎动物的心脏结构

同时，如图5-2-2，VAJ与瓣口延长线相交于一点，所形成的夹角 α 也具有一定意义：有实验研究证实，在管长等于 3~4 倍的管径，α=13°24′ 时，该模型流量系数达到最大值。通常而言 VAJ 结构相对稳定，故常作为根部其他结构的参考标准，若无法判断时，可根据与窦管交界尺寸的相对关系进行评估。另外，在对 VAJ 修复时，若保证入口两侧的组织呈流线型，可使射血时阻力最小。

第三节　窦管交界的设计

窦管交界（STJ）的设计主要考虑两点：其一为瓣叶对合重叠面积，其二为自身或者替代的瓣叶覆盖面积。主动脉瓣疾病往往合并窦管交界乃至升主动脉扩张，致使原有瓣叶无法有效对合而出现反流。通过手术缩窄窦管交界，可使瓣叶对合重叠面积增加，确保瓣叶的关闭功能。但过窄的窦管交界可致升主动脉内血液流速加快，一方面易使升主动脉内血液状态超过临界雷诺系数 Re 而形成湍流，增加流体运动能量内耗；另一方面人体升主动脉呈弧形，而血流由窦部射入升主动脉时呈直线，若因窦管交界设计过窄血流速度加快，则直线血流对升主动脉大弯侧内壁冲击力增加，若时间较长则可使局部主动脉壁深层组织重构，出现管径扩张；同时流速过快时，窦管交界上方的涡流强度增加，其水平方向对管壁的分力亦增加（图5-3-1）。相对窄的窦管交界也从某种程度上增加了左室射血的后负荷。

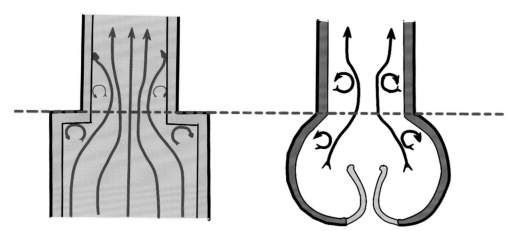

图 5-3-1　窦管交界设计对血流的影响

相反，若窦管交界直径设计较大，或患者窦管交界已经出现了扩张，同样会影响主动脉根部的血流动力学。当窦管交界与根部直径接近时，主动脉瓣开口血流进入主动脉时速度降低，水头损耗增加，不利于克服重力。尽管在一定程度上减少了心脏射血后负荷，但同时增加瓣膜关闭的外力，使得主动脉瓣关闭速度加快，但此时形成的水击效应增加，即将反流的血液运动突然中止引起局部压强的剧烈升高，在流体力学模型中，此效应对管道及阀门均有危害，严重者可引起管道及阀门的破裂。大动脉关闭具有良好的弹性，故一定程度上可代偿水击效应带来的影响，但长时间的高压强对瓣膜及大动脉存在潜在的危害。

事实上，窦管交界直径的设计也需与其毗邻结构相匹配。如图5-3-1，流体从大管径向小管径流动时，在图中所示区域可形成多个涡流区。其中在粗细交界（窦管交界）下方的涡流维持窦部充盈，协助形成关闭主动脉瓣的外力。根据流体连续性方程可知，管径面积减小时流体流速增加，在主动脉的血流动力学中，此效应给予进入升主动脉血液可靠的初始动量，有利于站立状态下克服重力维持弓部三分支血管供血。

综上所述,合适的窦管交界直径的设计也是主动脉根部重建的关键环节之一。有文献报道窦管交界与 VAJ 相差 <20% 具有较好的血流动力学,而窦管交界与 VAJ 同时病变时,亦可通过体表面积以及根部其他结构判断相对合适的窦管交界直径进行修复。通常优先以 VAJ 直径为基准,即若 VAJ 过大,先对其进行成形,然后再按成形后的 VAJ 尺寸进一步设计 STJ 参数。

第四节　窦部的设计

窦部的膨隆形态是主动脉根部特殊血流动力学的核心结构。膨隆的窦壁一方面使得附着其上的冠状动脉开口远离瓣口高速血流,减少因为负压所引起的收缩期供血下降,甚至逆流的发生。另一方面,扩张的窦部让血液射出主动脉瓣口后的边流速度显著下降,可减少对冠状动脉灌注压的影响。窦部的特殊形态是形成前文所述各个效应的解剖基础,所以设计合适的窦部大小具有重要意义。因窦部特殊的扩张形态,根据 LaPlace 定律,窦壁所受压力相对根部其他部位较大(图 5-4-1),故大部分情况下窦部病变以扩张为主。窦部的设计往往与窦管交界及 VAJ 相匹配。过大的窦部一方面使得窦壁承受压力增加,存在形成窦瘤的隐患,另一方面随之扩大的瓣环易形成瓣膜相对性关闭不全,需要同时设计与之相匹配的瓣叶。再者,扩大的窦部可使窦管交界相对狭窄。因此,窦部的设计需要兼顾瓣叶、窦管交界等毗邻结构的尺寸。

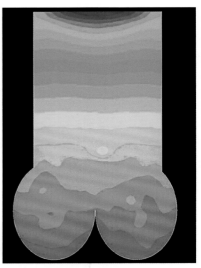

图 5-4-1　窦部受力示意,由下往上,受力逐渐减小

第五节　瓣叶数量的思考

不论是行瓣膜置换或瓣膜成形,都要力求做到对自身瓣叶的最佳还原。"还原"一词的内涵一方面指对瓣膜功能的还原,这是瓣膜手术的基础,另一方面强调对瓣膜形态学的还原,且后者往往更加重要,因解剖结构将直接决定其最终功能状态。笔者在实践过程中发现,对于大多数瓣膜成形术及生物瓣的瓣膜设计,均采用三瓣叶的瓣叶数量,同时哺乳动物心血管系统的瓣膜也以三瓣叶为主,在此之中蕴含着怎样的人工设计与自然演化的逻辑呢? 在此以主动脉瓣为例,借助几何学与力学工具进行探讨。

一、瓣叶数量与关闭不全

前文已述,对于瓣叶游离缘长度的设计需要保证与其对应的瓣环(窦)匹配,从几何角度出发即为游离缘长度需大于等于其对应瓣环弧的长度,以保证瓣膜开放的时候能够尽可能"贴壁",达到理论上最大的开口面积。在此前提下笔者假设:如图 5-5-1,某瓣膜瓣叶数为 n,O 为瓣环圆心,r 为瓣环半径,其中一个瓣叶为弧 ACB(红色),C 为瓣叶弧的顶点,瓣叶所对应的瓣环为弧 AB(蓝色),弧 $ACB=$ 弧 AB,OC 为瓣叶顶端到圆心的距离。

理论上,瓣膜在完全关闭的时候,所有瓣膜的二维投影的弧顶点应汇聚在 O 点,这样方保证瓣膜关闭时不会出现反流区域。

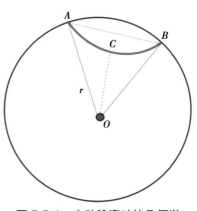

图 5-5-1　主动脉瓣叶的几何学

但作者发现,若设计的瓣膜为了保证开放时的最佳开口面积,在瓣膜数量过多时,C点逐渐远离O点,意味着此时瓣膜关闭时所有瓣膜顶点将无法重合,中心区将出现反流空间。那么,这个瓣膜数量的临界点是多少呢? 作者不妨进行简单的几何计算:

$$OC = 2r \times \cos(180/n) - r = r\left[2\cos(180/n) - 1\right]$$

若要保证瓣膜开放时可以贴壁,关闭时瓣膜顶点C可于O点重合避免反流,那么$OC \leqslant 0$,代入上式后即可得到$n \leqslant 3$。该结果意味着,若瓣膜游离缘长度固定,瓣膜数量越多,瓣膜在关闭时所留下的反流空间越大,而在三瓣叶的时候恰好可以保证瓣膜开放时有充足的射血空间,关闭时游离缘可以严丝合缝。值得一提的是,若以三瓣叶游离缘吻合为基础反推开放情况,亦是合理的,三瓣叶游离缘吻合时,单个瓣叶的游离缘长度为$2r$,该瓣叶所对应的瓣环长度为$2\pi r/3 \approx 2.1r$,即瓣叶游离缘与附着瓣环长度是匹配的。从上述角度而言,三瓣叶的设计是科学合理的。

二、瓣叶数量与瓣口狭窄

通过上文的讨论,可能心中不免疑问,如果瓣叶数量多,增加瓣缘长度可以轻易超过所对应瓣环长度,不就解决关闭不全的问题了吗。如图 5-5-2,若优先保证解决关闭不全,多瓣叶关闭时的理想情况如图,但应当注意,在瓣叶数量增多的背后,还有一个参数悄无声息地同步增加——瓣缘总长度。不妨设想,若瓣叶关闭均为图 5-5-2 的完全吻合模式,那么三叶瓣的瓣缘总长度 $=(r+r) \times 3 = 6r$;n 叶瓣的瓣缘总长度 $=(r+r) \times n = 2nr$,即多叶瓣瓣缘总长度随着瓣叶数量增加呈正比例增加。瓣缘总长度增加的缺点在于潜在增加了瓣叶组织体积,在瓣叶开放时,会占据更多的有效射血空间。另外从统计学的角度而言,若每个瓣叶独立病变概率不变,则随着瓣叶数量增加,所有瓣叶同时不发生病变的概率将呈几何倍数降低,亦不利于心血管系统的长期运作。

与多叶瓣相反的另一个极端是单叶瓣。在临床上有少数术式是人工创造单叶瓣执行"阀门"功能,如单叶肺动脉瓣。单叶瓣可以通过人工设计既保证开放时有充足的射血空间,关闭时不留反流空间,但单叶瓣依然存在较大的生理缺陷。如图 5-5-3,单叶瓣结构侧面观,首先单叶瓣关闭时没有其他瓣叶游离缘与之形成对合缘,那么冗长的瓣叶必然会撞击血管壁,加速瓣叶的损坏速度,缩短瓣叶寿命,同时血管内膜受到持续撞击,内皮损伤后将带来一系列负面病理生理改变。其次,为了保证有效射血空间,单叶瓣的瓣叶长度 $\geqslant$ 瓣环直径,而其他瓣叶数量的瓣叶长度 $\geqslant$ 瓣环半径,过长的瓣叶长度

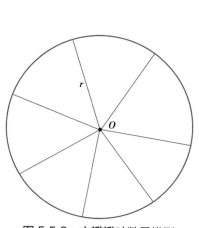

图 5-5-2 主瓣瓣叶数量模型

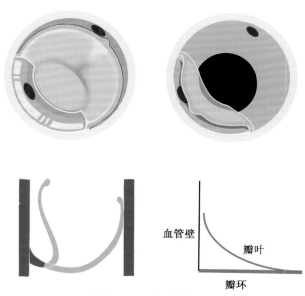

图 5-5-3 单叶瓣模型

在使瓣膜开放与关闭的行程过长,延长瓣膜开放与关闭时间,继而影响心血管的血流动力学;若单叶瓣通过增加与瓣环的附着面来缩短瓣叶运动的行程,则瓣叶开放时必然出现有效射血空间的下降,发生狭窄。最后,单叶瓣开放过程中的血流并非中心血流,而是偏心血流,继而易形成湍流不利于维持稳定的局部血流动力学,同时一侧血管壁长期受到冲击易发生扩张、损伤等改变。综上所述,单叶瓣主要弊端是活动行程过长继而影响瓣叶开放与关闭,减少心脏做功效率。过大的瓣叶面积,关闭时受力导致瓣叶易损,远期效果不佳。

第六节　二叶瓣与四叶瓣是否有一席之地

二瓣化畸形是我国最常见的先天性主动脉瓣狭窄畸形,在对此类患者进行瓣膜修复时也可以通过几何分析得到一定启发。如图 5-6-1,二瓣化畸形不论是否有嵴,其开放闭合时的功能瓣缘都为AB。瓣缘 AB 的长度近似为其外接圆的直径,所以 AB 的直线长度显然小于其所对应圆弧 AB,故从数学角度分析,若二叶瓣患者瓣缘对合缘与其附着点 AB 在同一平面,则二叶瓣在收缩期的开放必然受限,其开放程度极大程度上取决于瓣膜的弹性。在婴幼儿时期,主动脉瓣膜大多弹性较好,可以通过 AB 瓣缘较大程度的弹性扩张维持有效射血面积。而当随着年龄增加,瓣膜逐渐退行性变、钙化,或长期受相对高速的血流的冲击逐渐增厚,此时瓣膜弹性显著下降,无法通过较大程度弹性扩张代偿受限的开口面积,导致主动脉进行性狭窄的发生。

事实上,虽然二叶瓣与三叶瓣对比,数学模型上不利于维持理想的瓣口射血面积,但是对部分主动脉瓣二瓣化畸形患者的瓣膜修复时,其对合缘设计为"凹陷型"曲线可作为策略之一。O 型设计的机制如图 5-6-2,二瓣化畸形的瓣叶对合缘若为蓝色 AB 虚线,则易出现瓣膜开放受限,而当对合缘呈红色弧形虚线时,实际上其对合缘的长度延长了,故瓣叶开放时候开口面积得到一定程度增加,可维持相对正常的血流动力学。在临床工作中,确实存在终身未见明显血流动力学异常的主动脉二叶瓣的患者,此类患者的主动脉瓣瓣缘形态多为弧形对合。值得一提的是,相比射血期二叶瓣对合缘的设计,三叶瓣开口在一个平面,更容易设计、技术偏差更小。

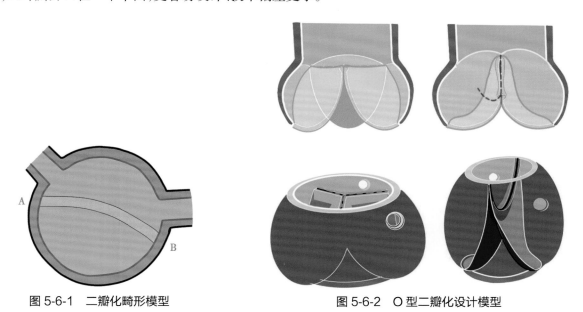

图 5-6-1　二瓣化畸形模型　　　　　　图 5-6-2　O 型二瓣化设计模型

瓣叶有效高度(effective height,EH)的概念于 2006 年由德国学者 Schäfers 首次提出(图 5-6-3),该参数在瓣叶修复中同样重要。在主动脉瓣叶衰败早期,影像学检查可无明显瓣膜反流证据,但往往

EH已经出现降低。EH与主动脉瓣环直径(d_{AA})呈反比关系(图5-6-3),部分主动脉根部重建术式可因术后瓣环直径扩大而引起EH降低,成为手术失败的危险因素之一。相反,已有研究表明,对于孤立的二叶瓣畸形患者,在根部重建时恢复原有瓣尖EH水平,可减少术后瓣膜残余漏以及二次手术风险。但EH并非越高越好,过高的瓣叶在心脏射血期可影响窦部冠状动脉开口引起术后心肌供血不足,这可能是部分患者术后出现难以解释的心肌损伤、心功能不全的原因之一,同时过长的瓣叶关闭时间较长,容易出现功能性反流。除了对于术中即时的EH设计之外,需同时考虑瓣叶弹性系数及远期瓣叶材料挛缩所引起的EH动态改变,这对于成形术后患者远期预后有着重要影响。瓣叶高度的设计关键在于瓣叶高度需与瓣环直径乃至窦管交界截面相匹配。Gil等通过流体力学仿真得出,d_{AA}为24mm时所对应的EH可达到应力、应变能密度以及对合的多方面最佳匹配。另有主动脉根部仿生学研究实践证明,瓣叶高度与瓣环比例为1:4较合适。

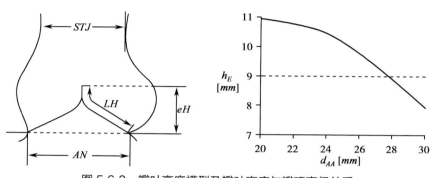

图5-6-3 瓣叶高度模型及瓣叶高度与瓣环直径关系

综上所述,对于瓣叶修复而言,瓣缘长度与高度的设计既不可过短,亦不可过长,两者均影响相对最佳的根部血流动力学。瓣叶参数需与根部其他结构,尤其与其相对应的窦相匹配。另外,瓣叶关闭时必须汇于一点,这样才能保证完全关闭,二叶瓣与单叶瓣无法汇于一点,过多的瓣叶同时汇聚在一点的难度相对增加。三叶瓣是多叶瓣关闭时形成汇聚中心的最小瓣叶数量,各方面最符合主动脉根部的血流动力学,结合手术远期预后,其依然是瓣叶成形或置换的首选瓣叶数。主动脉瓣二叶瓣畸形是我国青年主动脉瓣狭窄最常见的原因,在"二叶瓣游离缘的设计"中作者对二叶瓣正常执行功能的机制进行详细的分析,关键在于适当的曲线对合缘,以及较好的瓣膜弹性。事实上从新生儿到耄耋老人,均有正常存活的真性二叶瓣患者,部分O型二叶瓣畸形患者可终身无须接受手术治疗,即便手术,亦可行David I手术,其理论基础是此类二叶瓣对合缘往往呈"抛物线"型,使其可以有效行使开放与关闭的功能,尤其是婴幼儿与年轻二叶瓣患者,瓣膜弹性良好,可通过瓣膜形变以及其他代偿机制,维持良好的血流动力学而不发生明显狭窄或关闭不全。随着年龄增长,瓣膜弹性逐渐降低,此时部分患者可表现为不同程度的主动脉瓣狭窄或关闭不全。与二叶瓣畸形不同,据国内学者报道,四叶瓣在先心病中的发病率仅为0.024 8%,其中亦存在瓣膜与周边结构匹配者,对血流动力学无影响。看似二叶瓣与四叶瓣的成形方式有其一席之地,但笔者认为需要结合现实情况予以选择。瓣膜成形术本身存在较大的难度,其成形效果往往取决于术者的熟练程度,而二叶瓣与四叶瓣从技术角度来说,无疑增加瓣膜成形的难度,前者需设计立体的吻合区域,其难度远大于成形三叶瓣所设计的平面吻合区域,同时还需考虑预留日后瓣膜老化时所带来狭窄隐患的空间,后者存在四个对合缘,成形时难以保证在关闭时四个对合缘受力均匀,否则一旦其中某一侧受力不均,在人类一天近十万次心跳的冲击下,不均匀受力所带来的后果将被迅速放大,最终影响血流动力学的稳定。综上所述,二叶瓣与四叶瓣看似理想,实则略逊一筹。

第七节　左室 - 主动脉连接 - 升主动脉宏观血流动力学

前文业已探讨主动脉根部各部分独特的结构与血流动力学特点,此处将整合各细节,从宏观角度阐述血液的从左室 - 主动脉根部 - 升主动脉这个连续性过程。血流在心血管系统中的运动实际上是经典的流 - 固耦合模型,笔者的探讨需兼顾血液(流)与心血管(固)、微观与宏观,方可加深对"血流动力学"一词的理解。

由于左室心肌呈螺旋排列,心肌收缩呈"拧毛巾"状(图 5-7-1),若将心脏比作"枪",每一次射血好比射出一发子弹,枪械的枪膛中为螺纹结构,射出的子弹可因此获得初始的旋转动量,以增加子弹飞行过程中的稳定度,心脏通过特殊心肌结构让血液射出时亦具有初始的旋转向量,可谓异曲同工。因此只有中心开口瓣膜才不会对其螺旋血流形成明显阻力,这解释了机械瓣置换术后,开口面积与压差不匹配的原因——旋转血流通过非中心开口的机械瓣时可引起瓣叶颤动,增加射血时能量损耗及湍流形成。

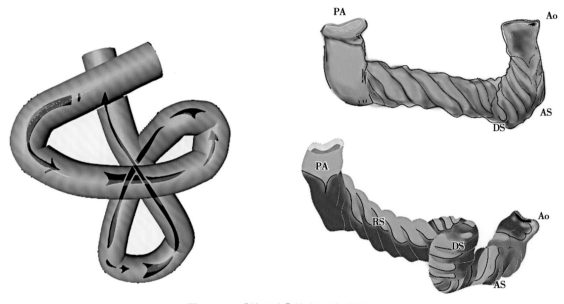

图 5-7-1　"拧毛巾"状心肌收缩模型

当旋转血流行至左室 - 主动脉连接处,喷嘴型的空间结构使旋转血流流速加快,为克服重力进入升主动脉做能量储备。血流通过主动脉瓣口后,由于主动脉窦部的扩张结构引起的液壁分离效应,在窦部形成涡流,后者不仅可增加冠状动脉的血流灌注,保护冠状动脉开口不会因负压出现血液回流,亦可为瓣膜的关闭做力学储备。在整个射血过程中,为保证整体旋转血流的行进平稳,整个心血管结构也相应匹配,表现为升主动脉前壁与室间隔成角(AoSA)、主动脉窦部倾斜、升主动脉弯曲,三者共同组成了相对平稳流畅的曲线管道,减少旋转血流在心血管管腔中流动时的能耗。当病理因素影响这三者时,将显著影响正常的血流动力学。射血期结束,开放的主动脉瓣膜因自身弹性、窦部涡流以及升主动脉弹性回缩等机制逐渐关闭,最合适的三叶瓣结构也保证了相对最佳的关闭状态。

综上所述,主动脉根部是一个多结构的功能整合体,对于维持最佳的血流动力学,减少远期相关结构病变,需要各部分结构与尺寸的匹配协调方可完成。单窦结构(本窦 + 瓣叶)与根部相匹配,三个大小相仿的窦最为理想;瓣叶与本窦相匹配:瓣叶边缘高度处于最佳状态。主动脉根部修复术需要明确作者想要达到的目的是什么,需要了解每个个体主动脉根部的个体差异,从根部各部分解剖结构与生理功能的内在联系出发,同时注重各部分之间的结构、尺寸匹配协调,真正做到精准而个体化的根部重建,力求恢复每个患者心血管最佳的血流动力学状态。本章节尝试通过几何数学与流体力学角度分析主动脉根部血流动力学特点,在模型建立与细节分析上尚存较多不完美之处,但希望借此抛砖引玉,今后能更好地借助工具学科指导医疗技术的发展。

第八节 主动脉根部重建设计流程

一、手术设计

1. 首先通过经食管超声心动图了解瓣膜病变部位、程度、主动脉根部以及室间隔运动等形态。

2. 结构重建设计 将主动脉瓣叶以外的根部称为结构。

(1)左室-主动脉连接作为出发点,如左室-主动脉连接正常,要求窦管交界与其匹配。窦管交界过大需环缩、过小需扩大(图5-8-1)。

(2)左室-主动脉连接小,需人为订制窦管交界大小,按体表面积计算。

(3)左室-主动脉连接过大,需行左室-主动脉连接环缩或David I手术。

(4)瓣环及窦壁通常与左室-主动脉连接及窦管交界相匹配,通常无须特别关注。个别病例瓣环过大,可通过瓣叶置换缝合时适当缩小。对窦瘤形成及破裂的病例,需单独修补。对窦部扩大导致冠状动脉移位过高的病例,窦管交界环缩时需回避此区域。

3. 瓣叶重建设计 将三结节缝线牵拉,判断瓣膜病变性质、部位、程度,初步作出病变特点的结论。如果功能部分无受损,可考虑常规成形;如瓣叶损坏严重,考虑瓣叶置换。

4. 决定修补方式、步骤,准备材料。

二、主动脉根部重建原则

1. 尽可能保留瓣叶自然状态。

2. 完整的瓣叶:三个瓣叶的缘=窦管交界的直径,严密的连接。

3. 窦管交界与主动脉根部相差<20%。

4. 尽可能修补成三个窦。

瓣叶成形的基础是以窦来区分的。二瓣→三瓣→四瓣化,是逐渐过渡的解剖表现,同为二瓣化畸形,0-1-2也是渐变过程,笔者只能以典型状态描述。过渡状态更靠近哪个分型,还要看程度,这就是为什么同型的畸形采用不同的手术方法和设计,

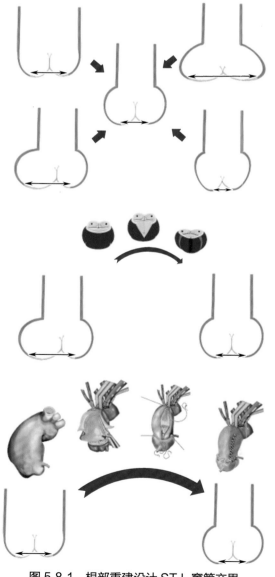

图5-8-1 根部重建设计 STJ:窦管交界

也难说对同型的病变采取同一方法,结合患者根部大小,瓣叶的弹性(年龄因素)、患者对生活质量的需求,采取截然不同的手术方式。如,0 型二瓣化,可采用"Partial Ross",简单瓣叶成形或三瓣叶置换;Ⅰ型病变可以"0"型化,也可以瓣叶成形→三瓣化,也可以三瓣叶置换。

(李 艺 陶 凉)

参考文献

[1] DE PAULIS R, SALICA A. Surgical anatomy of the aortic valve and root-implications for valve repair [J]. Ann Cardiothorac Surg, 2019, 8 (3): 313-321.

[2] CHANDRAN KB, VIGMOSTAD SC. Patient-specific bicuspid valve dynamics: overview of methods and challenges [J]. J Biomech, 2013, 46 (2): 208-216.

[3] PEDERSEN MW, GROTH KA, MORTENSEN KH, et al. Clinical and pathophysiological aspects of bicuspid aortic valve disease [J]. Cardiol Young, 2019, 29 (1): 1-10.

[4] SCHAFERS H J, BIERBACH B, AICHER D. A new approach to the assessment of aortic cusp geometry [J]. J Thorac Cardiovasc Surg, 2006, 132 (2): 436-438.

[5] LANSAC E, DI CENTA I, SLEILATY G, et al. Remodeling root repair with an external aortic ring annuloplasty [J]. J Thorac Cardiovasc Surg, 2017, 153 (5): 1033-1042.

[6] MAROM G, HAJ-ALI R, ROSENFELD M, et al. Aortic root numeric model: Annulus diameter prediction of effective height and coaptation in post–aortic valve repair [J]. J Thorac Cardiovasc Surg, 2013, 145 (2): 406-411. e1.

[7] 延克军, 甄树聪. 流体力学 [M]. 北京: 中国建筑工业出版社, 2017.

[8] DRENJANCEVIC I, KOLLER A, SELTHOFER-RELATIC K, et al. Assessment of coronary hemodynamics and vascular function [J]. Prog Cardiovasc Dis, 2015, 57 (5): 423-430.

[9] 杨安峰, 程红. 脊椎动物比较解剖学 [M]. 北京: 北京大学出版社, 2015.

[10] 孙晓宁, 赵强, 潘翠珍, 等. 四叶式主动脉瓣畸形的诊断及外科治疗 [J]. 中华胸心血管外科杂志, 2008, 24 (3): 166-168.

[11] 汪曾炜, 刘维永, 张宝仁, 等. 心脏外科学 [M]. 北京: 人民军医出版社, 2008.

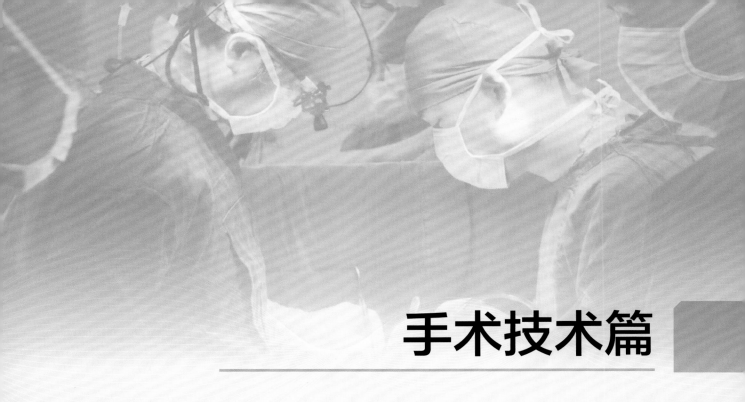

手术技术篇

第六章　通用主动脉瓣成形技术　/　96

第七章　儿童主动脉根部 I 型病变的重建　/　111

第八章　儿童主动脉根部 II 型病变的重建　/　124

第九章　儿童主动脉根部 III 型病变的重建　/　134

第十章　成人主动脉根部 I 型病变的重建　/　141

第十一章　成人主动脉根部 II 型病变的重建　/　169

第十二章　成人主动脉根部 III 型病变的重建　/　177

第六章 通用主动脉瓣成形技术

第一节　适应证和基本原则　/　97

第二节　主动脉瓣狭窄　/　97

第三节　主动脉瓣关闭不全　/　98

由于主动脉瓣解剖条件的特殊性及重要性,主动脉根部位置相对固定且不易显露,伸展性较差,瓣叶间对合面积较小,无腱索和乳头肌的牵拉,同时主动脉瓣血流量及承受的压力高,血流量最高可达 15L/min,瓣膜成形术后可靠性及耐久性不理想,对于手术者的技术要求相对较高,因此在主动脉瓣疾病中,瓣膜成形技术的应用和推广受到很大的限制。

1958 年,Lillehei 在体外循环下,将主动脉瓣行二瓣化处理和人工材料加宽单瓣叶,进行了主动脉瓣成形。1960 年以后 Star 和 Spencer 分别报道了室间隔缺损合并主动脉瓣脱垂的瓣膜成形方法。1973 年,Truslore 改进了室间隔缺损合并主动脉瓣脱垂的瓣叶折叠悬吊成形技术,这种方法具有划时代的意义。1983 年,Carpentier 提出了一种主动脉瓣关闭不全成形的新方法,这个方法对脱垂的瓣叶做三角形切除加瓣环成形。1988 年后 Duran 在此基础上进一步改进和完善了心包片加宽瓣叶的成形技术。因成形难度较大,直到 20 世纪 90 年代以后,随着人们对人工瓣膜置换而导致各种并发症认识的提高,并且对主动脉瓣和主动根部解剖及生理特点认识的深入,手术技巧的改进,瓣膜成形的数量显著增加,同时质量也有了明显的提高。武汉亚洲心脏病医院从 2000 年以来开展了各种主动脉瓣成形术式 1 000 余例,取得了较好的中、远期临床结果。现将主动脉瓣常用成形术介绍如下。

第一节　适应证和基本原则

一、主动脉瓣成形术的适应证

因主动脉瓣成形手术技术难度较大,手术效果很大程度上取决于主动脉根部结构的完整性及瓣叶的柔韧度,所以传统主动脉瓣成形术适应证的范围较小,仅限于主动脉根部结构完整的先天性畸形和瓣叶柔软的疾病,包括创伤、细菌性心内膜炎、主动脉瓣反流合并室间隔缺损、先天性主动脉瓣狭窄的患儿、特定的风湿性瓣膜病变等。

二、主动脉瓣成形的基本原则

瓣膜成形手术的最终目的就是要以最小的代价,尽力恢复良好的瓣膜功能。

同其他瓣膜成形手术类似,要达到良好的、稳定的手术效果,必须遵循以下瓣膜成形基本原则:①恢复或保留完整的瓣叶功能及活动度;②能提供一个较大的瓣叶对合面积;③重塑和稳定瓣环。其中以提供良好的瓣叶对合面积最为困难和重要,如瓣叶对合面积过大,会导致收缩期瓣叶开放受限,形成主动脉瓣狭窄;反之,则易导致主动脉瓣关闭不全。

另外,在主动脉瓣成形术中,在心脏复搏后,需用经食管超声心动图准确评估手术效果,严格控制残余反流,因为心室舒张期主动脉与左室压差较大,残余反流流速较快,瓣膜游离缘承受的压力较高,极易导致术后残余反流,影响远期手术效果。

三、通用主动脉瓣成形手术技术

目前主动脉瓣成形技术主要包括窦管交界的成形、主动脉瓣环成形、主动脉瓣叶成形。其中以主动脉瓣环成形技术及瓣叶成形技术应用最为广泛,本章节将重点介绍目前常用的主动脉瓣环和瓣叶成形的手术方法及技术。

第二节　主动脉瓣狭窄

主动脉瓣狭窄并关闭不全主要是由先天性狭窄、风湿性瓣膜病、退行性瓣膜硬化或伴交界融合的二瓣化畸形所致,当瓣叶组织柔韧性良好,可以尝试行主动脉瓣成形术。常用的方法:交界切开及钙化结节剥脱术,主要适用于先天性主动脉瓣狭窄及风湿性心脏病所致的交界粘连。用小圆刀在交界的正中逐渐切开,一般距离瓣环0.5cm左右。同时,剥脱钙化结节及增生的组织,保证瓣叶有较好的活动度,保持瓣膜的形态,防止或减少主动脉瓣关闭不全(图6-2-1)。在剥脱瓣环或瓣叶上钙化结节时,需在左心室流出道放置纱布,预防钙化斑块的脱落而导致术后动脉系统栓塞。钙化斑块剥脱后,需反复盐水冲洗。

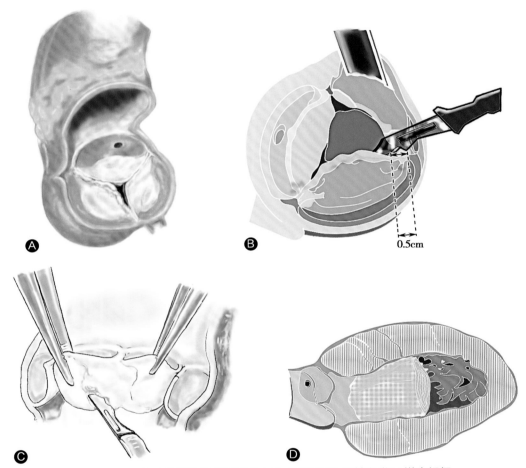

图6-2-1　主动脉瓣狭窄常用手术方法:交界切开、剥离钙化及增生组织

A.主动脉瓣钙化狭窄;B.交界切开;C.剥离钙化及增生组织;D.左心室流出道放置纱布

第三节　主动脉瓣关闭不全

主动脉瓣环扩张和瓣叶脱垂是导致主动脉瓣关闭不全最常见的两大原因。

一、主动脉瓣环成形

(一)瓣交界处瓣环成形术(commissural plication)

其目的是通过缩小并固定三个瓣叶交界处的瓣环(图6-3-1),增加瓣叶之间的对合面积,从而矫治主动脉瓣关闭不全。

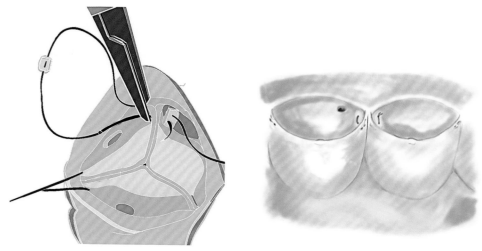

图 6-3-1　交界成形

　　瓣交界处瓣环成形术可以增加对合缘高度,适当缩窄窦管交界(STJ)直径,是目前常见的瓣叶正常而有轻度反流的成形技术。但该方法容易因为三个瓣叶交界处缝合宽度不一致,造成瓣环缩小不均匀,导致主动脉根部几何结构的变化,致使主动脉瓣功能不全。同时,在主动脉瓣环成形时应避免缩小过度引起功能性主动脉瓣狭窄。

(二)单纯瓣环环缩成形术(simple annuloplasty)

　　该技术可以使瓣环均匀缩小,当瓣叶间对合良好、无瓣叶边缘的过度折叠时,即可获得适宜的重塑瓣口大小。

　　这一技术通常使用两根 4-0 聚酯无创缝线,沿主动脉瓣环水平,自主动脉侧向下方的心室侧进针,再由心室侧向上方的主动脉侧出针,连续垂直褥式缝合穿过瓣环,第二排线缝在第一排褥式缝线的对侧,彼此交叉(图 6-3-2),形成一个连续的缝合环。在每个瓣交界处穿出主动脉壁穿垫片打结,从而均匀地缩小瓣环。

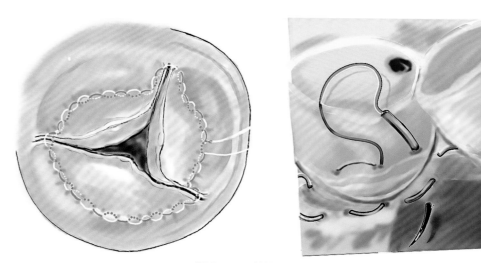

图 6-3-2　单纯环缩瓣环

　　单纯瓣环环缩成形术可以缩小瓣环及部分缩小 VAJ 直径,但使窦部变浅,尺度不好把握。目前已不常使用。

（三）瓣环加固环缩成形术（reinforce annuloplasty）

该方法的原理与单纯瓣环环缩成形术相同，但由于主动脉内线结较多，容易导致凝血及血细胞破坏等不良影响，同时加固心包条容易限制主动脉瓣叶开放，且成形效果与单纯瓣环环缩无显著差异，导致目前该方法已相对较少应用。其方法是以三条戊二醛固定处理后的心包条做垫片，通常宽约3mm，用4-0聚酯无创缝线在主动脉瓣环上水平褥式缝合，在缩小瓣环的同时加固瓣环（图6-3-3）。

瓣环加固环缩成形术既可以用于三个窦，也可以只用于一个窦，多用于无冠窦瓣环扩大，可以减小到预定的大小，是无冠窦脱垂比较常用的技术。

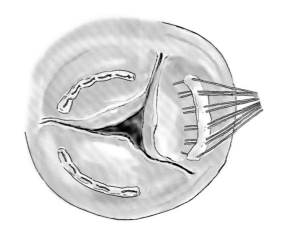
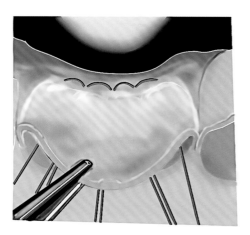
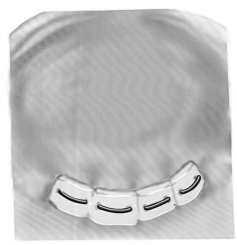

图6-3-3　瓣环加固环缩

二、主动脉瓣叶成形

（一）瓣叶冗长、脱垂成形术

瓣叶脱垂是引起主动脉瓣关闭不全的最常见原因之一，尤其是当瓣叶脱垂较为局限、仅累及一个瓣叶的某些先天性畸形或风湿性瓣膜病时，可以通过瓣膜成形技术予以矫治并获得比较满意的手术效果。室间隔缺损合并主动脉瓣脱垂是最早取得较为满意的成形修复效果的病种。手术中需仔细评估主动脉瓣脱垂的性质、部位并分析原因，评估瓣膜功能的测试方法是暂时将三个瓣叶通过主动脉瓣结节缝拢对合，根据瓣叶关闭不全的不同原因进行相应的手术处理。主动脉瓣脱垂成形时，正确的对合平面非常重要，当只有一个瓣叶脱垂时，另两个正常瓣叶可作为成形对合水平的参照平面。若三个瓣叶均脱垂,一般将瓣交界高度的一半处定义为最佳对合高度。

1. 交界处瓣叶折叠悬吊术(commissural re-suspension or plication) Trusler折叠悬吊技术是目前应用较广且疗效较满意的方法,瓣叶脱垂的机制通常是瓣叶游离缘的张力过大,该方法不仅可以矫治瓣叶游离缘的冗长和脱垂,同时可以起到悬吊并加固瓣叶交界的作用。该方法的要点,首先必须要能准确地判断瓣叶脱垂及所需折叠的长度,将三个瓣叶通过主动脉瓣结节用5-0聚酯无创缝线缝拢对合,确认脱垂的主动脉瓣叶并判断对应瓣叶游离缘的长度,测量需要折叠的瓣叶长度,将脱垂瓣叶的游离缘的冗长部分向一或两个瓣交界处折叠缝合,然后采用瓦刀形心包或者涤纶小垫片,折叠一端安放在瓣叶交界的一侧,用4-0聚酯无创缝线穿过瓦刀形垫片折叠端加强折叠的多余瓣叶并穿过主动脉外小垫片上打结。然后将瓦刀形垫片的另一端骑跨在相邻瓣叶交界处作褥式缝合,对折叠的瓣叶与相邻瓣叶之间进行加固,减少折叠悬吊处的张力,防止瓣叶撕脱。该方法的成形效果最主要取决于对脱垂瓣叶游离缘折叠长度的判断(图6-3-4)。

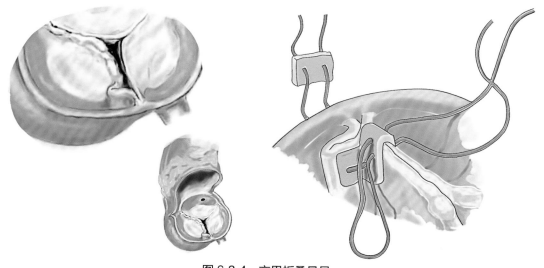

图6-3-4　交界折叠悬吊

2. 脱垂瓣叶的三角形部分切除术(triangular resection) 这种成形技术的前提是各瓣膜交界间保持完整的结构并且功能完好。首先通过缝拢对合三个瓣叶的方法,评估主动脉瓣关闭不全的性质或部位,测量瓣叶游离缘冗长的长度,若多余瓣叶部分靠近中部,则以瓣叶游离缘为底边,在瓣缘中点以等边或等腰三角形适当切除部分瓣叶,三角形切除的组织每一边还要额外附加2mm,作为缝合预留,切除瓣叶的深度一般不超过瓣叶游离缘至瓣环的30%~50%。切除后的三角两边应被裁剪保持瓣叶体部合适的凸起外形,再用5-0聚酯无创缝线连续或间断缝合切缘(图6-3-5)。行间断缝合时,线结要打在瓣叶的主动脉侧,避免心室侧的线结与毗邻瓣叶摩擦和发生血液破坏。

该方法对于瓣叶的评估尤为重要,是决定成形术后效果的关键,三角形瓣叶的切除范围需精确测量,如三角形瓣叶切除的范围偏大,则术后易出现瓣叶活动受限。同时,由于主动脉瓣承受的压力较大,需预先评估切缘的瓣叶组织能否耐受缝线的张力,如切缘处的瓣叶组织过于菲薄,术后容易导致瓣叶的撕脱,尤其对于儿童不要贸然切除瓣叶。

3. 瓣叶中部的纵向折叠术(radial plication) 该方法适应证与瓣叶的三角形部分切除术一致,在瓣叶冗长、脱垂部分靠近中部时应用,且该方法可操作性更强,如初次折叠效果不满意,可再次成形。用将三个瓣叶通过主动脉瓣结节缝拢对合的方法,判断脱垂瓣叶的部位及游离缘延长的长度,根据瓣叶质量及脱垂程度来决定折叠多少,用6-0聚酯无创缝线,将多余瓣叶沿瓣叶的纵轴折叠并连续缝合

（图 6-3-6）。此方法同样不适用于瓣叶组织菲薄且不能耐受缝线张力的患者。

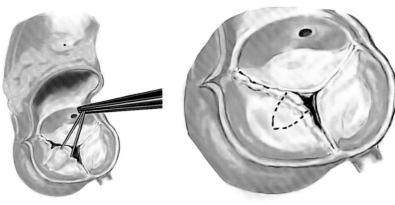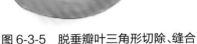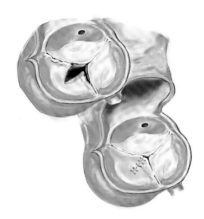

图 6-3-5　脱垂瓣叶三角形切除、缝合

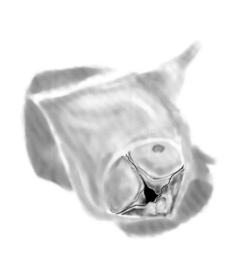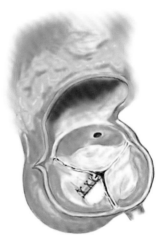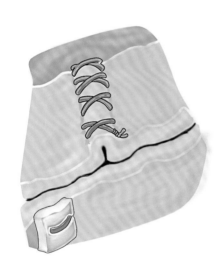

图 6-3-6　脱垂瓣叶纵向折叠

以上三种主动脉瓣成形方法适用于边缘延长脱垂而高度正常的患者，手术时一定要看清楚脱垂的部位，选择手术的部位，故有上述三种不同的方法，对于脱垂不严重、质地偏薄的瓣叶多采取折叠方法，对于脱垂较重、质地较厚的瓣叶采取切除缝合的办法。

（二）瓣叶边缘加固缝合术（free edge reinforcement）

该方法通常不单独使用，一般辅助于其他成形方法，通过缩短瓣叶游离缘的长度，加固瓣叶的游离缘，增加瓣叶对合面积，同时对瓣叶起到均匀的悬吊作用，增加主动脉瓣成形的耐久性。通常采用 7-0 聚酯无创缝线，连续缠绕缝合三个瓣叶游离缘，进行加固，缝线在瓣交界处穿出主动脉壁打结固定（图 6-3-7）。注意瓣叶游离缘缝合不可过深，否则易造成瓣叶游离缘过度蜷缩，导致相对性关闭不全或瓣叶开放受限。

（三）瓣叶加宽 / 加高术（leaflet extension）

在年轻及儿童患者中，这种技术已经扩展用于三个瓣叶，主动脉瓣三叶成形技术将在后续章节（第十三章第四节）重点介绍，随着手术技术的完善及经验的积累，主动脉瓣三叶成形技术已经收到了相当好的中期效果，避免了这类患者实施瓣膜置换手术。

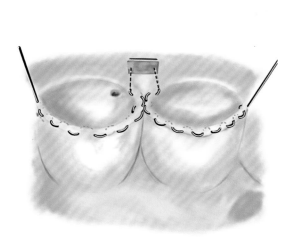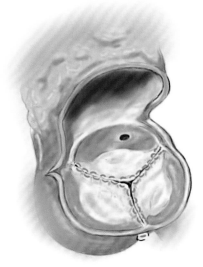

图 6-3-7　瓣叶边缘加固环缩

　　瓣叶加宽技术通常应用于先天性主动脉瓣挛缩或风湿性瓣膜病变导致瓣叶边缘缩短脱垂的患者,通过三叶瓣合拢的方法评估瓣叶脱垂的部位及程度,测量脱垂瓣叶游离缘长度及高度来确定心包补片的规格,根据测量结果剪取适当大小经戊二醛固定的自体心包片或牛心包片,通常预留 2mm 缝合缘,用 5-0/6-0 聚酯无创缝线在脱垂瓣叶的游离缘将心包片连续缝合,补片的两端固定在瓣交界处的主动脉壁上。心包片不仅加宽了瓣叶对合面积,同时也对脱垂瓣叶起到一定的均匀牵拉和悬吊作用,有效增加了主动脉瓣叶的对合面积。但对于瓣叶的加宽不宜过度,过高的瓣叶可能翻转入主动脉窦,影响冠状动脉的灌注(图 6-3-8)。

　　瓣叶加宽/加高技术可以有效地增加瓣膜对合缘,但由于成形后的瓣叶活动呈连枷状,功能部均由心包替代,故远期效果不理想。

(四)瓣叶削薄法

　　常用于风湿性心脏瓣膜病导致主动脉瓣叶增厚,尤其是中心体附近的增厚,从而引起主动脉瓣三瓣叶的活动度降低,造成三个瓣叶对合不良,部分同时合并有主动脉瓣的交界粘连,可以通过削薄增厚的瓣叶,恢复其柔软性,纠正由于瓣膜增厚对合不良导致的主动脉瓣关闭不全。对于合并交界粘连者,则沿融合线切开粘连,如瓣交界粘连切开后仍对合不良,可加做交界环缩(图 6-3-9)。

　　由左室流出道面剔除增厚的纤维组织及钙化,可使瓣叶的活动度增加、面积扩大,可以同时解决狭窄及关闭不全的问题,是非常好的成形方法。操作的关键是不要损伤到瓣叶。

(五)瓣叶撕裂或撕脱

　　外界暴力钝性创伤可导致急性主动脉瓣撕裂、脱垂并关闭不全,最常见的损伤部位通常位于瓣叶的体部,瓣叶自瓣环撕脱或撕裂,而瓣环及瓣叶交界处相对完整,多数情况下这类损伤是可以行瓣膜成形的。如瓣叶撕裂形态规则,无明显组织缺损,边缘组织能耐受缝线张力,这类损伤可以采用直接缝合法。通常用 5-0 聚酯无创缝线自瓣叶游离缘向瓣环连续缝合,线结打在主动脉侧,避免瓣叶边缘对合不齐、线结摩擦相邻瓣叶及溶血等问题。如果存在明显的组织缺失,瓣环及瓣叶交界相对完整,最佳的处理方法是使用自体心包补片进行修补,通常采用经戊二醛处理的自体心包补片,裁剪成适当大小,用 5-0 聚酯无创缝线间断缝合瓣叶损伤边缘,线结同样打在主动脉侧,防止瓣叶对合面的不平整及瓣叶摩擦(图 6-3-10)。但该技术仅对于瓣叶较结实的患者适合。

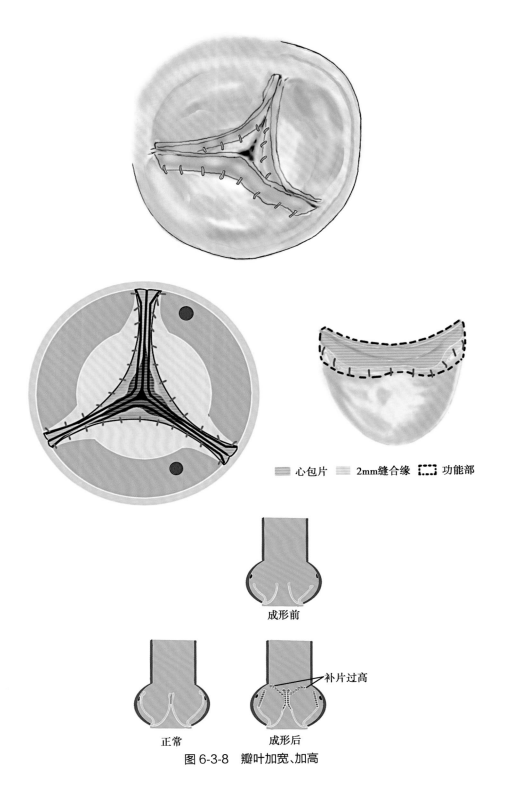

■■ 心包片　■■ 2mm缝合缘　⌐¬⌐ 功能部

成形前

正常　　　　　　成形后

补片过高

图 6-3-8　瓣叶加宽、加高

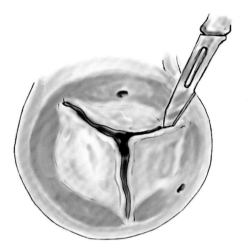
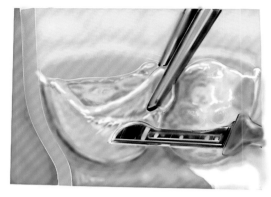

图 6-3-9　交界切开、瓣叶削薄

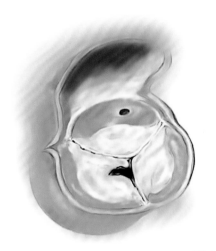
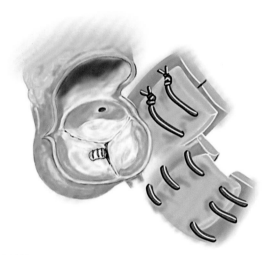

图 6-3-10　补片修补裂缺

（六）瓣叶穿孔修复术

主动脉瓣叶穿孔常由于外伤、感染性心内膜炎、先天性发育异常、医源性导管操作等因素所致,如穿孔瓣叶边缘组织良好,可使用新鲜或戊二醛处理的自体心包制成的补片矫治。根据穿孔瓣叶缺损的大小,裁剪适当大小的心包补片,以 5-0 聚酯无创缝线连续或间断缝合,在主动脉侧打结(图 6-3-11)。如有瓣叶挛缩,需扩大修补的范围,补片位于主动脉侧,间断缝合形变较小。

（七）Ozaki 术

Ozaki 术是由日本学者 Ozaki 提出的一种应用个体模具化自体心包进行主动脉瓣成形的手术方法（AVneo 手术）。通过模具测瓣器,采用经戊二醛处理后的自体心包,裁剪出三个主动脉瓣叶进行分别置换。

其手术方法为升主动脉根部右冠瓣之上 1.5~2.0cm 处做横行切口,充分显露主动脉瓣,去除病变瓣膜,适

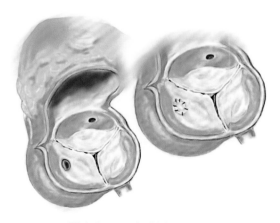

图 6-3-11　穿孔瓣叶修补

用模具测瓣器分别测量三个主动脉瓣环交界 - 交界之间的弧形大小,分别标记瓣环最低点(图 6-3-12)。

按照测瓣器结果,分别使用模具裁剪相应大小的心包片(图 6-3-13)。

使用 4-0 Prolene 线连续缝合新制成的瓣叶,从最低点开始,起始部分按照瓣叶∶瓣环 =3∶1 比例进行连续缝合,使瓣叶底部形成窦状结构。至最高点交界处,折叠心包瓣叶成角贴附主动脉壁,针穿出主动脉备用(图 6-3-14)。

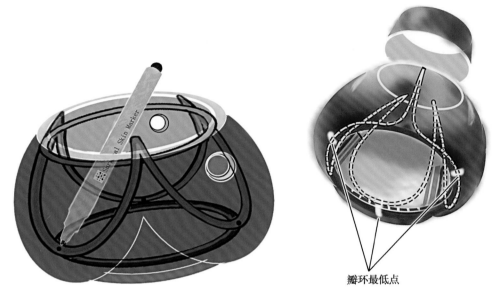

瓣环最低点

图 6-3-12　标记最低点

一般按照右冠瓣、左冠瓣、无冠瓣顺序依次进行三个瓣叶的缝合。相邻两个瓣叶的交界区再单独使用 4-0 Prolene 进行褥式缝合固定,穿出主动脉瓣壁并用毛毡垫片固定打结。

但是 Ozaki 术有明显的局限性,基于窦部测量决定瓣叶大小的方法不合理,因为很多患者窦部都有继发改变,无法真实反映患者实际的瓣叶大小,同时,三个瓣叶应用模具测瓣器分别测量,容易产生误差,不如基于瓣环的整体测量,而且主动脉阻断后,管壁弹性回缩,对于小主动脉根部,尤其是儿童,测量误差更大。主动脉瓣病变患者,大部分窦管交界因血流动力学改变而继发性改变,窦部增宽或窦管交界消失,如不限制窦管交界,进行窦管交界成形或恢复其正常生理功能,主动脉瓣成形远期效果堪忧;同时应用自体心包,因个体差异导致心包质量的不同,自己手工制作的工艺无法保证,无法保证瓣叶远期效果;患者在行瓣膜成形手术之前,因心包及本身瓣膜情况,无法确定成形是否能实施;而且此方法对于二叶瓣、四叶瓣无法应用;以自体心包主动脉瓣三叶置换的方式无法解决所有主动脉根部病变问题,以单一的方法解决不同病变的主动脉根部问题是不科学的,自体心包制作的主动脉瓣叶材料在术中没有良好的改进空间和后续设计方案,基于窦部的直径决定瓣叶大小,没有将主动脉根部作为整体考量,虽然能得到很好的近期效果,但远期效果不佳,同时缺少针对小主动脉根部或结缔组织病的改进方法。

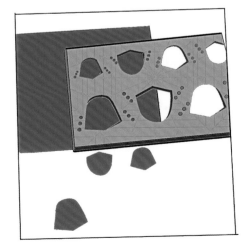

图 6-3-13　按模具剪裁瓣叶

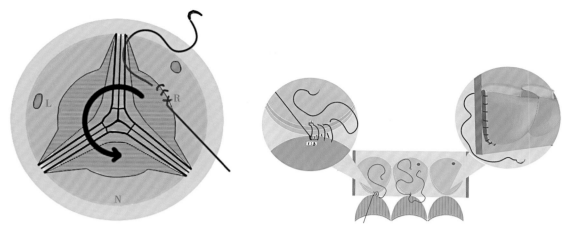

图 6-3-14 Ozaki 术

（八）CARVAR 技术

CARVAR 技术（comprehensive aortic valve and root reconstruction，CARVAR，主动脉瓣及根部重建技术）是韩国宋明根教授根据主动脉根部结构及功能的特点，提出的一种主动脉瓣膜及根部成形技术，包括瓣叶的置换、瓣环的缩小，窦管交界的环缩固定、瓣交界缝合及窦壁的成形。

其手术方法是在主动脉根部距右冠状动脉开口上方约 1cm 处横行切口，首先探查主动脉根部病变情况：如果主动脉根部直径小于 45mm、内壁正常、瓣叶正常的可以直接行窦部的缩小、窦管交界的固定，瓣叶异常者同期行瓣叶的置换；如果主动脉根部直径大于 50mm、主动脉内壁损伤严重、瓣叶正常，则直接行窦部成形，瓣叶异常者同期行瓣叶的置换。

1. 瓣叶的重建 手术的第一步是对主动脉根部各部分进行测量，用特制的主动脉瓣环测瓣器确定窦管交界直径（图 6-3-15）。

如果窦管交界直径没有扩大，则直接在切口处测量；如果窦管交界直径扩大，则新的窦管交界直径取决于瓣环的测量值，瓣环的测量以肌性环测量值为主，测量所得值即是新的窦管交界直径（图 6-3-16）。

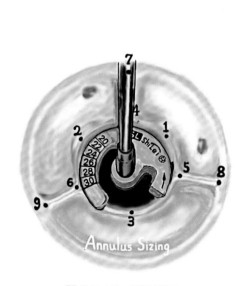

图 6-3-15 测量瓣环

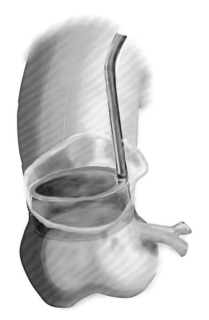

图 6-3-16 测量窦管交界

去除病变的主动脉瓣膜,用牛心包组织,经特制的模具(图6-3-17)裁剪出新的瓣叶,其上缘长度即为新的窦管交界直径,高度设计成上缘直径的0.7倍。

从瓣环的最底部开始,用5-0的Prolene缝合线采用连续重复缝合的办法分别将三个新的瓣叶缝合至瓣交界顶端,在缝合过程中同时对扩大的主动脉瓣环进行环缩固定(图6-3-18)。

2. 窦管交界的固定 依据新的窦管交界直径选择与其尺寸相匹配的内外环对窦管交界段进行缝合固定,内环为不可扩张性的纤维环,外环为软环(图6-3-19,视频1)。

放置位置距冠状动脉开口以上约0.5cm处,12针4-0的Prolene缝合线采用夹心缝合的方法进行环缩固定。新的瓣叶交界使用5-0的Prolene缝合线采用"8"字缝合技术进行缝合关闭。

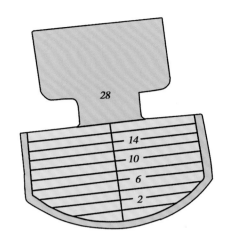

图 6-3-17　裁剪瓣叶模具

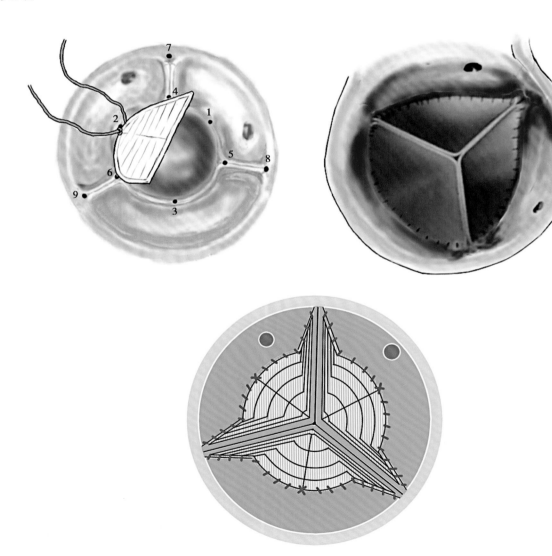

图 6-3-18　缝合瓣叶

1~9 为缝合点。

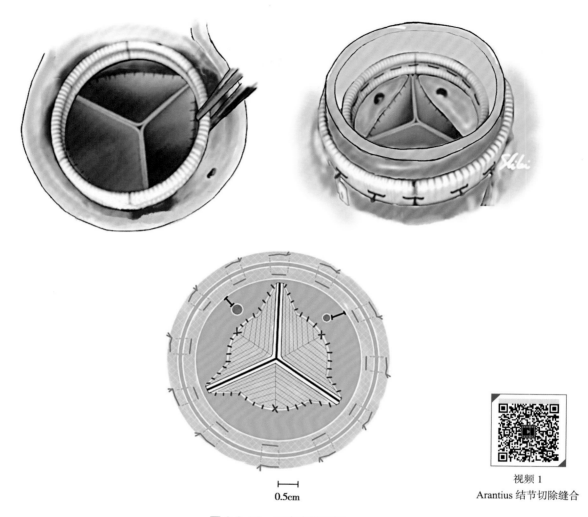

0.5cm

视频 1
Arantius 结节切除缝合

图 6-3-19 固定窦管交界

3. 窦壁的成形 窦壁成形技术尤其适于主动脉窦瘤、根部直径扩张大于 50mm 以及微小主动脉病例,术中根据瓣叶的情况行保留瓣叶或瓣叶重建的窦壁成形。

CARVAR 技术生理性地保留了主动脉瓣膜及根部结构的完整性。但其技术仍存在很多争议及缺点,首先 CARVAR 技术根据主动脉根部扩张程度来确定窦管交界直径,无个性化标准,新的窦管交界直径一经确定,新的瓣叶尺寸、新的瓣环直径随之也会被确定,但不一定与主动脉瓣环完全匹配,且在窦管交界水平主动脉内部放置人工硬环以后导致收缩及舒张期协调性降低,不利于瓣膜有效闭合。牛心包瓣叶的使用寿命和手术时间过长等问题也是该技术的另一难题。同时该方法单一,无法应对三瓣环无法重建的患者。

(冯学国 曹劲松)

参考文献

[1] YACOUB MH, KILNER PJ, BIRKS EJ, et al. The aortic outflow and root: a tale of dynamism and crosstalk [J]. Ann Thorac Surg, 1999, 68 (3 Suppl): S37-43.
[2] 汪曾炜,刘维永,张宝仁,等 . 心脏外科学 [M]. 北京:人民军医出版社,2008.

［3］ GRINDA J M, LATREMOUILLE C, BERREBI A J, et al. Aortic cusp extension valvuloplasty for rheumatic aortic valve disease: midterm results [J]. Ann Thorac Surg, 2002, 74 (2): 438-443.

［4］ CARPENTIER A. Cardiac valve surgery—the "French correction" [J]. J Thorac Cardiovasc Surg, 1983, 86 (3): 323-337.

［5］ Lawrence H. Cohn, L. Henry Edmunds, Jr. 原 . 成人心脏外科学 [M]. 刘中民 , 吴清玉 , 译 . 北京：人民卫生出版社 , 2007.

［6］ OZAKI S, KAWASE I, YAMASHITA H, et al. Aortic valve reconstruction using autologous pericardium for ages over 80 years [J]. Asian Cardiovascular and Thoracic Annals, 2014, 22 (8): 903-908.

［7］ ISAMU K, SHIGEYUKI O, HIROMASA Y, et al. Aortic valve reconstruction with autologous pericardium for dialysis patients [J]. Interactive Cardiovascular & Thoracic Surgery (6): 738-742.

［8］ OZAKI S, KAWASE I, YAMASHITA H, et al. A total of 404 cases of aortic valve reconstruction with glutaraldehyde-treated autologous pericardium [J]. J Thorac Cardiovasc Surg, 2014, 147 (1): 301-306.

［9］ SÁ MPBO, PERAZZO ÁM, ZHIGALOV K, et al. Aortic valve neocuspidization with glutaraldehyde-treated autologous pericardium (Ozaki Procedure)-a promising surgical technique [J]. Braz J Cardiovasc Surg, 2019, 34 (5): 610-614.

［10］ ARYA A, SRIVASTAVA N K, PANDE S, et al. Assessment of untreated fresh autologous pericardium as material for construction of heart valve: Result at 5 years [J]. Ann Card Anaesth, 2019, 22 (3): 273-277.

［11］ AMIR-REZA H, ADSUAR-GÓMEZ ALEJANDRO, GONZÁLEZ-CALLE ANTONIO, et al. Follow-up of a simple method for aortic valve reconstruction with fixed pericardium in children [J]. Interact Cardiovasc Thorac Surg, 2017, 25 (6): 983-984.

［12］ SONG MG, YANG HS, CHOI JB, et al. Aortic valve reconstruction with leaflet replacement and sinotubular junction fixation: early and midterm results [J]. Ann Thorac Surg, 2014, 97 (4): 1235-1241.

第七章　儿童主动脉根部Ⅰ型病变的重建

第一节　左室-主动脉连接和窦管交界的测量、匹配　/　112

第二节　主动脉瓣上狭窄的矫治　/　113

第三节　主动脉瓣下狭窄的矫治　/　119

第四节　儿童其他主动脉根部Ⅰ型病变　/　122

主动脉根部Ⅰ型病变主要是指主动脉瓣叶无明显病变或瓣叶质量好且面积足以覆盖瓣口,主动脉瓣功能障碍主要由主动脉根部结构(主动脉壁)病变引起,儿童Ⅰ型病变多以狭窄为主,扩张病变少见,考虑到儿童生长的需求,很少行固定结构类的手术,即便扩张类病变也只是局部手术。包括左室-主动脉连接、主动脉窦、窦管交界、升主动脉等病变引起的主动脉瓣狭窄或关闭不全,常见的病变为窦管交界狭窄、主动脉瓣下隔膜等,通过修复主动脉根部的异常病变可恢复主动脉瓣正常的功能,国内外开展的保留主动脉瓣的主动脉根部置换术、窦部成形术和根部重建术的探索和临床应用,取得了良好疗效。因此,本章节重点介绍实用的简单左室-主动脉连接成形、简单的窦管交界成形、主动脉瓣上狭窄矫治。

第一节　左室-主动脉连接和窦管交界的测量、匹配

一、测量

术前经食管超声评估主动脉瓣反流的原因。若确定为Ⅰ型病变,即主动脉瓣叶无明显病变,主动脉瓣反流为主动脉根部扩张引起,测量左室-主动脉连接、主动脉窦部、窦管交界和升主动脉的直径,为手术中测量提供参考。

手术时,在窦管交界上方约2mm做主动脉横切口,切口两端大约延伸至无冠窦中点和主动脉瓣左右交界。探查主动脉瓣,若瓣叶无明显病变,可不作处理。用塞规测量主动脉-左室连接及窦管交界的直径,结合术前TEE测量的数值,确定主动脉根部成形的手术方案(图7-1-1)。

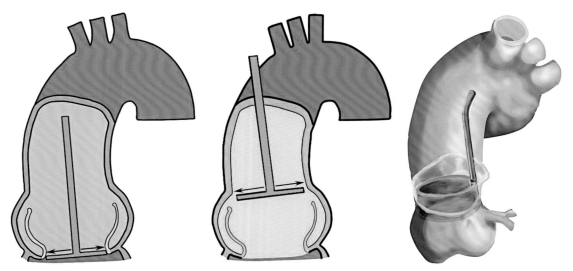

图7-1-1　塞规测量左室-主动脉连接及窦管交界

二、左室-主动脉连接和窦管交界的匹配:相差<20%

若左室-主动脉连接的直径显著大于窦管交界,窦管交界、升主动脉无明显扩张,主动脉瓣反流为左室-主动脉连接扩张引起,则需行左室-主动脉连接成形术,深部交界夹闭(图7-1-2)。

若左室-主动脉连接的直径基本正常,而窦管交界显著扩张,则需行窦管交界成形术。若同时合并升主动脉扩张,可行窦管交界+升主动脉成形术。测得的左室-主动脉连接的直径乘以0.85,就是该患者窦管交界直径的正常值。

三、瓣叶与窦部相匹配

测量主动脉根部各部位直径的同时,需注意瓣叶与窦部相匹配,如瓣缘与窦管交界、高度与窦部匹配(图 7-1-3)。通常窦部窦管交界边缘与瓣叶边缘等长,瓣叶高度略大于瓣缘长度的一半。

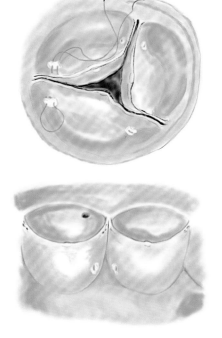

图 7-1-2　深部交界夹闭

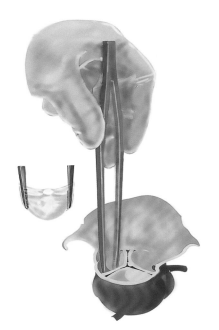

图 7-1-3　瓣叶与窦部相匹配

第二节　主动脉瓣上狭窄的矫治

主动脉瓣上狭窄(supravalvular aortic stenosis,SVAS)是发生在冠状动脉开口以上的主动脉管腔局限性或弥漫性狭窄,是左室流出道梗阻中最少见的类型,发生率为 5%~8%。

一、主动脉瓣上狭窄分型

1930 年,Mencarelli 首先报道了此病变。主动脉瓣上狭窄常合并肾、脑、肠系膜、肺等器官的动脉狭窄,部分患者合并 Williams 综合征,具有遗传倾向。根据狭窄的位置、范围和形态分为局限性和弥漫性(图 7-2-1)。

(一)局限性主动脉瓣上狭窄

约占 85%,位于窦管交界处,又分为沙漏型和隔膜型。

(二)弥漫性主动脉瓣上狭窄

约占 15%,整个升主动脉甚至主动脉弓、降主动脉均受累,发育不良。可累及整个主动脉根部,主动脉瓣和主动脉窦可发生扭曲,主动脉瓣叶增厚,可粘贴于窦管交界处狭窄的嵴上,有 20%~40% 的患者合并主动脉瓣和瓣下狭窄。另外,冠状动脉亦受影响,狭窄近端高血压引起冠状动脉扭曲和扩张。有 25% 的患者发生冠状动脉开口狭窄,特别是左冠状动脉。

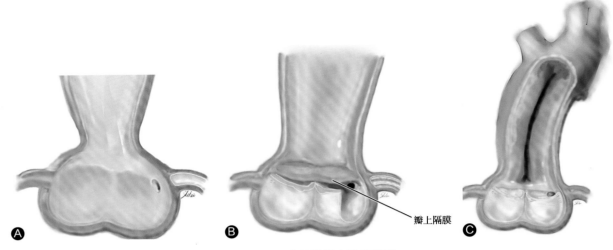

瓣上隔膜

图 7-2-1 主动脉瓣上狭窄类型
A. 局限性主动脉瓣上狭窄——沙漏型；B. 局限性主动脉瓣上狭窄——隔膜型；C. 弥漫性主动脉瓣上狭窄。

二、主动脉瓣上狭窄病理生理

主动脉瓣上狭窄与其他类型主动脉狭窄相同：左室排血受阻，远端器官及组织供血不足，左室压力负荷增加，收缩压升高，心肌肥厚；主动脉高速血流冲击可产生 Coanda 效应，使右上肢血压高于左上肢；常合并主动脉瓣叶增厚，与狭窄环形成粘连，造成主动脉瓣狭窄或者关闭不全，收缩期冠状动脉血流增加，但在心肌供血的舒张期，冠状动脉的血供明显减少，造成心肌缺血，也可导致冠状动脉开口狭窄，灌注不足造成缺血；另外因狭窄口位于冠状动脉开口的远端，很高的左室收缩压可直接压迫冠状动脉，使之易产生动脉硬化等病变（图 7-2-2）。

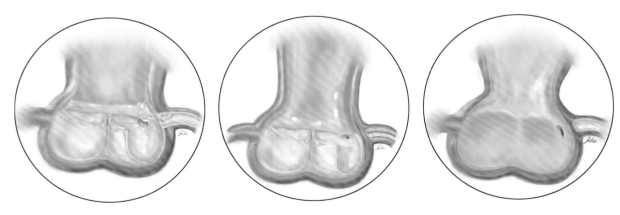

图 7-2-2 主动脉瓣上狭窄对冠状动脉的影响

三、临床表现

症状：婴儿时期很少出现症状，常在儿童时期表现出来；活动量下降。活动后心悸、气短、黑矇、晕厥等，有时候出现冠状动脉缺血相关的心绞痛症状。体征：主动脉瓣区收缩期震颤，收缩期喷射样杂音，向颈部传导；弥漫性病变，常累及主动脉弓，出现双上肢血压不对称。约 50% 合并 Williams 综合征面容。Williams 综合征是一种因第七染色体长臂 7q11.23 区段部分缺损的先天性疾病，可出现窦管交界狭窄。Williams综合征面容也称小精灵面容：圆脸，额宽且前突，鼻梁宽平，眼距大，内眦赘平，内斜视，长人中，唇厚，虹膜呈星芒状，偶有角膜及晶状体浑浊，耳郭较大，牙齿形成低下，下颌发育差，声音低哑，性格温和。婴儿时期可合并高钙血症。

四、诊断方法(图 7-2-3)

1. 超声心动图　通过探测狭窄部位的高速血流速度，可明确病变性质，判断左心室肥厚的程度。

2. CT 检查　64 排以上螺旋 CT 和双源 CT 血管造影及其三维重建技术可确定主动脉瓣上狭窄的部位、形态、程度和范围，具有准确、形象和无创伤的特点。

3. 磁共振成像　同 CT 一样，磁共振成像技术亦可显示主动脉瓣上狭窄的部位、形态、程度和范围。

4. 心导管和心血管造影检查　心导管检查是主动脉瓣上狭窄患者手术前的常规检查方法，是唯一能准确测量最大收缩期压差的方法，主动脉造影可区分局限性和弥漫性狭窄，确定主动脉瓣上狭窄的部位、形态、程度和范围。

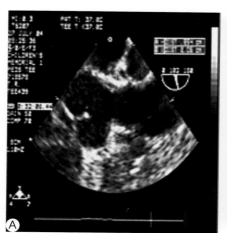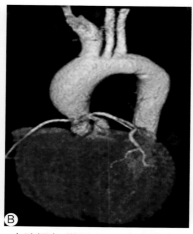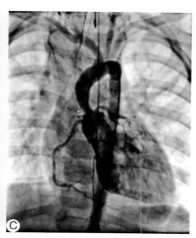

图 7-2-3　心脏超声、增强 CT 及心血管造影检查
A.心脏超声提示主动脉瓣上方冠状窦上缘水平有一环形狭窄；B.增强 CT 提示主动脉窦上方环形狭窄；
C.心血管造影检查提示主动脉窦上方狭窄，主动脉窦及冠状动脉扩张明显。

五、治疗

(一)手术适应证

与其他左室排血受阻疾病相同，跨狭窄段收缩压差大于 50mmHg，心电图提示：左室肥大并劳损，胸片提示左室扩大，临床症状出现胸痛、黑矇、晕厥，心功能不全，合并其他严重心脏畸形，均为手术指征。

(二)手术方法

1956 年，Kirklin 等采用补片矫治主动脉瓣上狭窄获得成功。1961 年，McGoon 等也成功地为本病患者实行主动脉成形术。直到 1976 年，Doty 等报道了用"裤衩形"补片行主动脉成形术，从而使该病的治疗在技术上有了很大进步。1988 年，Brom 等用主动脉"三窦"扩大成形的方法治疗本病，使得主动脉瓣上狭窄的治疗更为彻底。

瓣上狭窄患者有猝死的可能，因此，凡诊断明确的有症状患儿及左室 - 主动脉狭窄远侧最高收缩压阶差大于 50mmHg 的无症状患儿，均需手术治疗。无论使用哪种手术方法，局限性主动脉瓣上狭窄的术后早期死亡率为 0~2%，"一窦""二窦""三窦"扩大成形的近远期随访结果无明显差异。弥漫性主动脉瓣上狭窄的手术死亡率在 10% 以上，再手术率和晚期死亡率亦高。不论局限性还是弥漫性主动脉瓣上狭窄，即使梗阻解除满意，主动脉的再生长能力也均不良，因此需要长期随访。

    1. 局限性主动脉瓣上狭窄

    (1) 主动脉"一窦"扩大成形术（McGoon 法，图 7-2-4）。

    单窦法：狭窄环上方 2cm 处，自升主动脉前壁向无冠窦方向斜行切开升主动脉至无冠窦底部 1cm 处，剪除狭窄环，用卵圆形或泪滴状人造血管加宽升主动脉。

    (2) 主动脉"二窦"扩大成形术（Doty 法，图 7-2-5）。

    双窦法：将切口分别向无冠窦及右冠窦呈人字形切开，切除狭窄环后，用人造涤纶补片加宽右冠窦及无冠窦。

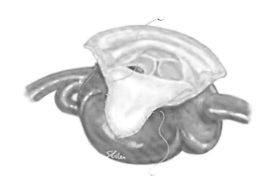

图 7-2-4　一个窦扩大成形

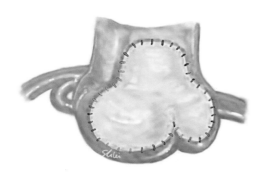

图 7-2-5　两个窦扩大成形

    (3) 主动脉"三窦"扩大成形术（Brom 法，图 7-2-6）

    三窦法：采用三个补片行主动脉窦部扩大，理论上这种方法使得主动脉窦修补更具有对称性，出现术后主动脉瓣反流和残余压差的概率降低，将三个人工补片修剪成三角形，分别扩大各个主动脉窦。

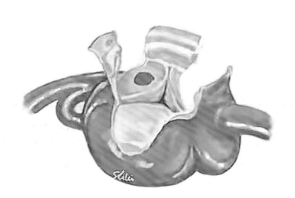

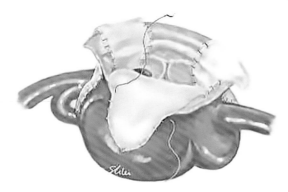

图 7-2-6　三个窦扩大成形

    (4) 改良主动脉"三窦"扩大成形术（Myers 法）（图 7-2-7）

    改良三窦法：为了避免使用人造补片进行主动脉重建，将狭窄段切除后，分别在主动脉窦部及升主动脉行纵行切口，将主动脉旋转进行吻合修复局限性狭窄。

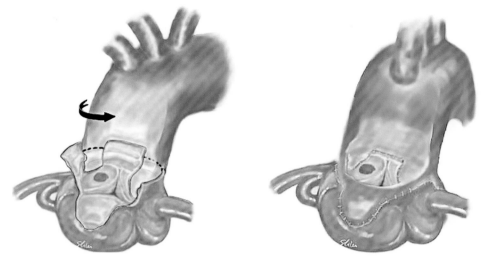

图 7-2-7 改良三个窦扩大成形

（5）升主动脉端端吻合术：适合狭窄段较短，内膜无纤维化增厚或者狭窄段仅局限于狭窄段者，可切除狭窄段升主动脉，做升主动脉端端吻合（图 7-2-8、图 7-2-9）。

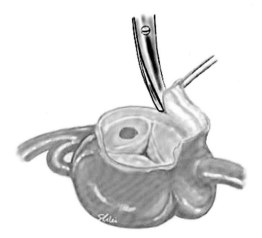

图 7-2-8 切除瓣上狭窄环

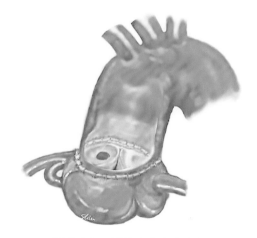

图 7-2-9 端端吻合主动脉瓣壁

2. 弥漫性主动脉瓣上狭窄　如果狭窄累及主动脉弓甚至降主动脉，需行主动脉扩大成形术。①切除升主动脉狭窄的内膜，补片加宽整个升主动脉及狭窄的头臂血管起始部。②主动脉弓部远端弥漫并严重狭窄患者，可选择带瓣外管道行心尖与狭窄以远主动脉架桥（图 7-2-10、视频 2）。笔者推荐三窦扩大法（Brom 法），使血流动力学更接近正常。

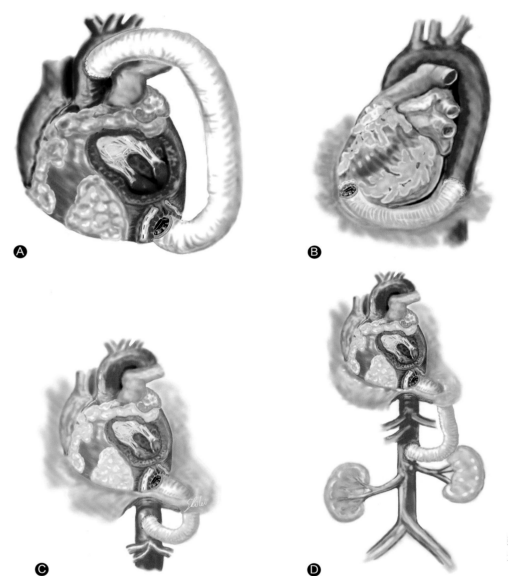

图 7-2-10　心尖 - 主动脉转流

A. 心尖升主动脉带瓣管道连接；B. 心尖胸主动脉带瓣管道连接；

C、D. 心尖腹主动脉带瓣管道连接。

视频 2

瓣上狭窄 - 行三瓣叶

置换 + 加宽三个窦 +

加宽升主动脉

第三节　主动脉瓣下狭窄的矫治

一、定义

主动脉瓣下狭窄（subvalvular aortic stenosis，SAS）是指主动脉瓣下膜性或者肌性组织堵塞左室流出道而导致左室排血受阻的疾病。婴幼儿时期一般不产生左心室排血受阻，临床上出现症状大多数在青少年或者壮年时期。主动脉瓣下狭窄引起的湍流，可冲击主动脉瓣，使主动脉瓣叶增厚和变形，并可导致主动脉瓣关闭不全。常见的主动脉瓣下狭窄包括纤维肌肉性狭窄和肌肉肥厚性狭窄（图 7-3-1）。

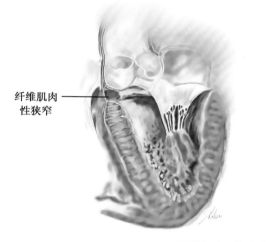
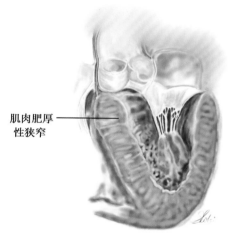

纤维肌肉
性狭窄

肌肉肥厚
性狭窄

图 7-3-1　主动脉瓣下狭窄的分型

纤维肌性狭窄根据病理解剖特点可分为分散性狭窄及纤维肌性通道。分散性狭窄包括膜性狭窄和纤维肌性狭窄。瓣下肥厚性狭窄，即肥厚性心肌病，分为梗阻性与非梗阻性。

心脏超声检查作为首选诊断方法，心导管及造影检查主动脉瓣下可见三角形切迹（图 7-3-2）。

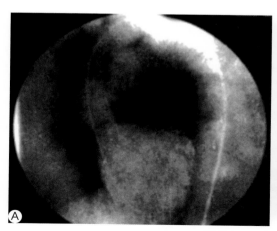
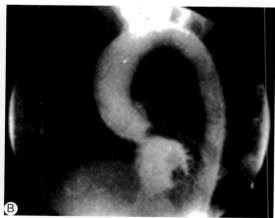

图 7-3-2　心导管及造影检查

A. 主动脉瓣下纤维嵴，造影显示主动脉瓣下带状透亮区；B. 主动脉瓣下三角形透亮区。

二、常见手术方法

（一）主动脉瓣下纤维隔膜或纤维肌肉切除术（图 7-3-3、图 7-3-4）

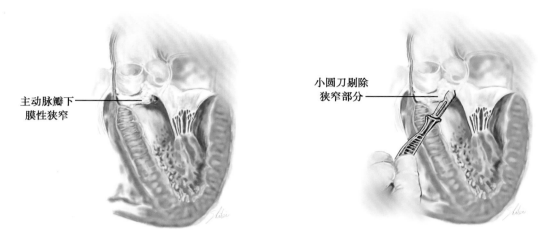

主动脉瓣下
膜性狭窄

小圆刀剔除
狭窄部分

图 7-3-3　小圆刀仔细剔除主动脉瓣下膜性狭窄部分，解除左室流出道梗阻

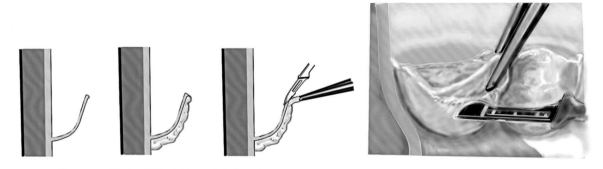

图 7-3-4　借助刮匙与小圆刀剔除主动脉瓣下粘连的膜性组织，操作中应尽量避免损伤主动脉瓣叶

（二）主动脉瓣下狭窄环解除术（图 7-3-5）

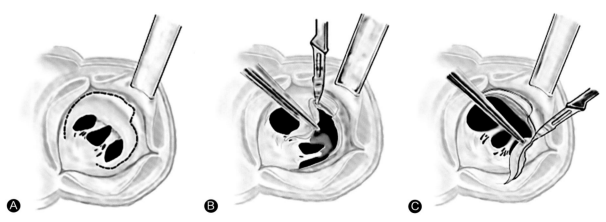

图 7-3-5　主动脉瓣下狭窄环解除术

A. 显露瓣下狭窄；B. 自右冠瓣开始逆时针切除瓣下隔膜；C. 自右冠瓣顺时针切除瓣下隔膜。

（三）主动脉瓣发育正常的纤维肌性通道——改良 Konno 术（详见第十八章第二节）

（四）主动脉瓣发育不良的纤维肌性通道——扩大主动脉根部置换术（extended aortic root replacement）（图 7-3-6）

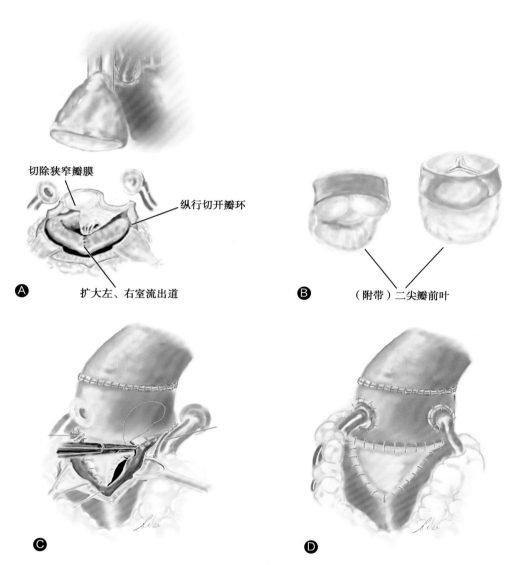

图 7-3-6　扩大主动脉根部置换术

A. 根部纵行切开瓣环、左右室流出道，离断升主动脉，保留冠状动脉开口，切除狭窄的瓣膜；

B. 用同种异体主动脉带瓣管道植入根部；

C. 用同种异体带瓣主动脉管道附带的二尖瓣前叶扩大左室流出道；

D. 冠状动脉移植，扩大右室流出道。

（五）肌肉肥厚性狭窄（图 7-3-7、视频 3）

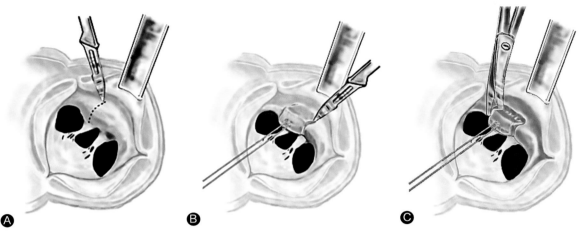

图 7-3-7 肌肉肥厚性狭窄的处理

A. 右冠瓣叶中点向心尖部做纵行切口；
B. 平行前切口左侧做第二切口，横切口连接两平行切口；
C. 剪刀剪除两切口间的肌肉。

视频 3
瓣下狭窄 - 纤维增生剥除

第四节 儿童其他主动脉根部 I 型病变

如窦管交界扩张，窦瘤形成或破裂，整个根部扩大的部分详见第十章手术方法。

（许 铭 杨 凯 杨建国）

参考文献

［1］COTRUFO M, AGOZZINO L, DE FEO M, et al. Aortic valve dysfunction and dilated ascending aorta. A complex and controversial association [J]. Ital Heart J, 2003, 4 (9): 589-595.

［2］DAVID T E, ARMSTRONG S, IVANOV J, et al. Aortic valve sparing operations: an update [J]. Ann Thorac Surg, 1999, 67 (6): 1840-1842.

［3］乔志钰，林多茂，谢进生．保留主动脉瓣的主动脉根部手术基础与临床 [J]．中华胸心血管外科杂志，2007, 3: 215-216.

［4］BROWN J W, RUZMETOV M, VIJAY P, et al. Surgery for aortic stenosis in children: a 40-year experience [J]. Ann Thorac Surg, 2003, 76 (5): 1398-1411.

［5］VAIDEESWAR P, SHANKAR V, DESHPANDE JR, et al. Pathology of the diffuse variant of supravalvar aortic stenosis [J]. Cardiovasc Pathol, 2001, 10 (1): 33-37.

［6］KRIEGER EV, STOUT KK, GROSSE-WORTMANN L. How to image congenital left heart obstruction in adults [J]. Circ Cardiovasc Imaging, 2017, 10 (5): e004271.

［7］R THOMAS, COLLINS. Cardiovascular disease in Williams syndrome [J]. Circulation, 2013, 127 (21): 2125-2134.

［8］SILLVA LAF, KIM CA, MATAS CG. Characteristics of auditory evaluation in Williams syndrome: a systematic review. Características da avaliação auditiva na síndrome de Williams: revisão sistemática [J]. Codas, 2018, 30 (5): e20170267. Published 2018 Sep 17.

［9］CRESPI B J, PROCYSHYN TL. Williams syndrome deletions and duplications: Genetic windows to understanding anxiety, sociality, autism, and schizophrenia [J]. Neurosci Biobehav Rev, 2017, 79: 14-26.

［10］KRAMER P, ABSI D, HETAER R, et al. Outcome of surgical correction of congenital supravalvular aortic stenosis with two-and three-sinus reconstruction techniques [J]. Ann Thorac Sur, 2014, 97 (2): 634-640.

［11］VALENTE A S, ALENCAR P, SANTOS A N, et al. Supravalvular aortic stenosis in adult with anomalies of aortic arch vessels and aortic regurgitation [J]. Rev Bras Cir Cardiovasc, 2013, 28 (4): 545-549.

［12］CHING-FEN, HSU. Modality effect on contextual integration in people with Williams syndrome [J]. Res Dev Disabil, 2014, 35 (7): 1571-1578.

［13］来永强, 周其文, 陈宝田, 等. 主动脉瓣上狭窄的外科治疗 [J]. 中华胸心血管外科杂志, 1998, 14 (5): 272-274.

［14］袁峰, 柏松, 郭健, 等. Doty 法矫治小儿先天性主动脉瓣上狭窄的疗效 [J]. 中华实用儿科临床杂志, 2014, 29 (18): 1421-1424.

［15］OLIVOTTO I, GIROLAMI F, NISTRI S, et al. The many faces of hypertrophic cardiomyopathy: from developmental biology to clinical practice [J]. J Cardiovasc Transl Res, 2009, 2 (4): 349-367.

［16］CARR M, CURTIS S, MAREK J. Congenital left-sided heart obstruction [J]. Echo Res Pract. 2018 Jun; 5 (2): R23-R36.

［17］MUKADAM S, GORDON BM, OLSONI JT, et al. Subaortic stenosis resection in children: emphasis on recurrence and the fate of the aortic valve [J]. World J Pediatr Congenit Heart Surg, 2018, 9 (5): 522-528.

［18］LUPINETTI F M. Left ventricular outflow tract obstruction [J]. Semin Thorac Cardiovasc Surg Pediatr Card Surg Annu, 2004, 7: 102-106.

［19］SALVATORE P, FRANCESCO P, MARTE F, et al. Subvalvular aortic stenosis associated with valvular aortic regurgitation in young child [J]. Int J Cardiol, 2009, 133 (2): e81-e83.

［20］KAUSHAL S, BACKER CL, PATEL S, et al. Midterm outcomes in supravalvular aortic stenosis demonstrate the superiority of multisinus aortoplasty [J]. Ann Thorac Surg, 2010, 89 (5): 1371-1377.

［21］MAVROUDIS C, MAVROUDIS CD, JACOBS JP. The Ross, Konno, and Ross-Konno operations for congenital left ventricular outflow tract abnormalities [J]. Cardiol Young, 2014, 24 (6): 1121-1133.

［22］DEARANI J A, OMMEN S R, GERSH B J, et al. Surgery insight: Septal myectomy for obstructive hypertrophic cardiomyopathy—the Mayo Clinic experience [J]. Nat Clin Pract Cardiovasc Med, 2007, 4 (9): 503-512.

第八章 儿童主动脉根部 II 型病变的重建

第一节 儿童主动脉瓣叶成形基本技术 / 125

第二节 主动脉瓣单瓣叶置换 / 129

第三节 双瓣叶修复 / 129

第四节 三瓣叶修复与置换 / 130

第五节 主动脉瓣单瓣化畸形的手术技术 / 130

主动脉根部Ⅱ型病变主要指主动脉瓣瓣叶病变引起的瓣膜功能障碍,而主动脉根部其他结构无明显异常,是小儿最常见的主动脉根部病变类型,包括主动脉瓣狭窄、主动脉瓣关闭不全及主动脉瓣狭窄并关闭不全。根据瓣叶病变类型不同,治疗方案不同,对于0~14岁无法置换人工瓣的小儿,因为存在人工材料(如牛心包)衰败速度快的问题,应尽量避免使用人工材料。

第一节　儿童主动脉瓣叶成形基本技术

针对主动脉瓣瓣叶病变较轻的小儿,通常采用下列成形技术:交界悬吊(suspension of commissure)、延长的瓣膜游离缘缩短术(shortening free edge of redundant cusps)、瓣膜边缘折叠术(plication of valvular edge)、瓣膜中部楔形切除术(wedge resection of central part of leaflets)、瓣膜破损修补术(repairing the damaged valve)、瓣膜面积扩大术(valve area augmentation)、增厚瓣膜削切术(thinning the thickened cusps)。

这类技术主要用于单个瓣叶病变,即主动脉瓣某一个瓣叶存在异常,少数病例表现为瓣膜狭窄,多为瓣膜反流。单叶瓣病变最主要的原因是合并室间隔缺损,因为室间隔缺损的血流动力学效应导致主动脉瓣脱垂(图8-1-1),其中干下室间隔缺损占75%,膜周室间隔缺损占25%。其次是感染性心内膜炎、手术损伤等原因,亦可导致主动脉瓣穿孔等畸形。对于复杂病例,有可能使用两种甚至多种技术进行修复。

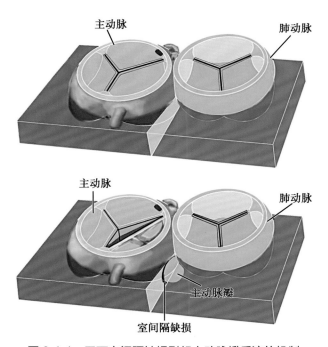

图8-1-1　干下室间隔缺损引起主动脉瓣反流的机制

在以下小儿主动脉瓣成形技术中,笔者不使用人工材料修补或替换瓣叶,避免因人工材料的快速衰败而致瓣膜失去功能。

一、瓣膜对合缘延长

最常用的方法,瓣膜折叠并交界悬吊和中央部分楔形切除缝合或折叠。

1. 瓣膜折叠悬吊(图8-1-2)　适用于瓣膜对合缘交界处非对称性延长,折叠后主动脉瓣中央结节对合正常的患者。

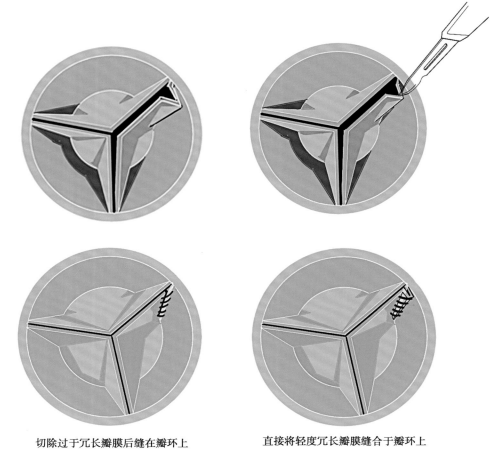

切除过于冗长瓣膜后缝在瓣环上　　　　　直接将轻度冗长瓣膜缝合于瓣环上

图 8-1-2　瓣膜折叠悬吊

2. 瓣缘处切除缝合　如果脱垂部在交界与 Arantius 结节之间（图 8-1-3），可采用此方法。

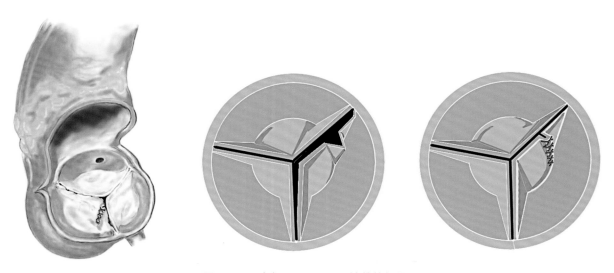

图 8-1-3　中部及 Arantius 结节的折叠

3. 如果瓣叶组织菲薄,可以采取中央部分游离缘折叠(图 8-1-4)。

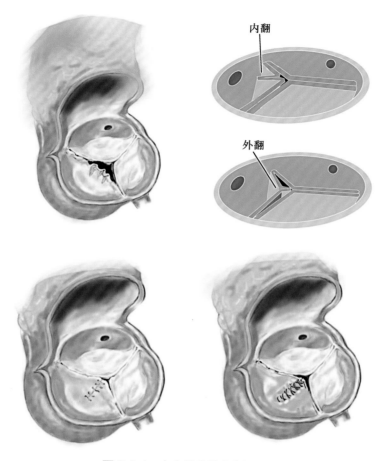

内翻

外翻

图 8-1-4　中央部分游离缘折叠

二、瓣叶穿孔:补片修补(图 8-1-5)

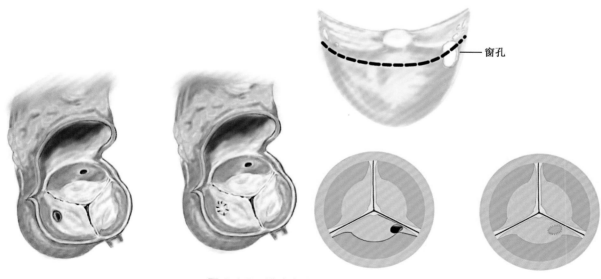

窗孔

图 8-1-5　瓣叶穿孔自体心包片修补

三、瓣叶受限并瓣膜脱垂

1. 瓣膜受限,瓣叶面积不够,瓣膜对合缘长度正常(图 8-1-6)。

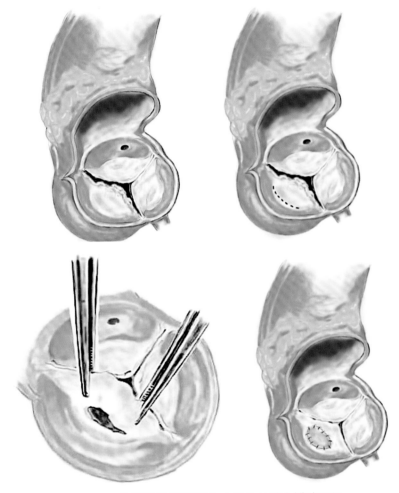

图 8-1-6　将瓣膜基底部切开,心包补片扩大瓣叶面积

2. 瓣膜受限,瓣叶面积不够,同时瓣膜对合缘延长(图 8-1-7)。

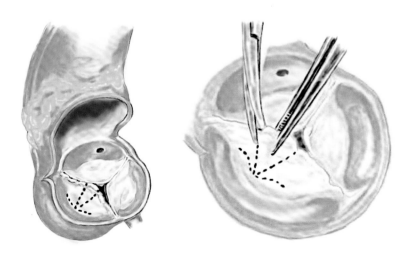

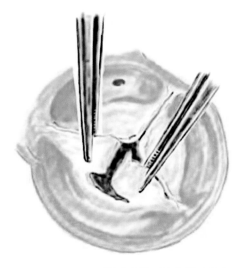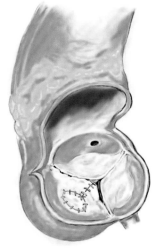

图 8-1-7　扩大瓣叶面积，同时缩短对合缘长度

3. 瓣叶增厚，钙化，瓣叶交界挛缩导致瓣口狭窄（图 8-1-8、视频 4），如钙化斑块难以剔除，或剔除后瓣叶穿孔，可参考第十六章第二节。

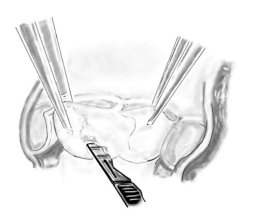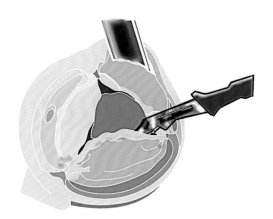

图 8-1-8　剔除钙化斑块，分离交界挛缩

第二节　主动脉瓣单瓣叶置换

方法参见第十一章第二节。

第三节　双瓣叶修复

视频 4
儿童牛心包左冠瓣
置换＋自体心包加宽
一个窦管交界

如为两个瓣叶独立病变，可参照单瓣叶修复方法，逐一修复，但最常见的是二瓣化畸形的修复，具体见第十三章第四节。

129

第四节　三瓣叶修复与置换

通常三瓣叶同时需要修复的病例很少见,如各自瓣叶条件尚好,修复可参照单瓣叶修复方法,逐一修复。如为狭窄病变,瓣叶失去正常形态,多需要行三瓣叶置换,具体方法参考成人三瓣叶置换或鼎状成形。但儿童的替代材料选择仍是一个大问题,目前临床多以自体心包为主,笔者也尝试以上腔静脉/下腔静脉/牛颈静脉替代,近期效果很好,远期待随访结果。

第五节　主动脉瓣单瓣化畸形的手术技术

先天性单叶瓣畸形即整个主动脉瓣未分叶,形成一个完整的主动脉瓣膜,多伴有严重狭窄,是最常见的先天性主动脉瓣狭窄病变。单叶式主动脉瓣发生率较低,超声检查发现估计在 0.02%,占手术治疗患者的 3%,常合并升主动脉扩张和主动脉缩窄。手术患者年龄越小,单叶瓣畸形的可能性就越大。很多在婴儿期发病,如果长到成年,也往往在 30 岁之前需要手术矫治。

单叶式主动脉瓣有两种类型:圆顶样无连合瓣叶和单连合瓣叶。前者只有一个瓣叶,没有交界处,有时在瓣口水平可见交界的痕迹,瓣口可在整个瓣膜中心或稍偏离中心部位,瓣口多很狭小或呈裂隙状。后者交界处瓣叶一侧与主动脉壁相粘连,形成一个偏心性狭小的孔道,有时在位置相当于原有交界处部位可观察到瓣叶有一条或两条缝样痕迹。单叶瓣仅有一个交界附着于主动脉壁上,另一个或两个发育不全的交界痕迹还存在,部分附着瓣膜基部并指向瓣膜游离缘。常见病变为瓣口狭窄。所以所谓单瓣叶通常都是 2 型二瓣化。修复关键决定于主动脉有几个窦。

先天性主动脉单瓣叶畸形并狭窄的成形技术包括:

1. 切开交界区连接　对于新生儿、小婴儿及儿童,通常切开瓣交界来扩大瓣开口面积(图 8-5-1)。如果外科切开有困难或患儿条件不适合直视手术,可采取外科体外循环/非体外循环下主动脉瓣球囊扩张术(见下文),缓解瓣口狭窄。总之,尽量将更有效的手术方式推迟到更大年龄。

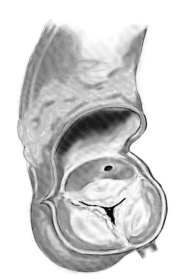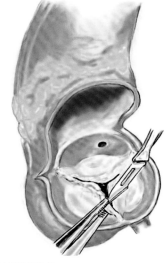

图 8-5-1　瓣交界切开技术

2. 外科球囊扩张术（图 8-5-2、图 8-5-3）

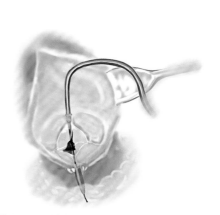

图 8-5-2　体外循环下主动脉瓣球囊扩张术

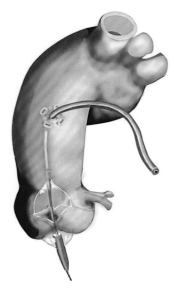

图 8-5-3　非体外循环下主动
脉瓣球囊扩张术

3. 介入球囊扩张术　如有外科介入技术团队，可以介入扩张，但应有外科医生备台。可以应用快速起搏或双球囊技术。

（王　潇　崔虎军）

参考文献

［1］ HUNTINGTON K, HUNTER AG, CHAN KL. A prospective study to assess the frequency of familial clustering of congenital bicuspid aortic valve [J]. J Am Coll Cardiol, 1997, 30 (7): 1809-1812.

［2］ CLEMENTI M, NOTARI L, BORGHI A, et al. Familial congenital bicuspid aortic valve: a disorder of uncertain inheritance [J]. Am J Med Genet, 1996, 62 (4): 336-338.

［3］ TUTAR E, EKICI F, ATALAY S, et al. The prevalence of bicuspid aortic valve in newborns by echocardiographic screening [J]. Am Heart J, 2005, 150 (3): 513-515.

［4］ NISTRI S, BASSO C, MARZARI C, et al. Frequency of bicuspid aortic valve in young male conscripts by echocardiogram [J]. Am J Cardiol, 2005, 96 (5): 718-721.

［5］ SIU S C, SILVERSIDES C K. Bicuspid aortic valve disease [J]. J Am Coll Cardiol, 2010, 55 (25): 2789-2800.

［6］ ALEGRET J M, LIGERO C, VERNIS JM, et al. Factors related to the need for surgery after the diagnosis of bicuspid aortic valve: one center s experience under a conservative approach [J]. Int J Med Sci, 2013, 10 (2): 176-182.

［7］ C RIPE L, ANDELFINGER G, MARTIN L J, et al. Bicuspid aortic valve is heritable [J]. J Am Coll Cardiol, 2004, 44 (1): 138-143.

［8］ MARTIN L J, RAMACHANDRAN V, CRIPE L H, et al. Evidence in favor of linkage to human chromosomal regions 18q, 5q and 13q for bicuspid aortic valve and associated cardiovascular malformations [J]. Hum Genet, 2007, 121 (2): 275-284.

［9］ SCIACCA S, PILATO M, MAZZOCCOLI G, et al. Anti-correlation between longevity gene SirT1 and Notch signaling in ascending aorta biopsies from patients with bicuspid aortic valve disease [J]. Heart Vessels, 2013, 28 (2): 268-275.

［10］ AMATI F, COND I, CONTI E, et al. Analysis of intracellular distribution and apoptosis involvement of the Ufd11 gene product by over-expression studies [J]. Cell Biochem Funct, 2003; 21 (3): 263-267.

[11] MOHAMED S A, HANKE T, SCHLUETER C, et al. Ubiquitin fusion degradation 1-like gene dysregulation in bicuspid aortic valve [J]. J Thorac Cardiovasc Surg, 2005, 130 (6): 1531-1536.

[12] LEE TC, ZHAO YD, COURTMAN DW, et al. Abnormal Aortic Valve Development in Mice Lacking Endothelial Nitric Oxide Synthase [J]. Circulation, 2000, 101 (20): 2345-2348.

[13] AICHER D, URBICH C, ZEIHER A, et al. Endothelial nitric oxide synthase in bicuspid aortic valve disease [J]. Ann Thorac Surg. 2007 Apr; 83 (4): 1290-4.

[14] GUO DC, PANNU H, TRAN-FADULU V, et al. Mutations in smooth muscle α-actin (ACTA2) lead to thoracic aortic aneurysms and dissections [J]. Nature Genetics, 2007, 39 (12): 1488-1493.

[15] SAMPSA P, HEIKKI T, KERKELÄ RISTO, et al. GATA transcription factors in the developing and adult heart [J]. Cardiovasc Res, 2004, 63 (2): 196-207.

[16] PADANG R, BAGNALL RD, RICHMOND DR, et al. Rare non-synonymous variations in the transcriptional activation domains of GATA5 in bicuspid aortic valve disease [J]. J Mol Cell Cardiol, 2012, 53 (2): 277-281.

[17] LAFOREST B, NEMER M. GATA5 interacts with GATA4 and GATA6 in outflow tract development [J]. Dev Biol, 2011, 358 (2): 368-378.

[18] FEDAK PWM, SA MPLD, VERMA S, et al. Vascular matrix remodeling in patients with bicuspid aortic valve malformations: Implications for aortic dilatation [J]. J Thorac Cardiovasc Surg, 2003, 126 (3): 797-806.

[19] BOYUM J, FELLINGER E K, SCHMOKER JD, et al. Matrix metalloproteinase activity in thoracic aortic aneurysms associated with bicuspid and tricuspid aortic valves [J]. J Thorac Cardiovasc Surg, 2004, 127 (3): 686-691.

[20] IKONOMIDIS JS, JONES JA, BARBOUR JR, et al. Expression of matrix metalloproteinases and endogenous inhibitors within ascending aortic aneurysms of patients with bicuspid or tricuspid aortic valves [J]. J Thorac Cardiovasc Surg, 2007, 133 (4): 1028-1036.

[21] EMMA WILTON, MARJAN JAHANGIRI. Post-stenotic aortic dilatation [J]. J Cardiothorac Surg, 1 (1): 7.

[22] JONES JA, STROUD RE, KAPLAN BS, et al. Differential protein kinase c isoform abundance in ascending aortic aneurysms from patients with bicuspid versus tricuspid aortic valves [J]. Circulation, 2007; 116 (11 Suppl): I144-I149.

[23] PALOSCHI V, KURTOVIC S, FOLKERSEN L, et al. Impaired splicing of fibronectin is associated with thoracic aortic aneurysm formation in patients with bicuspid aortic valve [J]. Arterioscler Thromb Vasc Biol, 2011, 31 (3): 691-697.

[24] NIGAM V, SIEVERS HHJENSEN B C, SIER H A, et al. Altered microRNAs in bicuspid aortic valve: a comparison between stenotic and insufficient valves.[J]. J Heart Valve Dis, 2010, 19 (4): 459-465.

[25] REED C M, RICHEY P A, PULLIAM D A, et al. Aortic dimensions in tall men and women [J]. Am J Cardiol, 1993, 71 (7): 608-610.

[26] KINOSHITA N, MIMURA J, OBAYASHI C, et al. Aortic root dilatation among young competitive athletes: Echocardiographic screening of 1929 athletes between 15 and 34 years of age [J]. Am Heart J, 2000, 139 (4): 723-728.

[27] KIMMENADE R R J V, KEMPERS M, BOER M J D, et al. A clinical appraisal of different Z-score equations for aortic root assessment in the diagnostic evaluation of Marfan syndrome [J]. Genet Med, 2013, 15 (7): 528-532.

[28] ALLEN BURKE, FABIO TAVORA. Practical cardiovascular pathology [M]. 2nd ed. London. Wolters Kluwer | Lippincott Williams & Wilkins, Philadelphia. 2011.

[29] 汪曾炜, 刘维永, 张宝仁, 等. 心脏外科学 [M]. 北京: 人民军医出版社, 2008.

[30] 金晶, 华正东, 曾祥军, 等. 单个主动脉瓣叶牛心包置换术治疗儿童室间隔缺损合并主动脉瓣反流 [J]. 中国胸心血管外科临床杂志, 2014, 21 (2): 216-219.

[31] ANAND D J M S, AMER M J M D, RICHARD L M D, et al. Quadricuspid aortic valve: a report of 12 cases and a review of the literature [J]. Echocardiography, 2011, 28 (9): 1035-1040.

[32] KHAN SKA, TAMIN SS, ARAOZ PA. Quadricuspid aortic valve by cardiac magnetic resonance imaging: a case report and review of the literature [J]. J Comput Assist Tomogr, 2011, 35 (5): 637-641.

[33] SONG L, HUA Z, CHEN X, et al. Single cusp replacement in patients with ventricular septal defect and aortic insufficiency [J]. J Card Surg, 2015, 30 (6): 520-524.

[34] LUE HC, SUNG TC, HOU SH, et al. Ventricular septal defect in Chinese with aortic valve prolapse and aortic regurgitation [J]. Heart Vessels, 1986, 2 (2): 111-116.

[35] ANDO M, TAKAO A. Pathological anatomy of ventricular septal defect associated with aortic valve prolapse and regurgitation [J]. Heart Vessels, 1986, 2 (2): 117-126.

［36］ TOHYAMA K, SATOMI G, MOMMA K. Aortic valve prolapse and aortic regurgitation associated with subpulmonic ventricular septal defect [J]. Am J Cardiol, 1997, 79 (9): 1285-1289.

［37］ LUN K, LI H, LEUNG M, et al. Analysis of indications for surgical closure of subarterial ventricular septal defect without associated aortic cusp prolapse and aortic regurgitation [J]. Am J Cardiol, 2001, 87 (11): 1266-1270.

［38］ YACOUB M H, KHAN H, STAVRI G, et al. Anatomic correction of the syndrome of prolapsing right coronary aortic cusp, dilatation of the sinus of Valsalva, and ventricular septal defect [J]. J Thorac Cardiovasc Surg, 1997, 113 (2): 253-261.

［39］ ISHIKAWA S, MORISHITA Y, SATO Y, et al. Frequency and operative correction of aortic insufficiency associated with ventricular septal defect [J]. Ann Thorac Surg, 1994, 57 (4): 996-998.

第九章 儿童主动脉根部 Ⅲ 型病变的重建

第一节 真二瓣化畸形合并小主动脉根部的成形技术 ／ 135

第二节 鼎状成形 ／ 136

Ⅲ型病变是指瓣叶及根部结构都出现问题的类型,在儿童主要是 0 型二瓣化、2 型二瓣化、单瓣畸形。由于症状出现早,有的甚至危及生命,而在外科方式上又有很多顾忌,对临床医生是个挑战。虽然已有 Ross 类手术使外科医生不至于束手无策,但以患儿一生作考虑,各类手术都不是根治手术,所以还是应该有更多更微创的方法,便于后续治疗。以下介绍的是根据临床经验笔者团队自己发明的手术方式,供读者参考。

第一节　真二瓣化畸形合并小主动脉根部的成形技术

主动脉瓣二瓣化畸形是最常见的先天性心脏畸形,发病率 1%~2%。可以引起主动脉瓣狭窄和 / 或关闭不全、感染性心内膜炎、主动脉夹层等,是临床常见的主动脉瓣病变。Sievers 和 Schmidtke 根据病理解剖将主动脉瓣二瓣化畸形分为三型:0 型、1 型、2 型。0 型又称为真二瓣化畸形,描述为:没有嵴,为单纯两个瓣叶,根据术者的视角(即左冠窦位于左手侧)分为有两个亚型:一种为瓣叶左右排列,左右冠状动脉分别开口于两个主动脉窦内,此型相对多见;另一种为瓣叶前后排列,左右冠状动脉开口于同一个主动脉窦内。主动脉瓣真二瓣化畸形部分会合并小主动脉根部,本节主要描述真二瓣化畸形合并小主动脉根部的成形技术。

"Partial Ross" 技术

1. 取部分肺动脉瓣(带单瓣的肺动脉瓣补片)跨环加宽主动脉根部,同时将二瓣化主动脉瓣重建为三瓣叶主动脉瓣(图 9-1-1)。

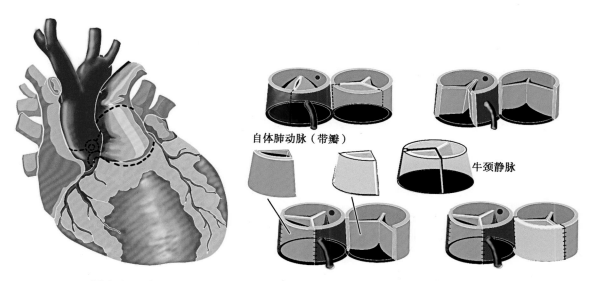

自体肺动脉(带瓣)

牛颈静脉

图 9-1-1　切开主动脉瓣一个交界,并取下带单瓣叶肺动脉,用带单瓣叶肺动脉
加宽主动脉根部,构成三个瓣、三个窦

2. 使用带单瓣的牛颈静脉补片跨环加宽主动脉根部,同时将二瓣化主动脉瓣重建为三瓣叶主动脉瓣,技术方法同上(图 9-1-2)。

3. 用牛心包或自体心包制作一个带瓣补片跨环加宽主动脉根部,将二瓣化主动脉瓣重建为三瓣叶主动脉瓣(图 9-1-3、视频 5)。

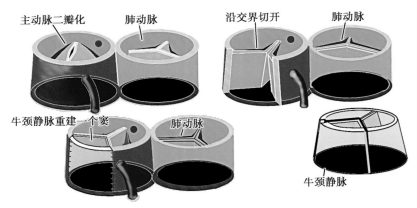

图 9-1-2 切开主动脉瓣一个交界,且带单瓣叶牛颈静脉加宽主动脉根部,构成三个瓣、三个窦

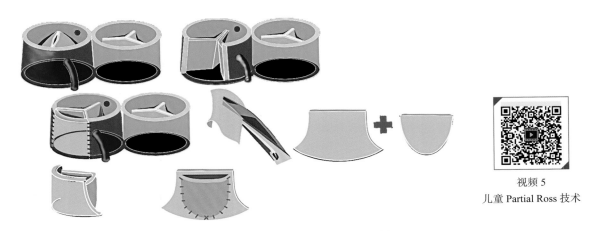

视频 5
儿童 Partial Ross 技术

图 9-1-3 牛心包制作带瓣补片将 0 型二瓣化重建为三个瓣

第二节 鼎状成形

　　一般情况下,主动脉瓣三瓣叶置换和/或升主动脉成形可完成主动脉根部重建,但对于主动脉根部病变重的患者,尤其是无法明确区分主动脉瓣环的患者,如感染性心内膜炎导致的瓣环破坏、二次主动脉根部手术和/或伴有冠状动脉开口异常,一般情况下需行根部扩大、主动脉瓣置换、Ross 等,但患者年龄偏小、生长后瓣膜不匹配、抗凝、主动脉根部扩大手术复杂等问题限制了此类患者的治疗。即使采用主动脉瓣瓣叶置换也不能完成良好的主动脉根部重建,对于此类患者笔者采用新的治疗方案——鼎状成形,不仅可以使患者安全度过围术期,还避免了抗凝问题的困扰,待患者成年或者根部发育足够时再考虑行瓣膜置换或瓣叶置换。

　　1. 检查瓣叶、瓣环钙化,主动脉窦管交界分界不清;冠状动脉开口异常(图 9-2-1)。

　　2. 切除主动脉瓣、清除瓣环及瓣下钙化等(图 9-2-2)。

　　3. 测量主动脉窦管交界或左室 - 主动脉连接,以心包片包绕测量器测量所需心包的长度(图 9-2-3)。再裁剪经戊二醛固定的自体心包片或牛心包片并制成"桶"状(图 9-2-4)。

　　4. 植入裁剪的心包　采用三点固定法固定裁剪好的"桶"状心包片于瓣环上(图 9-2-5)。缝合第一点的确定最为重要,通常是选择两冠状动脉开口之间的窦管交界上,其对应的 VAJ 水平即为缝合起始点。裁剪好的人工瓣叶缝合缘对应此点。缝合时要注意将"盆"状心包的缝合缘作为一交界固定于主动脉壁(图 9-2-6),并远离冠状动脉开口,如两冠状动脉开口邻近可将其分至同一主动脉窦内。

5. 瓣叶功能的检查(图 9-2-7、视频 6)

6. 儿童使用心包做"鼎"状成形的缺点

(1)处理后的心包较硬,儿童主动脉根部小,会造成相对狭窄。

(2)只是姑息手术疗法,远期疗效因心包无法生长及发生钙化,可能导致几年后需再次手术。

所以儿童"鼎"状成形材料至关重要,笔者还在寻找更合适的材料。

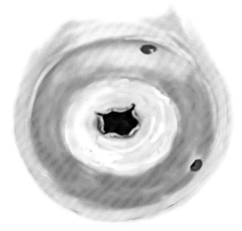

图 9-2-1　主动脉根部探查

瓣叶、瓣环钙化,主窦管交界分界不清;冠状动脉开口异常。

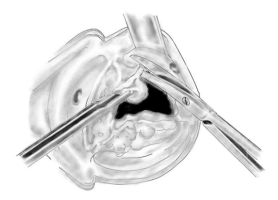

图 9-2-2　切除主动脉瓣

沿瓣环切除主动脉瓣瓣叶,并剔除瓣环钙化组织。

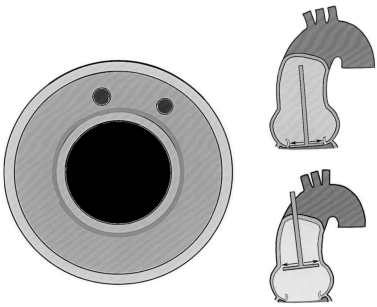

图 9-2-3　测量

测量主动脉窦管交界或左室 - 主动脉连接直径。

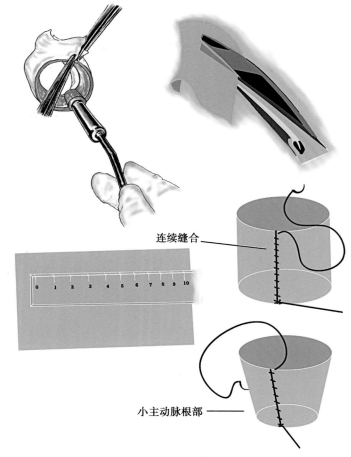

连续缝合

小主动脉根部

图 9-2-4 裁剪
根据测量的结果裁剪自体心包片或牛心包片并制成"桶"状。

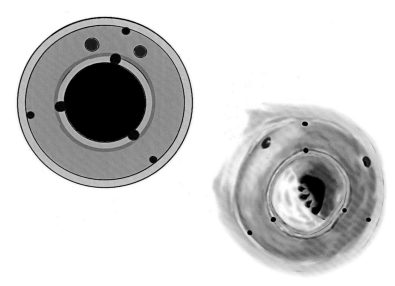

图 9-2-5 固定
采用三点固定法固定"桶"状心包于瓣环上。

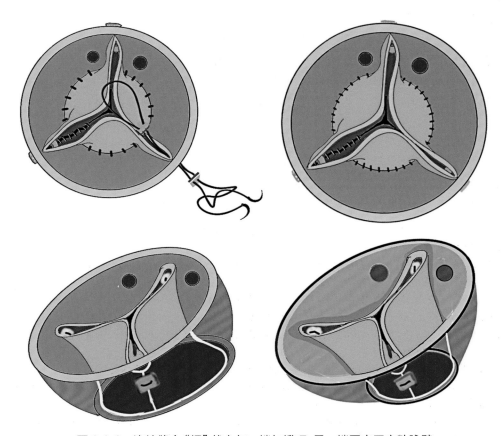

图 9-2-6　连续缝合"桶"状心包一端与瓣环，另一端固定于主动脉壁

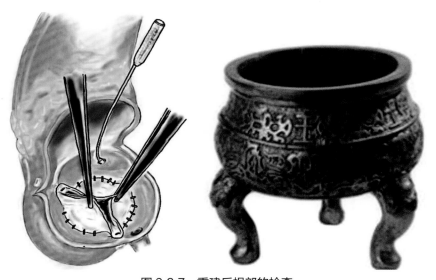

视频 6
鼎状成形 + MORROW

图 9-2-7　重建后根部的检查

重点要检查瓣叶的对合高度及对合功能，探查冠状动脉开口中，重建后的
主动脉根部在瓣叶关闭时形似倒过来的"鼎"。

7. 近几年笔者采用自体上／下腔静脉或剔薄的牛颈静脉壁作为"瓣叶"材料行修复,近期效果理想,远期疗效等待随访结果,其优点是:

（1）材料柔软,类似自体瓣叶组织。

（2）无论有无生长性,但其延展性好,可以随患儿长大而"扩大"。

（3）手术操作不困难,取上／下腔静脉后,对其进行修补,不会对其功能造成损害。

（4）可行性：只对上／下腔静脉扩张的患者使用。

（5）由于牛颈静脉的弹性太好,大小选择与经验有关。

（金 晶 许 铭 陶 凉）

参考文献

［1］CHANDRAN B, VIGMOSTAD C. Patient-specific bicuspid valve dynamics: overview of methods and challenges [J]. J Biomech, 2013, 46: 208-216.

［2］PEDERSEN MW, GROTH K A, MORTENSEN KH et al. Clinical and pathophysiological aspects of bicuspid aortic valve disease [J]. Cardiol Young, 2019, 29: 1-10.

［3］HABCHI KM, ASHIKHMINA E, VIEIRA VM, et al. Association between bicuspid aortic valve morphotype and regional dilatation of the aortic root and trunk [J]. Int J Cardiovasc Imaging, 2017, 33 (3): 341349.

［4］LONGOBARDO L, JAIN R, CARERJ S, et al. Bicuspid aortic valve: unlocking the morphogenetic puzzle [J]. Am J Med, 2016, 129: 796-805.

［5］d'UDEKEM Y. Aortic valve repair in children [J]. Ann Cardiothorac Surg, 2013, 2: 100-104.

［6］SIEVERS HH, SCHMIDTKE C. A classification system for the bicuspid aortic valve from 304 surgical specimens [J]. J Thorac Cardiovasc Surg, 2007, 133: 1226-1233.

［7］LI X, SONG L, SHI L, et al. Partial Ross procedure for aortic valve repair in children with bicuspid aortic valve: An original surgical technique [J].[published online ahead of print, 2020 Apr 1]. J Card Surg, 2020, 10.

第十章　成人主动脉根部 I 型病变的重建

第一节　左室 - 主动脉连接及主动脉瓣环成形　/　142

第二节　主动脉窦部成形　/　145

第三节　窦管交界成形　/　149

第四节　主动脉瓣环以上的成形术：Yacoub 手术　/　153

第五节　左室 - 主动脉连接以上的成形：David 手术　/　155

第六节　改良的保留主动脉瓣的其他主动脉根部成形术　/　161

第七节　主动脉根部再植法与成形法的选择　/　164

主动脉根部Ⅰ型病变主要是指主动脉瓣瓣叶无明显病变或瓣叶质量好且面积足以覆盖瓣口,主动脉瓣功能障碍主要由主动脉根部病变引起,包括升主动脉、主动脉窦、左室 - 主动脉连接等病变引起的主动脉瓣狭窄或关闭不全,常见的病因包括升主动脉扩张、主动脉窦部扩张、主动脉夹层、主动脉窦壁重度粥样硬化等,通过修复主动脉的异常可恢复主动脉瓣正常的功能,国内外逐步开展了保留主动脉瓣的主动脉根部置换术,窦部成形术和根部重建术的探索和临床应用,取得了良好的疗效。因此,本章节重点介绍升主动脉成形、窦管交界(STJ)成形、左室 - 主动脉连接(VAJ)成形。

第一节　左室 - 主动脉连接及主动脉瓣环成形

不累及窦管交界的主动脉瓣环扩大比较少见,但仍可发生于扩张型心肌病和结缔组织病中,导致轻至中度的瓣膜反流,也可同时合并二尖瓣功能失调。此时仅需行左室 - 主动脉连接成形即可解决主动脉瓣反流。左室 - 主动脉连接成形的目的主要是缩小瓣环,确保瓣叶能良好地对合。常用方法有以下几种。

一、连续缝合环缩左室 - 主动脉连接

这一技术使用 2-0 编织缝线连续缝合穿过左室 - 主动脉连接,起到整圈环缩左室 - 主动脉连接的效果,缩小左室 - 主动脉连接,使瓣叶对合(图 10-1-1)。

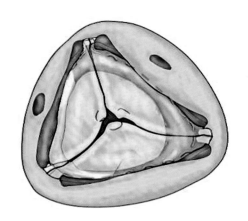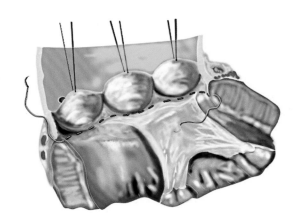

图 10-1-1　连续缝合左室 - 主动脉连接环缩成形术

二、左室 - 主动脉连接平面带垫片加固术

该技术主要方法:使用 4-0 prolene 线带垫片缝合三个瓣叶交界根部下方,以缩小左室 - 主动脉连接直径,以保证瓣叶有足够的对合面(图 10-1-2)。

三、主动脉内间断缝合环缩左室 - 主动脉连接

该方法用间断缝合方法从左室面进针,主动脉内侧出针,并以垫片加固于主动脉侧,以达到环缩左室 - 主动脉连接的目的(图 10-1-3)。

四、主动脉外间断缝合环缩左室 - 主动脉连接

该方法主要用于无冠窦明显扩大而左、右冠窦扩大不明显的病例,用间断缝合方法缝合无冠窦侧

瓣环,从左室面进针,主动脉外侧出针,并以垫片加固于主动脉外,以达到环缩左室-主动脉连接的目的(图10-1-4)。

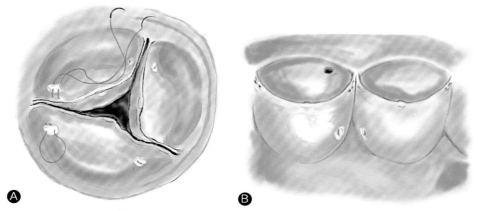

图 10-1-2　左室-主动脉连接平面带垫片加固术
A.交界带垫片加固;B.交界带垫片加固术侧面观。

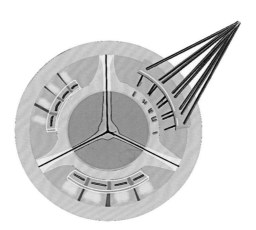

图 10-1-3　间断缝合环缩左室-主动脉连接

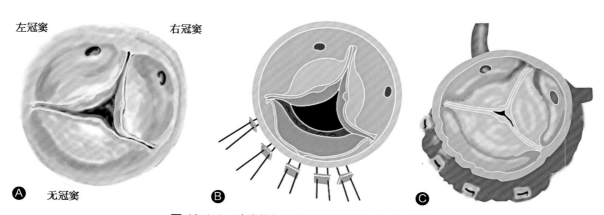

左冠窦　　　　　右冠窦

无冠窦

图 10-1-4　动脉外间断缝合环缩左室-主动脉连接
A.扩大的无冠窦模型;B.由左室面进针,主动脉外出针,间断缝合带垫片环缩无冠窦;C.环缩无冠窦后形态。

五、主动脉外全环间断缝合环缩左室 - 主动脉连接

该方法主要用于三个冠窦都有扩大的病例，手术步骤：首先将左、右冠状动脉分别游离，套带，充分显露三个冠窦外侧，分别用间断缝合方法缝合三个冠窦瓣环，从左室面进针，主动脉外侧出针，并以垫片加固于主动脉外，以达到环缩左室 - 主动脉连接全环的目的（图 10-1-5）。

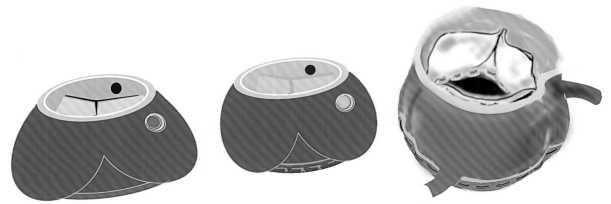

图 10-1-5　间断缝合带垫片环缩左室 - 主动脉连整圈

六、主动脉瓣环成形：双排环形缝合

这一技术使用 2-0 编织缝线连续垂直褥式穿过瓣环，连续自主动脉侧向下方的心室侧进针，再由心室侧向上方的主动脉侧出针（图 10-1-6A）；当瓣叶对合良好、无瓣叶边缘的过度折叠时，即可获得适宜的瓣口大小（图 10-1-6B）；缝第二排线时，要缝在第一排褥式缝线环的对侧，以获得连续的缝合轨迹（图 10-1-6C）。

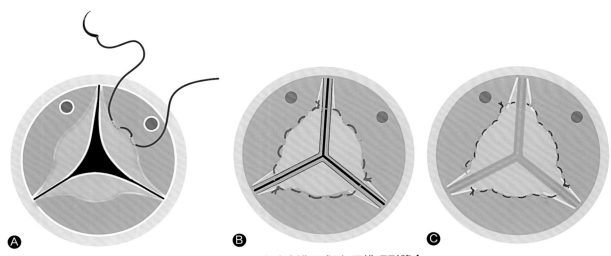

图 10-1-6　主动脉瓣环成形：双排环形缝合
A. 先由主动脉侧向下方的心室侧进针，再反向出针；B. 确定环缩后适宜的瓣口大小；C. 缝合第二层。

第二节 主动脉窦部成形

对于单纯因主动脉窦部扩大和/或窦管交界消失导致主动脉瓣关闭不全的患者可以考虑行窦部成形和/或窦管交界成形,对于同时合并升主动脉扩张的患者可同期行升主动脉成形。

此类患者术前应仔细判断,超声及大血管CTA为必须进行的检查,术前应确定主动脉瓣形态,瓣叶有无脱垂、有无增厚钙化等,测量瓣环直径、窦部直径、窦管交界直径及升主动脉直径。

手术方法包括直接切除部分窦壁或者纵行缝合以缩小窦部。其中纵行缝合缩小窦部又可分为内翻缝合和外翻缝合。此类患者一般以无冠窦扩张为主,部分合并右冠窦扩张,而同时合并左冠窦扩张则较为罕见。因此手术主要以缩小无冠窦为主,和/或缩小右冠窦。右冠窦的处理应注意右冠开口位置,避免损伤右冠。目前武汉亚洲心脏病医院将该技术运用于此类患者,术前中重度反流,术后均为无反流或轻微反流。

手术方法如下:

1. 切除部分窦壁

(1)术中测量瓣环直径、窦管交界直径,探查主动脉瓣形态(图10-2-1)。

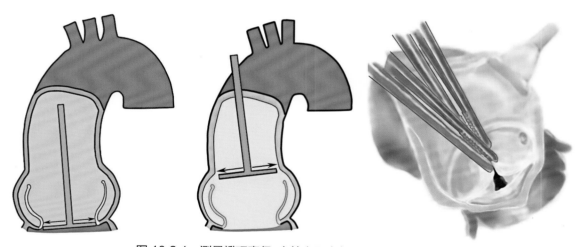

图 10-2-1　测量瓣环直径、窦管交界直径,同时探查主动脉瓣

(2)游离主动脉根部无冠窦及部分右冠窦,一直至瓣环水平,注意勿损伤右室流出道(图10-2-2)。

(3)倒三角形切除无冠窦和/或右冠窦壁。其中无冠窦从正中切除,右冠窦则切口位于右冠开口左方。成形后窦部大小参考相邻窦部大小(图10-2-3)。

(4)双层连续缝合窦壁至窦管交界水平,同时行窦管交界成形(图10-2-4)。

(5)检查瓣叶对合情况(图10-2-5)。

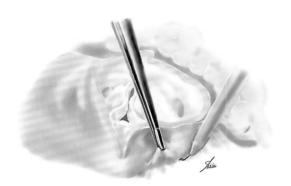

图 10-2-2　游离病变窦部的主动脉根部至瓣环水平

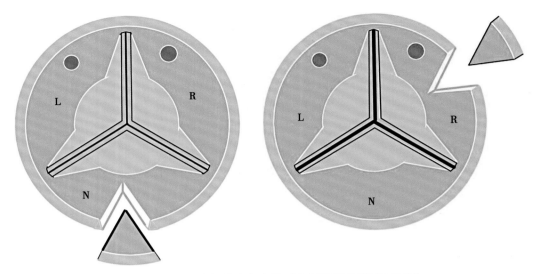

图 10-2-3　切除部分病变窦壁,右冠窦切除应在右冠左侧

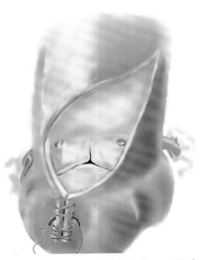

图 10-2-4　连续缝合窦部切口,同时
行窦管交界成形

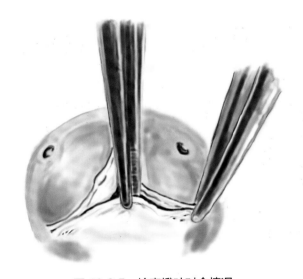

图 10-2-5　检查瓣叶对合情况

2. 纵行缝合缩小窦部

(1)术中测量瓣环直径,窦管交界直径,探查主动脉瓣形态(图 10-2-6)。

(2)游离主动脉根部无冠窦及部分右冠窦,直至瓣环水平,注意勿损伤右室流出道(图 10-2-7)。

(3)自瓣环水平由下至上连续缝合缩小窦部,外翻缝合是双侧带毛毡条,内翻缝合时只缝外膜,均为双层缝合,避免窦部出血。成形后窦部大小参考相邻窦部大小(图 10-2-8)。

(4)检查瓣叶对合情况(图 10-2-9)。

3. 单窦成形　主要用于窦瘤破裂的患者(图 10-2-10)。

4. 单窦置换　以心包补片重建单窦,用于窦形态改变过大、过薄的患者,如主动脉夹层(图 10-2-11)。

参见视频 7、视频 8。

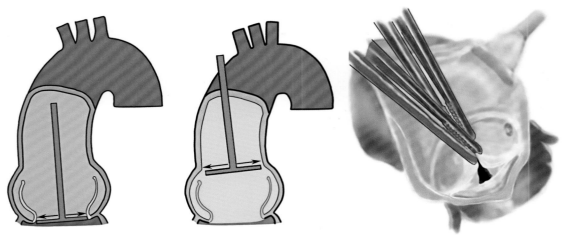

图 10-2-6 测量瓣环直径、窦管交界直径,同时探查主动脉瓣(同图 10-2-1 所示)

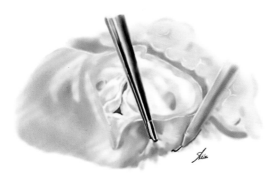

图 10-2-7 游离病变窦部的主动脉根部至瓣环水平(同图 10-2-2 所示)

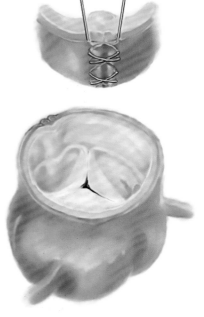

图 10-2-8 纵行双层连续缝合扩张的窦部

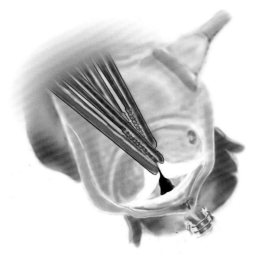

图 10-2-9 检查瓣叶对合情况

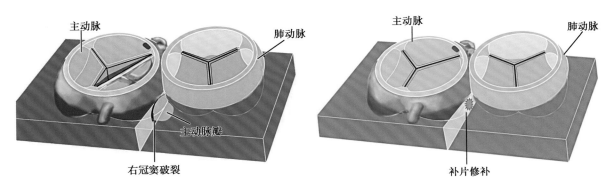

主动脉　　　　　　　　　　　肺动脉
主动脉瓣
右冠窦破裂

主动脉　　　　　　　　　　　肺动脉
补片修补
正面观

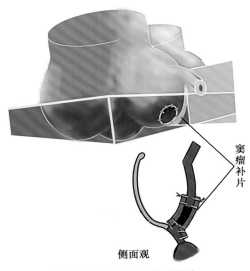

窦瘤补片

侧面观

图 10-2-10　窦瘤破裂修补

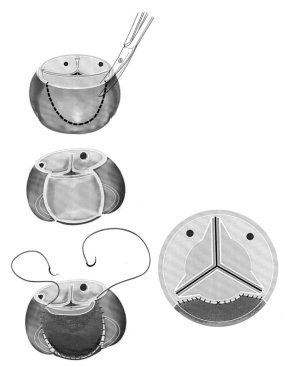

图 10-2-11　切除病变窦壁,用心包补片重建窦壁

视频 7
窦管交界成形 +
升主动脉成形

视频 8
无冠窦部分切除
成形 + 升主动脉
成形

第三节　窦管交界成形

窦管交界扩张常见于主动脉根部 I 型病变患者,对于窦管交界扩张的病例,手术的目的即为缩小扩张的窦管交界,以确保瓣叶能充分对合。主要方法有以下两种:

一、交界夹闭

通过夹闭交界来治疗较轻的窦管交界扩张,成为远期窦管交界不再扩张采取的治疗方式(图 10-3-1)。

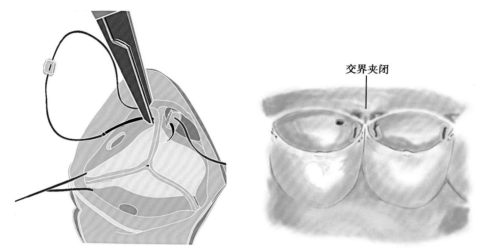

交界夹闭

图 10-3-1　交界夹闭

二、环缩带环缩窦管交界技术

此技术应用一条合适长度的牛心包条,固定于窦管交界外侧,限制窦管交界过度扩张,达到环缩窦管交界、增加对合面的目的。此技术多用于主动脉瓣中度反流以下的伴随手术,如行冠状动脉旁路移植、二尖瓣手术时合并中度以下的主动脉瓣关闭不全,此类患者窦管交界及升主动脉扩张不严重,只需同期行窦管交界环缩即可,该方法简单易行,效果良好。

1. 首先行主动脉斜切口,并测量左室 - 主动脉连接、窦管交界(图 10-3-2)。

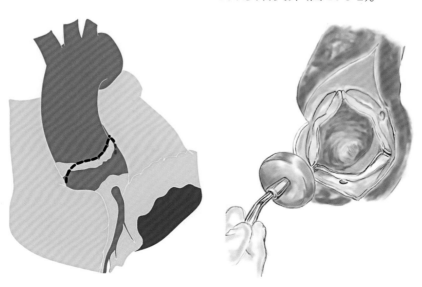

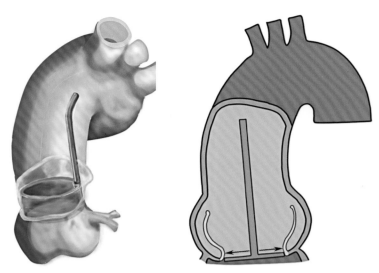

图 10-3-2　主动脉切口及测量瓣环、窦管交界直径,采用主动脉斜切口,以增加主动脉瓣显露并易行窦管交界环缩

2. 裁剪环缩带(图 10-3-3)。

3. 瓣叶交界处褥式缝合环缩带(图 10-3-4)。

4. 重建后的窦管交界形态(图 10-3-5)。

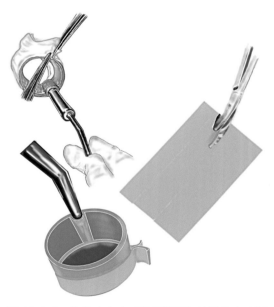

图 10-3-3　将牛心包条环绕测量器,并裁剪宽度适当的心包条作为环缩带

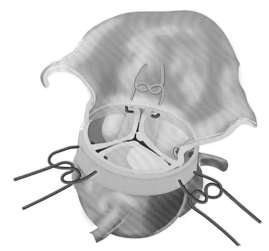

图 10-3-4　交界处褥式缝合环缩带,穿出主动脉壁打结固定窦管交界环缩带

三、升主动脉成形 + 窦管交界成形

研究报道,当成人升主动脉直径大于 55mm 时,应进行手术干预,对于先天性二瓣化畸形的患者,标准为大于 45mm;而在术式选择方面,升主动脉直径小于 60mm 的可行升主动脉成形术,直径 60mm 以上的患者应行升主动脉置换术。升主动脉成形术的手术操作较为简单,安全性要明显优于

升主动脉置换术,缩短了心脏和其他器官的缺血时间,更适用于病情复杂、手术风险较高的患者。并且在术后远期不良事件方面,升主动脉成形与升主动脉置换无明显统计学差异。

手术技术:

1. 探查升主动脉(图10-3-6)。

2. 升主动脉行倒"T"切口(图10-3-7)。

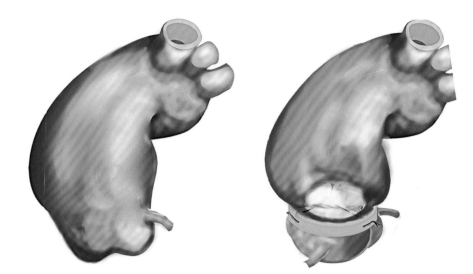

图 10-3-5　重建后的窦管交界可见明显的环缩

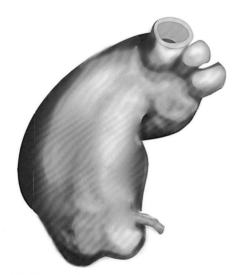

图 10-3-6　探查主动脉根部:升主动脉明显扩张,窦管交界消失

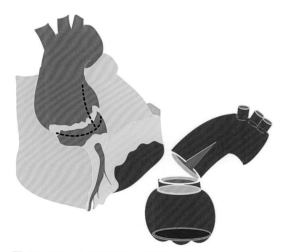

图 10-3-7　主动脉切口:行倒"T"切口,虚线示切开升主动脉的范围

3. 主动脉瓣显露,窦管交界水平显露主动脉瓣并探查主动脉瓣,如瓣叶无明显病变则考虑行升主动脉成形和/或窦管交界成形(图10-3-8)。

4. 用适当大小的测瓣器测量升主动脉直径(图10-3-9)。

5. 切除多余的升主动脉(图10-3-10)。

6. 关闭主动脉横切口(图10-3-11)。

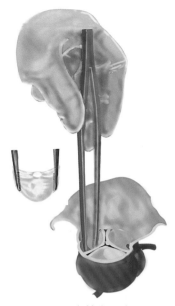

图 10-3-8　窦管交界水平显露
主动脉瓣无明显病变

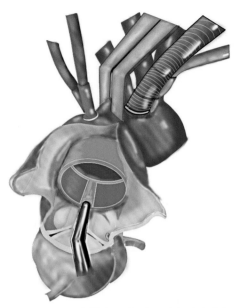

图 10-3-9　窦管交界上测量升主动脉直径

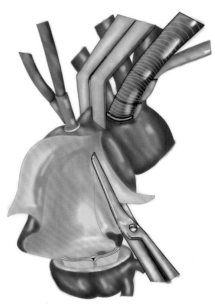

图 10-3-10　根据测量的结果切除多余的
升主动脉，一般呈梭形切除

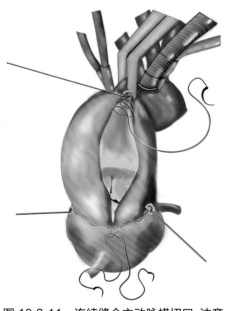

图 10-3-11　连续缝合主动脉横切口，注意
缝合窦管交界水平时适当环缩

7. 关闭主动脉切口　关闭主动脉横切口时缝合至中间位置打结后向上缝闭升主动脉纵行切口，注意切口交叉处需仔细缝合，因此处为出血高危区域，必要时可带垫片加固，避免术后出血（图 10-3-12）。

参见视频 9。

四、升主动脉置换

如果升主动脉扩张明显且管壁明显变薄，可将窦管交界上方的升主动脉以人工血管置换，直径以

左室 - 主动脉连接测量结果为标准(图 10-3-13)。

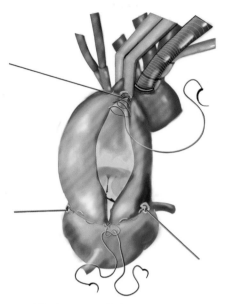

图 10-3-12　缝合主动脉切口

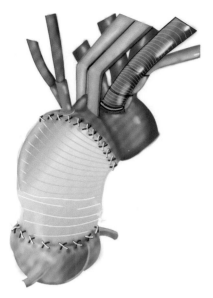

图 10-3-13　于窦管交界上行人工血管升主动脉置换,在吻合口处可使用毛毡片加固止血

视频 9
去除钙化＋补片修补剥离的破口＋窦管交界成形＋升主动脉成形

第四节　主动脉瓣环以上的成形术:Yacoub 手术

Yacoub 手术由英国帝国理工大学布莱顿医院心脏外科 Magdi Yacoub 教授开创,该项技术将主动脉窦部用三个舌状的人工血管片取代,以能够完美重建患者的正常主动脉根部生理结构而著称,由于 David 曾于再植法修复主动脉根部后,开始尝试使用成形法修复主动脉根部,因此 Yacoub 手术也称为 David Ⅱ 手术。

手术技术要点如下:

1. 常规建立体外循环,心脏灌注停跳液,在窦管交界水平以上 0.5~1cm 横断主动脉。

2. 3 针牵引线悬吊三个瓣交界,并游离主动脉窦部。

3. 探查评估主动脉瓣叶,瓣叶本身病变及瓣高度小于 18mm,选择保留主动脉瓣应谨慎。

4. 测量瓣叶的高度,可以选择直径合适的管道(图 10-4-1)。

5. 距离瓣环水平 0.5cm 剪除窦部组织,纽扣状游离保留冠状动脉开口(图 10-4-2)。

6. 修建人工血管,使之成为三个新的窦部(图 10-4-3)。

7. 连续缝合植入的人工血管(图 10-4-4)。

8. 冠状动脉重建,完成远端吻合(图 10-4-5,图 10-4-6)。

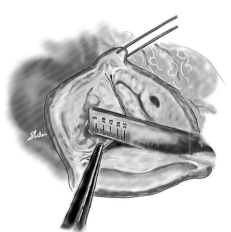

图 10-4-1　测瓣叶高度

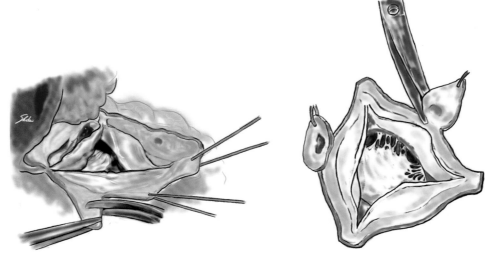

图 10-4-2　剪除窦部组织、纽扣状获取左右冠开口

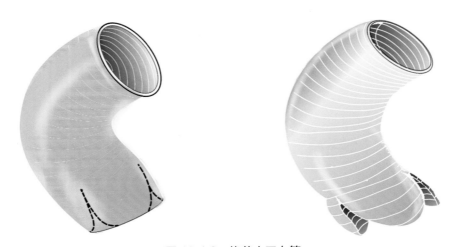

图 10-4-3　修剪人工血管

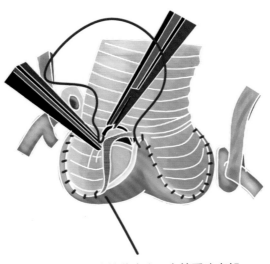

图 10-4-4　连续缝合人工血管重建窦部

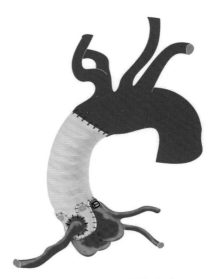

图 10-4-5　根部植入完成

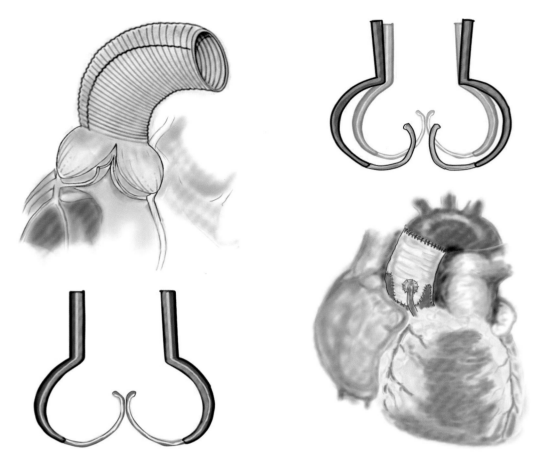

图 10-4-6　Yacoub 手术示意

第五节　左室 - 主动脉连接以上的成形：David 手术

1992 年加拿大多伦多总医院的 Tirone E David 提出了保留主动脉瓣的主动脉根部植入术以治疗升主动脉瘤和主动脉根部扩张,将整个主动脉瓣保留而牢固地重新植入到人造人工血管内(图 10-5-1),解决了主动脉窦变形以及窦管交界扩张的一些问题,具有良好的临床疗效和患者术后生活质量的提高,逐渐被临床接受、推广并被世界各地外科医生进行改进,逐渐演变出其他一些手术方式。

David 手术详细介绍:

(一) 主动脉瓣的暴露与评价

常规建立体外循环、心脏停搏后,在窦管交界上方 1cm 处,横断升主动脉。该处应小心避免损伤右冠状动脉,特别是对于根部瘤或主动脉瓣二瓣化畸形的情况,有部分病例的右冠状动脉向上移位。在这个阶段也可以保留部分左主干上方的主动脉后壁,作为牵引将主动脉瓣从深部拉出,通过悬吊主动脉瓣交界可以充分暴露主动脉瓣,判断瓣膜的对合情况及暴露在外面游离过的主动脉根部(图 10-5-2)。

(二) 主动脉根部的准备及游离

先充分游离主动脉根部,要尽可能低,达到心脏解剖结构的极限。游离首先从无冠窦开始,然后向左无交界推进(图 10-5-3)。此处的左室 - 主动脉连接是纤维组织,游离可以一直到瓣叶的根部。

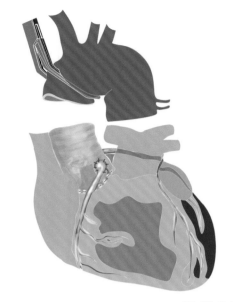
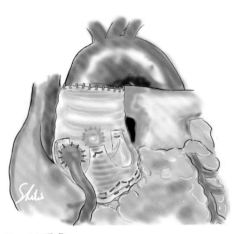

图 10-5-1　David 手术

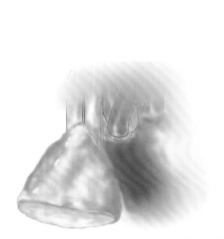
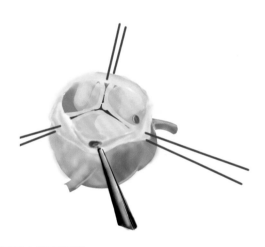

图 10-5-2　暴露主动脉根部

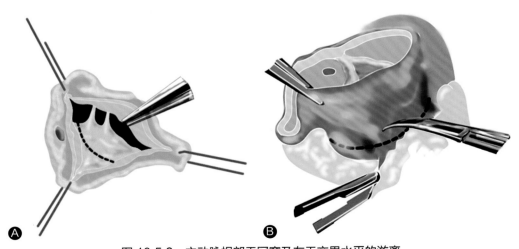

Ⓐ　　　　　　　　　Ⓑ

图 10-5-3　主动脉根部无冠窦及左无交界水平的游离
A. 虚线表示里面游离到达瓣叶最低点的水平面；B. 虚线表示外面游离到达到左房顶平面。

在开始游离右冠窦前先从主动脉壁上纽扣状获取右冠状动脉开口(图 10-5-4),接着游离右无交界,在此区域游离解剖极限到紧邻有无交界的膜部间隔及肌部间隔,外部游离极限并没有到瓣叶的最低点(图 10-5-5)。

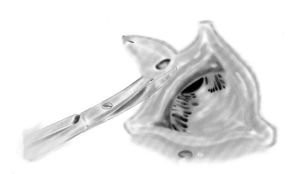

图 10-5-4　游离右冠窦之前纽扣状获取右冠状动脉开口

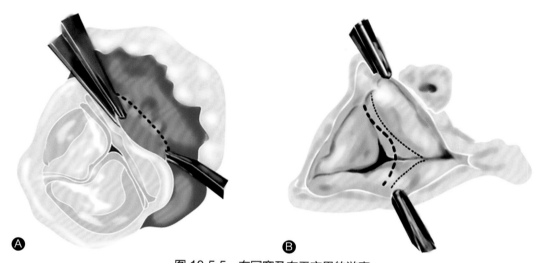

图 10-5-5　右冠窦及右无交界的游离

A. 虚线表示解剖到右冠窦肌部室间隔和紧邻右无交界的膜部室间隔;

B. 粗虚线表示解剖没有到达瓣叶的最低点水平。

外科游离接着朝向左右交界及环绕左冠窦。在此区域,解剖游离右冠窦的肌部室间隔和紧邻右无交界的膜部室间隔。外周的游离平面到达左冠瓣叶的最低点,但没有到达右无交界的水平,纽扣状取下左冠状动脉开口,最后游离左冠窦的基底部完成整个主动脉根部的游离(图 10-5-6)。

(三) 人工血管的大小选择

原则:尽管主动脉根部或主动脉瓣环可以扩张,但瓣交界的高度是相对固定的,交界的高度是指瓣间三角的最低点至最高点的距离,等于或略小于窦管交界直径。

(1)左无交界的高度比较容易测量,这个测量的大小与人工血管的直径相当,一般选择大一号的人工血管,对于带窦的人工血管(Valsalva graft),窦部的高度等于其直径(图 10-5-7)。

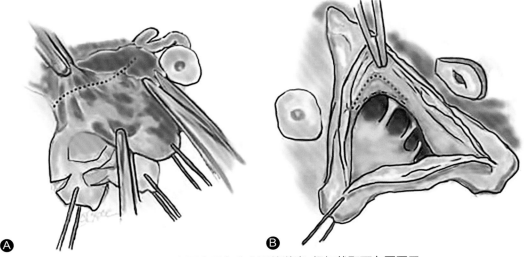

图 10-5-6　左冠窦及左右交界的游离，纽扣状取下左冠开口
A. 解剖游离的极限到达处于左冠窦的左房顶和处于左右交界的肌性间隔；
B. 粗虚线表示左右交界瓣叶的最低点，点状虚线表示外面游离的对应位置。

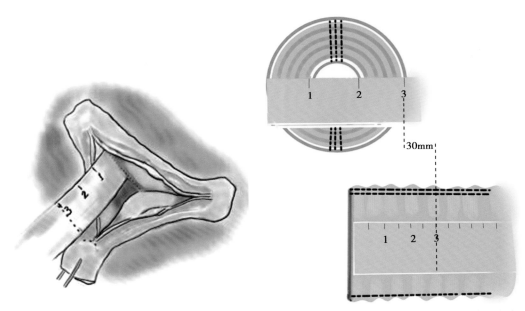

图 10-5-7　左无交界高度的测量：从瓣间三角最低点的连线到交界的最高点，对应人工血管的大小

（2）用 12 针 2/0 带垫片的 Tycron 缝合线一般用于近端缝合，它们沿着左室主动脉连接分布，缝线从里到外，垫片位于主动脉内侧，从左无交界开始顺时针安放。主动脉瓣环的纤维部分，缝线沿着瓣间三角基底部水平安放，对于非纤维部分，外面的游离受限于肌肉，缝线安放要在可以游离的最低部位，仅略高于左右交界和右无交界。注意垫片之间不要夹上瓣叶组织。2mm 的垫片间距比较安全（图 10-5-8）。

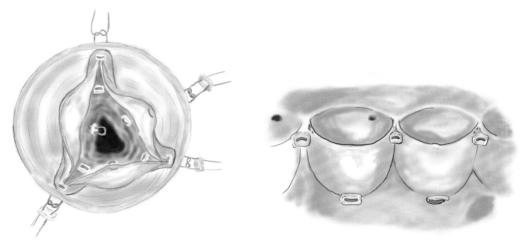

图 10-5-8　近端缝线带垫片从里向外,右无交界及左右交界的缝线略高于左无交界水平

(四)人工血管的准备及固定

1. 一般选用新建带窦的人工血管。为了防止瓣叶的扭曲,三个瓣交界必须固定在同一水平面上,相当于窦管交界处。由于主动脉根部的解剖特点,近端缝线并不处于同一水平面上,所以人工血管的近端要做相应的裁剪,相对应右无交界及左右交界的游离高度要测量,即从近端缝线到交界最高点的距离(图 10-5-9)。这些测量有助于人工血管近端的裁剪,这样实际上人工血管上各个瓣交界的高度并不相同,人工血管近端要裁剪得适应主动脉根部实际游离的情况,因而其本身的形状就不太重要了。

2. 带垫片缝线接着就可以固定于人工血管近端上,注意要根据缝线的曲线和分布相应缝合到人工血管上(图 10-5-10)。三个交界的牵引线就可以通过人工血管腔,缝线打结将人工血管固定在主动脉瓣环周围。

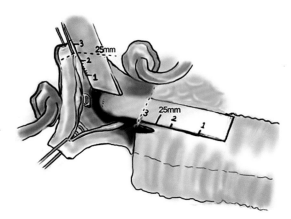

图 10-5-9　裁剪人工血管近端:左右交界及右无交界的实际高度测量,然后相对于修剪近端,保证窦管交界的水平一致

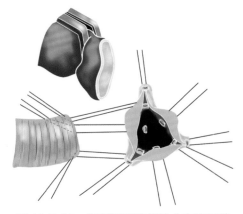

图 10-5-10　根据近端缝线的分布将其缝合于人工血管近端上

(五)主动脉瓣叶的植入

1. 主动脉瓣交界套入人工血管内后,牵拉牵引线调整瓣交界的位置,用 4-0 聚丙烯(polypropylene)缝线固定于窦管交界水平,同时将交界的牵引线放射状牵开,有助于勾勒出植入的缝合线。紧贴主动

脉瓣环,与人工血管缝合,4-0 聚丙烯缝线从外向内紧密缝合(图 10-5-11)。

2. 瓣叶的测试及处理　瓣叶植入后,最重要的是检测瓣叶的对合情况。将瓣叶放置对合位置后,可以用注射器带压力注入生理盐水(图 10-5-12),然后吸取盐水后观察瓣叶,特别是中央的对合情况,脱垂可以通过轻柔地将瓣叶中央推向左室侧而发现,如果有一或两个瓣叶脱垂,那么正常的一个可以作为修复的参考,如果三个瓣叶都低于瓣环水平,那么将以主动脉窦高度的中点为参考修复三个瓣叶。脱垂瓣叶的修复往往采用中央游离缘的折叠技术,用 6-0 聚丙烯缝线缝合。如果有部分瓣叶组织需要切除,也可以用 6-0 聚丙烯缝线从瓣叶中央往边缘缝合。游离缘悬吊技术可以用于存在张力性瓣叶穿孔的瓣叶以矫正脱垂,用 7-0 Goretex 线连续缝合,可加强瓣叶边缘而关闭穿孔。

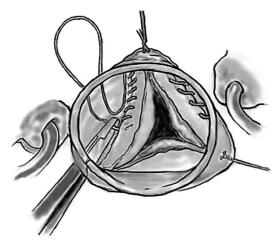

图 10-5-11　4/0 聚丙烯缝线从外向内紧密缝合,
重新植入主动脉瓣

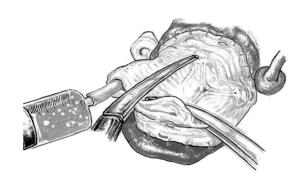

图 10-5-12　注射器注水试验检测瓣叶

(六)冠状动脉移植

1. 左冠状动脉先移植(图 10-5-13)。根据冠状动脉开口位置,在人工血管对应位置上造一个直径 6~8mm 的孔,用 5-0 聚丙烯缝线连续缝合,先吻合后壁,此处缝线应靠近冠状动脉开口,此时插管可以保留以避免冠状动脉的反流。完成后壁吻合后,拉紧后壁缝线,然后吻合前壁,可以远离开口吻合,可以应用心包条来提高止血效果。同样的方法应用于右冠状动脉吻合上,这种技术可以尽量避免冠状动脉的扭曲打折。

2. 此后可以通过将心肌保护液管放入新建的主动脉窦部,夹闭开口给心肌灌注,通过灌注压力及左室张力了解出血情况及瓣膜关闭的功能。

(七)远端闭合

最后人工血管远端与自身的主动脉壁吻合,4-0 聚丙烯缝线小针连续吻合,必要时可加毛毡条加固。

David(Reimplantation)技术的核心概念是注重心脏本身的解剖特点,保留主动脉瓣的解剖功能。这样就有几个核心技术,包括正确的左室 - 主动脉连接的重塑及成形,加强创建新的窦部,瓣叶修复及冠状动脉处理。标准的 David 手术已被证实是一种可重复的、远期效果持续良好的手术方式(视频 10)。

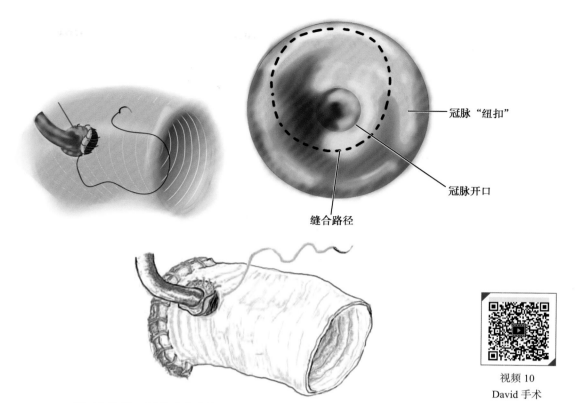

冠脉"纽扣"

冠脉开口

缝合路径

视频 10
David 手术

图 10-5-13　冠状动脉移植用 5-0 聚丙烯缝线连续缝合,先吻合后壁,
后壁吻合靠近冠状动脉开口,拉紧后壁缝线,吻合前壁可以远离开口

第六节　改良的保留主动脉瓣的其他主动脉根部成形术

随着 David 手术的推广,许多外科医生开始对该术式进行改进,并不断衍生出新的手术技术。以下简要介绍几种改良的保留主动脉瓣的主动脉根部成形手术。

一、西雅图技术

美国华盛顿大学 Cochran Richard 教授等于 1995 年报道改进 David Ⅰ 手术方法,称为西雅图技术。其具体手术方式为将人工血管近端的修剪为浅波浪形,固定于主动脉瓣环上,重建主动脉窦,同时将主动脉瓣交界缝合至人工血管内,其优点在于不仅能够避免主动脉瓣环扩张,而且能够避免瓣叶与人工血管的碰撞(图 10-6-1)。

二、David Ⅲ手术(瓣环固定的成形术)

David 于 1996 年对 Yacoub 手术进行改进,在成形法基础上加用 Teflon 条或人工血管环加固主动脉瓣环纤维结构,避免了成形术后主动脉瓣环的扩张(图 10-6-2)。

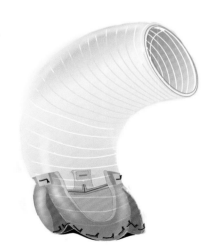

图 10-6-1　西雅图技术

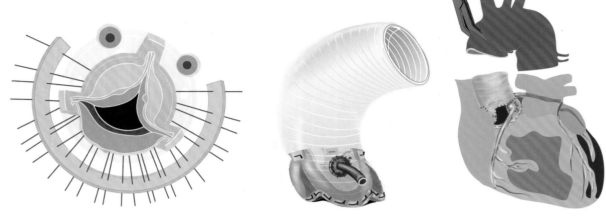

图 10-6-2　David Ⅲ手术

三、David Ⅳ及 David Ⅴ手术（重建主动脉窦部的再植法手术）

在 David Ⅰ手术的基础上选择比主动脉瓣环直径大 4mm 的人工血管，在窦管交界的高度对人工血管进行环缩，在窦管交界处形成类似正常解剖结构的生理性缩窄，并使窦部膨出，然后按常规法进行主动脉根部再植入，称为 David Ⅳ手术（图 10-6-3）。

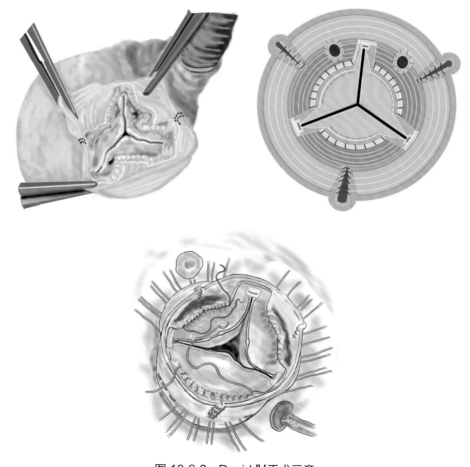

图 10-6-3　David Ⅳ手术示意

在Ⅳ手术基础上进行改进,直接发展出环缩主动脉根部扩张的主动脉瓣环水平的基底部来创造假主动脉窦部(图10-6-4),即选择比主动脉瓣环直径大8mm的人工血管,在其顶部和底部都进行环缩,底部固定于瓣环,顶部即窦管交界,形成更大的主动脉窦部,或使用带窦的人工血管行主动脉根部再植术,称为David Ⅴ手术。有报道David Ⅳ及David Ⅴ手术用于马方综合征患者,随访近中期手术效果良好。

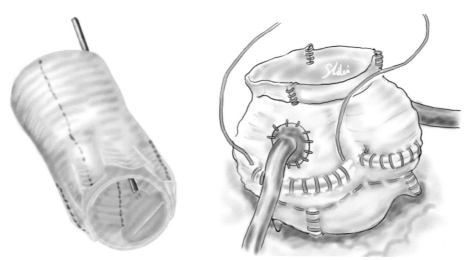

图10-6-4 David Ⅴ手术示意

David保留主动脉瓣根部修复手术的分类比较见表10-6-1、图10-6-5。

表10-6-1 保留主动脉瓣的主动脉根修复手术的比较

手术名称	性质	方法	优点	缺点
David Ⅰ	根部再植入法	原位	经典手术、疗效确切	无生理主动脉窦部结构,远期有瓣膜衰败可能
David Ⅱ	根部成形法	原位	手术方式简单,易于掌握	残留主动脉窦部结构及基底部扩张可能
David Ⅲ	根部成形法	主动脉瓣环的基底纤维部用额外的纤维条固定	可以防止纤维环基底部扩张	手术方式较复杂,疗效不确切
David Ⅳ	根部再植入法	折叠主动脉窦管交界处人工血管	可以重建主动脉窦管交界的生理结构,有利于窦部生理形态	左室-主动脉连接处扩张没有得到处理
David Ⅴ	根部再植入法	折叠主动脉根部瓣环及窦管交界处来创造假窦	重建主动脉窦部形态	手术操作复杂,安全性降低

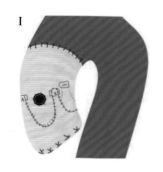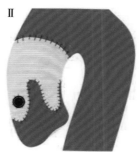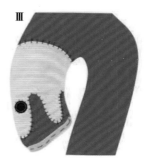

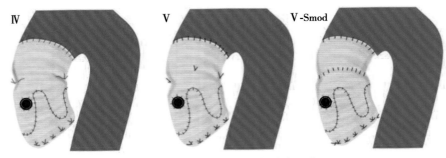

图 10-6-5 David 手术的分类示意

第七节 主动脉根部再植法与成形法的选择

保留主动脉瓣的主动脉根部重建术基本方法为再植术（David 手术，图 10-7-1）和成形术（Yacoub 手术，图 10-7-2），该如何选择呢？有报道认为应根据患者主动脉根部病变病理特点选择合适的重建方案；主动脉根部瘤和马方综合征患者，成形法可能导致患者远期窦部继续扩张而导致主动脉瓣反流，再植法能够彻底固定瓣环，远期效果优于成形法；而对于根部扩张不明显的患者，成形法能够有效防止主动脉瓣叶与人工血管壁的撞击，远期效果优于再植法。

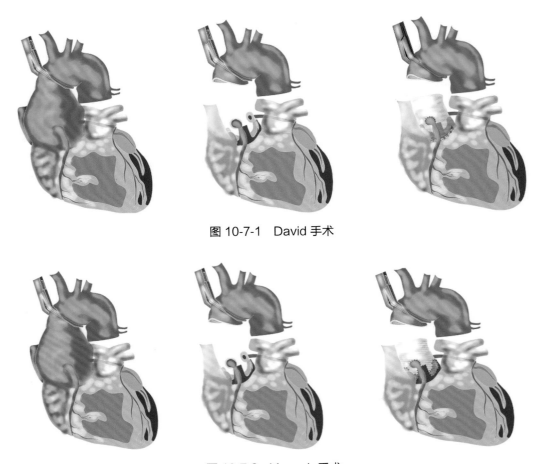

图 10-7-1 David 手术

图 10-7-2 Yacoub 手术

一、一般原则

一般来说,手术方案的选择应考虑以下几点。

1. 保留主动脉瓣的主动脉根部替换术的关键是熟练掌握主动脉根部的解剖特点及其与毗邻结构的关系。

2. 年龄大于 50 岁的主动脉根部瘤、主动脉瓣环无扩张的患者,适用于重塑(remodeling)方法;而对于年轻、遗传性或先天性根部瘤患者,如马方综合征、Loyes-Dietz 综合征、家族性动脉瘤及关闭不全的主动脉瓣二瓣化畸形,往往合并主动脉瓣环扩张,重塑手术后数年有再发主动脉瓣关闭不全的风险,这样,重新植入(reimplantation)手术可以永久固定主动脉瓣环而达到良好的远期手术效果。

3. David 等主张 David 手术适用于主动脉瓣环大于 27mm(男性)、25mm(女性)。对于急性 Type A 型主动脉夹层病例,非大规模病例报道提示 David 手术的中远期效果明显好于 Yacoub 手术,提示凡是主动脉根部瓣环水平有病理改变的,David 手术方法应为首选。

4. 儿童主动脉根部瘤者不适宜选择 Bentall 手术,保留主动脉瓣的根部重建术式可以作为 Ross 术式之外的另一种选择。

5. 保留主动脉瓣手术的主要问题是主动脉瓣反流的复发,早期主动脉瓣衰败的原因多是手术技术的失误及没有发现主动脉瓣可能的脱垂。无论应用何种手术方式,主动脉瓣的对合处都应超过主动脉瓣环水平,对合高度都应大于 4mm。远期主动脉瓣衰败的原因可能与主动脉瓣叶的退行性改变有关,另外固定的主动脉根部可能会加速主动脉瓣的衰败。瓣叶钙化、风湿性瓣膜病、瓣叶穿孔、瓣叶严重脱垂的病例是这类手术的禁忌证;瓣环明显扩张,根部扩张超过 60mm 的病例也不宜行此术式。另外由于根部重建手术是一种复杂、难度大的术式,手术时间及心脏阻断时间长,合并其他严重疾病和心功能差的患者也不宜行此手术。大于 70 岁的患者可行生物瓣置换,也不必行此术式。

二、笔者经验

根据笔者经验推荐选择手术方式见表 10-7-1。

表 10-7-1　手术方式选择

手术选择	VAJ+	VAJ++	VAJ+++	管壁
David	×	× / √	×	无法使用
STJ 成形	√	√ +VAJ 成形	×	可用
约束带	√	√ +VAJ 成形	×	可用
升主动脉置换	√	√ +VAJ 成形	×	可用

注:× 表示不选;√表示选择;+ 表示轻度扩张;++ 表示中度扩张;+++ 表示重度扩张。VAJ:左室 - 主动脉连接;STJ:窦管交界。

以创伤最小的方式达到保留瓣叶及主动脉瓣功能的手术,是笔者追求的目标。以上是根据主动脉壁病变的不同程度,尽可能保留自体组织,减少创伤,达到同样的近远期效果。当然,对于主动脉壁有可能病变持续发展的患者,是没有必要刻意保留主动脉瓣的。

（符　竣　段　立　贺必辉）

参考文献

［1］ EL KHOURY G, GLINEUR D, RUBAY J, et al. Functional classification of aortic root/valve abnormalities and their correlation with etiologies and surgical procedures [J]. Curr Opin Cardiol, 2005, 20 (2): 115-121.

［2］ SAID SM. My aortic root simulator: if I can build it, you can build it [J]. Interact Cardiovasc Thorac Surg, 2015, 20 (1): 1-5.

［3］ FAZEL SS, DAVID TE. Aortic valve-sparing operations for aortic root and ascending aortic aneurysms [J]. Curr Opin Cardiol, 2007, 22 (6): 497-503.

［4］ SETACCI F, SIRIGNANO P, DONATO GD, et al. Acute aortic dissection: Natural history and classification [J]. J Cardiovasc Surg (Torino), 2010, 51 (5): 641-646.

［5］ SILASCHI M, BYRNE J, WENDLER O. Aortic dissection: medical, interventional and surgical management [J]. Heart, 2017, 103 (1): 78-87.

［6］ TCHANA-SATO V, SAKALIHASAN N, DEFRAIGNE JO. Aortic dissection [J]. Revue Médicale De Liège, 2018, 73 (5-6): 290-295.

［7］ SVENSSON LG, CRAWFORD ES. Aortic dissection and aortic aneurysm surgery: clinical observations, experimental investigations, and statistical analyses. Part I [J]. Curr Probl Surg, 1992, 29 (11): 817-911.

［8］ ALEXANDER JJ. The pathobiology of aortic aneurysms [J]. J Surg Res, 2004, 117 (1): 163-175.

［9］ SUY R, FOURNEAU I. Vesalius'experience with aortic aneurysms [J]. Acta Chir Belg, 2015, 115: 91-95.

［10］ KUTRYB-ZAJAC B, YUEN AHY, KHALPEY Z, et al. Nucleotide catabolism on the surface of aortic valve xenografts; effects of different decellularization strategies [J]. J Cardiovasc Transl Res, 2016, 9 (2): 119-126.

［11］ MYERS PO, del NIDO PJ, EMANI SM, et al. Valve-sparing aortic root replacement and remodeling with complex aortic valve reconstruction in children and young adults with moderate or severe aortic regurgitation [J]. J Thorac Cardiovasc Surg, 2014, 147 (6): 1768-1774.

［12］ DAVID T E. Current readings: Aortic valve-sparing operations [J]. Semin Thorac Cardiovasc Surg, 2014, 26 (3): 231-238.

［13］ DAVID T E, FEINDEL C M, DAVID C M, et al. A quarter of a century of experience with aortic valve-sparing operations [J]. J Thorac Cardiovasc Surg, 2014, 148 (3): 872-880.

［14］ ESAKI J, LESHNOWER B G, BINONGO J N, et al. Risk factors for late aortic valve dysfunction after the David V valve-sparing root replacement.[J]. Ann Thorac Surg, 2017, 104 (5): 1479-1487.

［15］ DAVID, T E. Aortic valve sparing in different aortic valve and aortic root conditions [J]. J Am Coll Cardiol, 2016, 68 (6): 654-664.

［16］ SCHÄFERS HJ, RADDATZ A, SCHMIED W, et al. Reexamining remodeling [J]. J Thorac Cardiovasc Surg, 2015, 149 (2): S30-S36.

［17］ SCHNEIDER U, FELDNER SK, HOFMANN C, et al. Two decades of experience with root remodeling and valve repair for bicuspid aortic valves [J]. J Thorac Cardiovasc Surg, 2017, 153 (4): S65-S71.

［18］ FAROUK H. Behçet′s disease, echocardiographers, and cardiac surgeons: together is better [J]. Echocardiography, 2014, 31 (6): 783-787.

［19］ FAROUK H, ZAYED HS, ELCHILALI K. Cardiac findings in patients with Behçet's disease: Facts and controversies [J]. Anatol J Cardiol, 2016, 16 (7): 529-533.

［20］ KOMIYA, TATSUHIKO. Aortic valve repair update [J]. Gen Thorac Cardiovasc Surg, 2015, 63 (6): 309-319.

［21］ FURUKAWA K, KAMOHARA K, YUNOKI J, et al. Should the annulus be fixed in aortic valve-sparing root replacement with remodeling？ [J]. Gen Thorac Cardiovasc Surg, 2017, 65 (4): 200-205.

［22］ MCKAY R, SMITH A, LEUNG M P, et al. Morphology of the ventriculoaortic junction in critical aortic stenosis. Implications for hemodynamic function and clinical management [J]. J Thorac Cardiovasc Surg, 1992, 104 (2): 434-442.

［23］ GROUSSON N, LIM K H, LIM H S, et al. Ventriculo-aortic junction in human root. A geometric approach [J]. J Biomech, 2007, 40 (10): 2167-2173.

［24］ LAURENT, DE, KERCHOVE, et al. In vitro comparison of three techniques for ventriculo-aortic junction annuloplasty [J]. Eur J Cardiothorac Surg, 2012, 41 (5): 1117-1124.

[25] KERCHOVE LD, KHOURY GE. Anatomy and pathophysiology of the ventriculo-aortic junction: implication in aortic valve repair surgery [J]. Ann Cardiothorac Surg, 2013, 2 (5): 57-64.

[26] RÖNNERFALK M, TAMÁS É. Structure and function of the tricuspid and bicuspid regurgitant aortic valve: an echo-cardiographic study [J]. Interact Cardiovasc Thorac Surg, 2015, 21 (1): 71-76

[27] WINGO M, de ANGELIS P, WORKU BM, et al. Sinus of Valsalva aneurysm repairs: Operative technique and lessons learned [J]. J Card Surg, 2019, 34 (6): 400-403.

[28] ÇIÇEK MS. Sinus of Valsalva aneurysms: Stabilizing the repair destabilizing the aortic valve [J]. J Thorac Cardiovasc Surg, 2016, 152 (5): 1444-1445.

[29] GAUDINO M, FRANCO A D, WELTERT L, et al. The role of neo-sinus reconstruction in aortic valve-sparing surgery [J]. J Card Surg, 2017, 32 (6): 328.

[30] YI L, KANHUA Y, YULIN W, et al. Sinus of Valsalva aneurysms with concomitant aortic insufficiency: how should the aortic valve be managed？[J] Interact Cardiovasc Thorac Surg, 2018, 26 (2): 210-215.

[31] SALIH, SALIHI, EMIR, et al. Should sinus of Valsalva be replaced in patients with dilated ascending aorta and aortic valve diseases？[J] Braz J Cardiovasc Surg, 2018, 33 (6): 573-578.

[32] JU S H, KYOUNG J W, JEONG-JUN P, et al. Modified simple sliding aortoplasty for preserving the sinotubular junction without using foreign material for congenital supravalvar aortic stenosis [J]. Eur J Cardiothorac Surg, 2011, 40 (3): 598-602.

[33] PAN Y, QIAO A, DONG N. Fluid-structure interaction simulation of aortic valve closure with various sinotubular junction and sinus diameters [J]. Ann Biomed Eng, 2015, 43 (6): 1363-1369.

[34] FURUKAWA K, OHTEKI H, CAO ZL, et al. Does dilatation of the sinotubular junction cause aortic regurgitation？[J] Ann Thorac Surg, 1999, 68 (3): 949-954.

[35] BHATNAGAR G, CHRISTAKIS G T, MURPHY P M, et al. Technique for Reconstruction of the Sinotubular Junction [J]. Ann Thorac Surg, 1997, 63 (2): 559-560.

[36] TATAROGLU C, CENAL AR, TEKÜMIT H, et al. Reduction of the Sinotubular Junction in Patients Undergoing Ascending Aortic Replacement with Coexisting Aortic Insufficiency [J]. J Card Surg, 2011, 26 (1): 88-91.

[37] DAVID TE. Editorial Comment: Remodelling of the sinotubular junction to correct aortic insufficiency [J]. Eur J Cardiothorac Surg, 2012; 42 (6): 1016-1017.

[38] BERDAJS D A. Aortic root morphology: a paradigm for successful reconstruction [J]. Interact Cardiovasc Thorac Surg, 2016, 22 (1): 85-91.

[39] ASHIDA S, HIRATE Y, YANO D, et al. Fifteen-year follow-up of a patient with aortitis, treated by sino-tubular junction plication using a prosthetic tube graft for aortic regurgitation; report of a case [J]. Kyobu Geka, 2017, 70 (10): 867-870.

[40] MASTRACCI TM. The progression of aortic aneurysms [J]. J Cardiovasc Surg (Torino), 2016, 57 (2): 221223.

[41] MUJAGIC E, GÜRKE L. Das Aortenaneurysma-Epidemiologie und therapeutische Optionen [Aortic aneurysms-epidemiology and therapeutic options][J]. Ther Umsch, 2018, 75 (8): 471-477.

[42] KIESSLING A H, ODWODY E, MISKOVIC A, et al. Midterm follow up in patients with reduction ascending aortoplasty [J]. J Cardiothorac Surg, 2014, 9: 120.

[43] MATSUZAKI K, KUDO Y, IKEDA A, et al. Anterior longitudinal aortotomy in aortic valve replacement [J]. Gen Thorac Cardiovasc Surg, 2016, 64 (2): 87-92.

[44] YACOUB M H, GEHLE P, CHANDRASEKARAN V, et al. Late results of a valve-preserving operation in patients with aneurysms of the ascending aorta and root [J]. J Thorac Cardiovasc Surg, 1998, 115 (5): 1080-1090.

[45] APAYDIN AZ, POSACIOGLU H, NALBANTGIL S, et al. Supravalvular aortic stenosis: repair with the Yacoub procedure [J]. J Heart Valve Dis, 2004, 13 (6): 921-924.

[46] YACOUB M, AGUIB H, ABOU GAMRAH M, et al. Aortic root dynamism, geometry and function after the remodelling operation, clinical relevance [J]. J Thorac Cardiovasc Surg, 2018, 156 (3): 951-962. e2.

[47] FRASER C D, LIU R H, ZHOU X, et al. Valve-sparing aortic root replacement in children: Outcomes from 100 consecutive cases [J]. J Thorac Cardiovasc Surg, 2019, 157 (3): 1100-1109.

[48] DAVID TE, FEINDEL CM. An aortic valve-sparing operation for patients with aortic incompetence and aneurysm of ascending aorta [J]. J Thorac Cardiovasc Surg, 1992, 103 (4): 617-621.

[49] DAVID T E. Aortic valve-sparing operations in patients with ascending aortic aneurysms.[J]. Curr Opin Cardiol, 1997,

12 (4): 391-395.

[50] DAVID T E. Aortic valve sparing operations [J]. Semin Thorac Cardiovasc Surg, 2011, 23 (2): 146-148.

[51] DAVID TE. Aortic valve sparing operations: a review [J]. Korean J Thorac Cardiovasc Surg, 2012, 45 (4): 205-212.

[52] STEPHENS E H, LIANG D H, KVITTING J P, et al. Incidence and progression of mild aortic regurgitation after Tirone David reimplantation valve-sparing aortic root replacement [J]. J Thorac Cardiovasc Surg, 2014, 147 (1): 169-177, 78 e1-78 e3.

[53] KEELING WB, LESHNOWER BG, BINONGO J, et al. Severity of preoperative aortic regurgitation does not impact valve durability of aortic valve repair following the david v valve sparing aortic root replacement [J]. Ann Thorac Surg, 2017, 103 (3): 756-763.

[54] DE PAULIS R, SCAFFA R, SALICA A, et al. Biological solutions to aortic root replacement: valve-sparing versus bioprosthetic conduit. J Vis Surg, 2018, 4: 94.

[55] BECKMANN E, MARTENS A, PERTZ J, et al. Valve-sparing David I procedure in acute aortic type A dissection: A 20-year experience with more than 100 patients [J]. Eur J Cardiothorac Surg, 2017, 52 (2): 319-324.

[56] ERIK B, ANDREAS M, HEIKE K, et al. Aortic valve-sparing root replacement (David): learning curve and impact on outcome [J]. Interact Cardiovasc Thorac Surg, 2020; ivz324.

[57] COCHRAN R P, KUNZELMAN K S, EDDY A C, et al. Modified conduit preparation creates a pseudosinus in an aortic valve-sparing procedure for aneurysm of the ascending aorta [J]. J Thorac Cardiovasc Surg, 1995, 109 (6): 1049-1058.

[58] COCHRAN RP, KUNZELMAN KS. Aortic valve sparing in aortic root disease [J]. Adv Card Surg, 1996, 8 (8): 81-107.

[59] DAVID TE. Aortic Root Aneurysms: Remodeling or Composite Replacement [J]. Ann Thorac Surg. 1997 Nov; 64 (5): 1564-8.

[60] LESHNOWER BG, CHEN EP. Aortic valve sparing operations [J]. Ann Thorac Surg, 2002, 73 (4): 1029-30.

[61] LANSAC E, DI CENTA I, BONNET N, et al. Aortic prosthetic ring annuloplasty: a useful adjunct to a standardized aortic valve-sparing procedure？[J] Eur J Cardiothorac Surg, 2006, 29 (4): 537-544.

[62] GAMBA A, TASCA G, GIANNICO F, et al. Early and medium term results of the sleeve valve-sparing procedure for aortic root ectasia [J]. Ann Thorac Surg, 2015, 99 (4): 1228-1233.

[63] COSELLI J S, VOLGUINA I V, LEMAIRE S A, et al. Early and 1-year outcomes of aortic root surgery in patients with Marfan syndrome: a prospective, multicenter, comparative study [J]. J Thorac Cardiovasc Surg, 2014, 147 (6): 1758-1766, 67 e1-4.

[64] DAVID TE, DAVID CM, MANLHIOT C et al. Outcomes of aortic valve-sparing operations in Marfan syndrome [J]. J Am Coll Cardiol, 2015, 66 (13): 1445-1453.

[65] GEORGE M, PERERA N K. Aortic valve sparing root surgery for Marfan syndrome [J]. Ann Cardiothorac Surg, 2017, 6 (6): 682-691.

[66] KLUIN J, KOOLBERGEN DR, SOJAK V, et al. Valve-sparing root replacement in children. Eur J Cardiothorac Surg, 2016, 50 (3): 476-481.

[67] CEVASCO M, MCGURK S, YAMMINE M, et al. Early and midterm outcomes of valve-sparing aortic root replacement-reimplantation technique [J]. Aorta (Stamford), 2018, 6 (5): 113-117.

[68] SHARAF-ELDIN, SHEHADA, JAROSLAV, et al. Modified sizing technique with newly designed tools to facilitate the valve sparing aortic root replacement "David" procedure with mid-term results [J]. J Cardiovasc Surg (Torino), 2019, 60 (2): 259-267.

[69] MASAHIKO ANDO, HARUO YAMAUCHI, TETSURO MOROTA, et al. Long-term outcome after the original and simple modified technique of valve-sparing aortic root reimplantation in Marfan-based population, David V University of Tokyo modification [J]. J Cardiol, 2016, 67 (1): 86-91.

第十一章　成人主动脉根部Ⅱ型病变的重建

第一节　交界成形技术　／　170

第二节　单瓣叶置换　／　174

第三节　瓣叶交界融合　／　175

第四节　二瓣叶置换　／　175

第五节　三瓣叶置换　／　176

此型病变为只局限在瓣叶的病变,瓣叶成形的基本技术同儿童Ⅱ型病变,可参考相关章节,本章介绍与成人特点相关的病变

第一节　交界成形技术

交界成形技术可以作为单独的主动脉瓣成形技术,但更多的是与其他成形技术联合应用,如主动脉瓣叶成形、左室 - 主动脉连接成形的补充。

一、交界切开

交界切开主要用于先天性主动脉瓣狭窄和风湿性主动脉瓣狭窄的瓣膜成形,通常同时需要使用瓣叶钙化斑块剔除和增厚瓣叶削薄技术(图 11-1-1)。

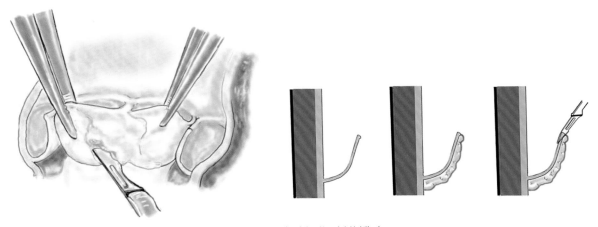

图 11-1-1　去除钙化、削薄瓣叶

二、交界窗孔修补

主动脉瓣心室面游离缘下方有一白色线,称为闭合线。闭合线与游离缘之间常有窗孔,尤其是在瓣叶交界附近。在两种情况下,窗孔需要修补:①窗孔之上的游离缘薄弱;②窗孔下方超出闭合线,引起经窗孔的反流。窗孔修补一般采用心包补片,间断或连续缝合均可(图 11-1-2)。

三、交界夹闭

交界夹闭技术可视为一种简单的窦管交界成形技术。对于主动脉瓣叶基本正常、左室 - 主动脉连接无扩张,仅有窦管交界扩张引起的主动脉瓣轻或中度反流,可仅使用交界夹闭技术缩小窦管交界,同时增加对合缘高度,从而减轻或消除主动脉瓣反流(图 11-1-3)。交界夹闭技术更多的是作为其他主动脉瓣成形技术的补充,提高成形的远期效果。

四、交界瓣叶折叠悬吊

交界瓣叶折叠悬吊实际上是一种瓣叶成形技术,多用于矫治一个瓣叶脱垂、游离缘延长引起的主动脉瓣反流,可以一个交界或两个交界行瓣叶折叠悬吊。首先将三个瓣叶的 Arantius 结节对拢,比对三瓣叶游离缘长度,确认脱垂瓣叶的游离缘需要折叠的长度,将游离缘延长部分向交界处折叠缝合,缝线在交界处穿出至主动脉壁外固定(图 11-1-4)。

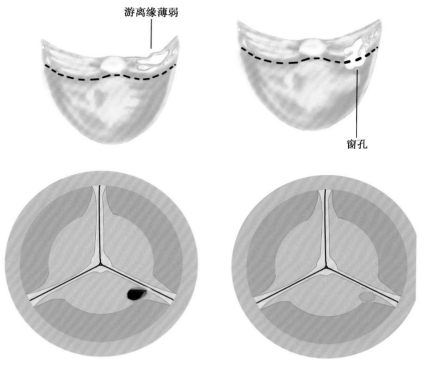

游离缘薄弱

窗孔

图 11-1-2　窗孔修补

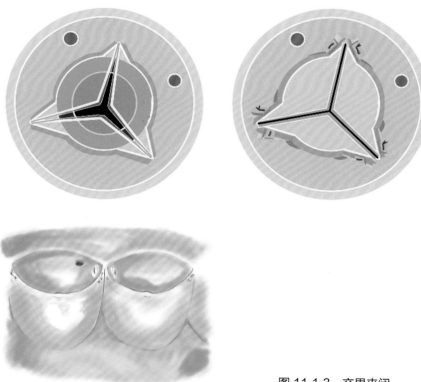

图 11-1-3　交界夹闭

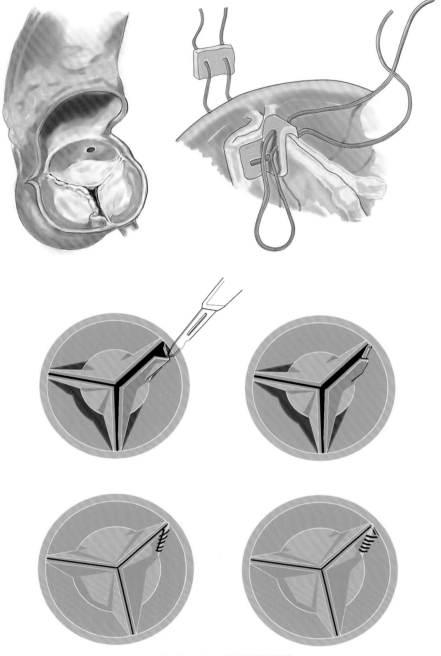

图 11-1-4　交界折叠悬吊

五、交界撕脱重新固定

1. 新发的交界撕脱　撕脱的交界及瓣叶无明显增厚、变形,可直接复原固定,缝线穿出至主动脉壁外固定(图 11-1-5、视频 11)。

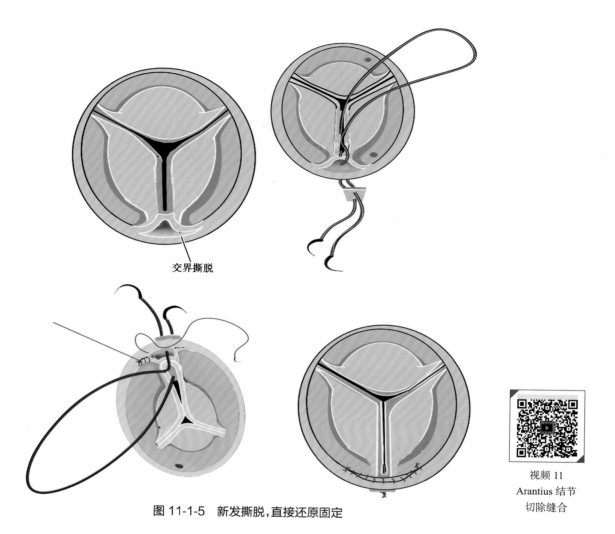

图 11-1-5　新发撕脱,直接还原固定

视频 11
Arantius 结节
切除缝合

2. 陈旧性交界撕脱　撕脱的交界及瓣叶由于长时间反流冲刷已明显增厚,撕脱部位的主动脉窦壁扩张,同时瓣叶已撕脱的瓣环亦扩张。对于此类病变,需使用 Sliding 技术,即瓣叶移行技术,主要是沿撕脱的交界向两侧将主动脉瓣瓣叶与瓣环进行部分分离,先成形扩张的窦部同时缩小瓣环,再将瓣叶与成形后的瓣环进行缝合,将撕脱的交界重新固定至窦管交界水平,缝线穿出至主动脉壁外固定(图 11-1-6、视频 12)。

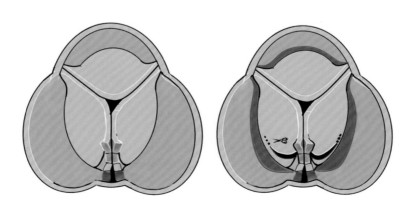

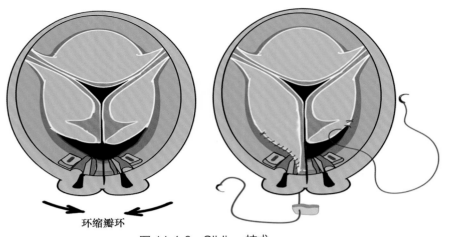

环缩瓣环

图 11-1-6　Sliding 技术

视频 12
交界撕脱 - 削薄
瓣叶 + 交界切开
+ 缝合撕脱瓣叶

第二节　单瓣叶置换

采取上述几种常规修复方法,对于单瓣叶脱垂均可以修复。但对于瓣叶挛缩、面积绝对不够的病例,只能采取非常规的修复方式。可以采取瓣叶扩大或者瓣叶加高,但笔者更多采用单瓣叶置换方式,该方法简单实用,为该类主动脉病变瓣修复的终极方法。方法如下(以应用牛心包为例):

一、测量并裁剪牛心包瓣叶

测量相邻瓣叶对合缘长度及某一个相邻瓣叶的高度,然后根据测量长度来裁剪牛心包单瓣叶的形状,适当留出缝合缘即可(图 11-2-1)。

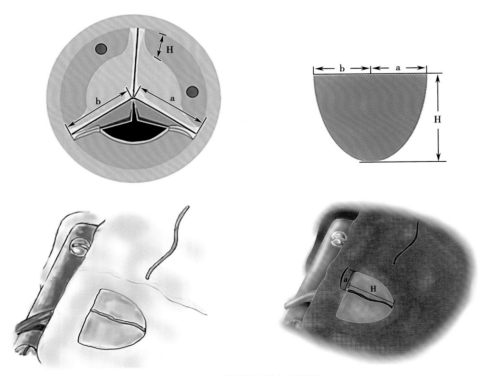

图 11-2-1　测量并裁剪心包瓣叶

二、缝合牛心包单瓣叶至瓣环上

将心包片单瓣叶缝合于主动脉瓣环位置，缝合完毕后交界处悬吊于主动脉壁处打结(图 11-2-2)。

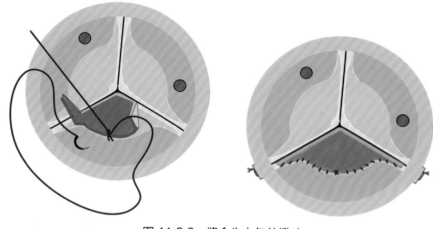

图 11-2-2 缝合牛心包单瓣叶

三、检查瓣叶对合情况(图 11-2-3、视频 13)

视频 13
成人牛心包
无冠瓣置换

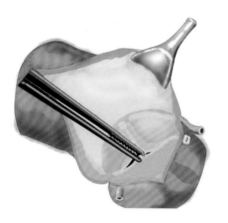
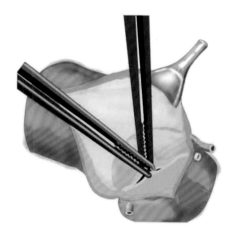

图 11-2-3 检查对合情况

第三节 瓣叶交界融合

成人瓣叶交界病变相关手术技术详见本章第一节。

第四节 二瓣叶置换

如二瓣化无法常规修复，可将两个瓣叶置换，这种情况多见于Ⅰ型二瓣化。瓣叶游离缘的设计以所在窦的窦管交界长度为标准，高度参照保留瓣叶的高度(图 11-4-1、视频 14)。

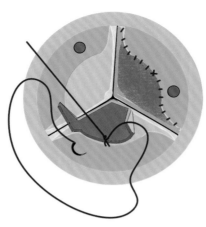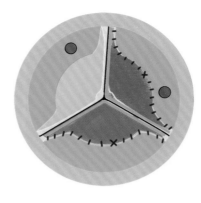

视频 14
二瓣叶置换

图 11-4-1　二瓣叶置换

第五节　三瓣叶置换

如果三瓣叶均无法常规修复，多提示病变严重，较长时间带来的血流动力学改变大，通常都合并根部形态的改变，属于 Ⅲ 型患者，具体手术细节详见第十二章第一节。

（王　波　曾祥军）

参考文献

［1］ YACOUB MH, KILNER PJ, BIRKS EJ, et al. The aortic outflow and root: a tale of dynamism and crosstalk [J]. Ann Thorac Surg. 1999 Sep; 68 (3 Suppl): S37-43.

［2］ 汪曾炜，刘维永，张宝仁，等. 心脏外科学 [M]. 北京：人民军医出版社，2008.

［3］ GRINDA J M, LATREMOUILLE C, BERREBI A J, et al. Aortic cusp extension valvuloplasty for rheumatic aortic valve disease: Midterm results [J]. Ann Thorac Surg, 2002, 74 (2): 438-443.

［4］ CARPENTIER A. Cardiac valve surgery—the "French correction" [J]. J Thorac Cardiovasc Surg, 1983, 86 (3): 323-337.

［5］ LAWRENCE H. COHN, L. HENRY EDMUNDS, JR. 原. 成人心脏外科学 [M]. 刘中民，吴清玉，译. 北京：人民卫生出版社，2007.

第十二章　成人主动脉根部Ⅲ型病变的重建

第一节　三瓣叶病变合并主动脉扩张的主动脉根部重建术　／　178
第二节　小主动脉根部的处理　／　184
第三节　成人鼎状成形　／　192

成人Ⅲ型病变多见于病程较长的患者,很多主动脉瓣叶已无法常规修复,需要换瓣叶,升主动脉如果血管壁正常,可以修复,否则需要换掉。

第一节　三瓣叶病变合并主动脉扩张的主动脉根部重建术

主动脉瓣反流常合并升主动脉扩张及窦管交界消失,升主动脉管壁条件好的情况下可以选择三瓣叶成形同时进行主动脉窦管交界成形和升主动脉成形。在主动脉原窦管交界处横行切开主动脉前壁,沿大弯侧做倒"T"切口。升主动脉扩张大弯侧为薄弱处。注意灌注针尽量靠近小弯侧。

1. 探查升主动脉并切开、测量相关数据(图 12-1-1)。

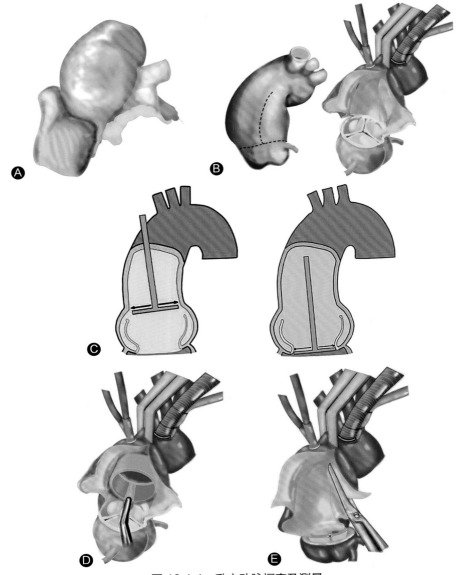

图 12-1-1　升主动脉探查及测量

A. 升主动脉扩张;

B. 切口范围:虚线示倒"T"切开时保留的窦管交界约 0.5cm;

C. 测量:测量器测量 VAJ 及 STJ 内径;

D. 测量器测量升主动脉内径;

E. 根据测量结果梭形切除多余的升主动脉壁。

2. 根据探查结果切除病变的瓣叶(图 12-1-2)。

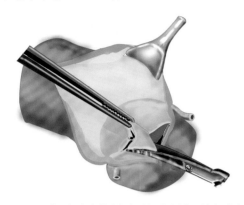

图 12-1-2　切除病变的瓣叶,并剔除瓣环的钙化组织

3. 测量牛心包　以 27#(mm)瓣环测量器为例,测量窦管交界或主动脉瓣环后设计牛心包瓣叶的大小(图 12-1-3)。

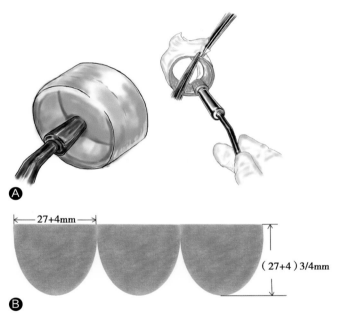

图 12-1-3　测量牛心包

A. 测量:以牛心包片包绕 27#(mm)瓣环测量器测量所需心包的长度(放大 6mm,2mm 瓣叶作为缝合缘);B. 牛心包瓣叶的设计及裁剪示意:设计的瓣叶对合缘长度为 27mm+4mm(缝合缘),其高度为(27mm+4mm)3/4。

术中探查左室 - 主动脉连接径(超声测定的主动脉瓣环径)及窦管交界径,如果前者正常或大于正常值,则重点测量该径线,并据此结果设计瓣叶;如果左室 - 主动脉连接径较小,窦管交界径正常,则考虑以窦管交界径为依据设计瓣叶;如左室 - 主动脉连接径较小,窦管交界径明显扩张,则考虑以 27mm 为依据设计瓣叶。

4. 设计及裁剪牛心包瓣叶(图 12-1-4)。

5. 植入裁剪的牛心包瓣叶　9 点定位法,1、2、3 为三瓣环的最低点,4、5、6 为瓣环汇合点,7、8、9 为瓣环最高点即窦管交界水平,如果先固定下面 6 个点,则瓣叶形态就不会因术者的差异而变化了,然后再将瓣叶长出的部分按比例缝在瓣环上(图 12-1-5)。

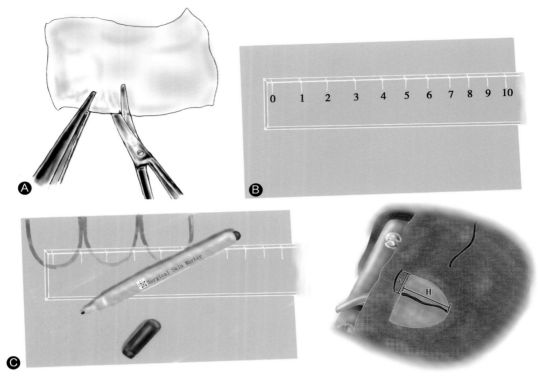

图 12-1-4　设计裁剪牛心包

A. 牛心包裁剪：可选择 3cm × 10cm 的牛心包，根据测量的长度裁剪牛心包片；B. 测量并设计瓣叶：用尺子确定好高度及瓣叶直径后，用无菌记号笔画成半月形，瓣叶交界处高度为 5mm；C. 裁剪后牛心包瓣叶：根据测量的结果裁剪牛心包片呈连续的半月形；也可根据测量结果裁剪成三个独立的瓣叶。

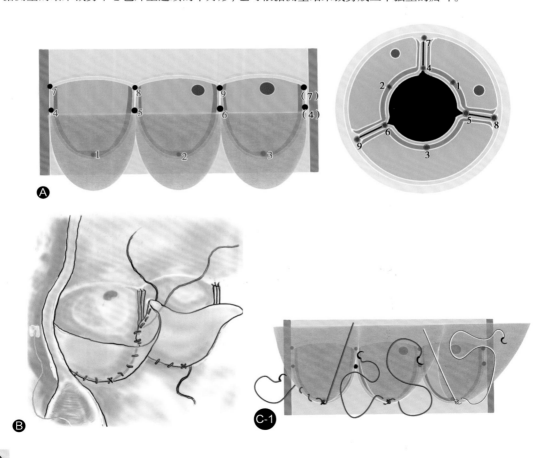

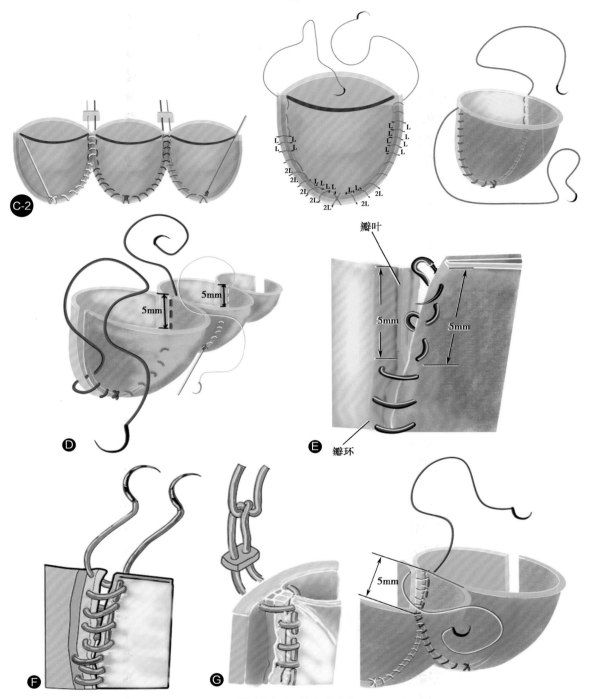

图 12-1-5　植入牛心包

A. 9 点定位法植入牛心包瓣叶：连续缝合裁剪的牛心包，即先固定瓣叶的最低点，图示 1、2、3 点，然后向两侧缝合，即 4、5、6 点，最后固定 7、8、9 点；

B. 缝合牛心包瓣叶：在瓣环最低点开始缝合；

C-1. 缝合放大示意：牛心包瓣叶与瓣环缝合的比例，底部 2∶1 缝合，然后 1∶1 缝合，以保证最低点至最高点的弧形结构；

C-2. 缝合放大示意：最低点缝合后打结固定，然后向两侧按上述比例进行缝合；

D. 交界的缝合固定：按上述方法缝合至交界处，交界长度约为 5mm，交界处先褥式缝合再连续缝合，最后穿出主动脉壁带垫片固定，足够的交界对合缘高度可减少舒张期瓣叶张力和减少反流；

E. 交界处两瓣叶的缝合方法：连续缝合至交界后先褥式缝合两瓣叶；

F. 交界处固定两瓣叶：另外一针连续缝合两瓣叶交界至瓣环，注意避免缝合残余的瓣叶组织，以免远期瓣叶撕脱；

G. 瓣叶固定：两针缝合交界上方后穿出主动脉壁，然后带牛心包垫片固定。

术中一般依次左冠瓣、右冠瓣、无冠瓣进行缝合,且缝合时需确实缝合于主动脉瓣环处,否则容易撕脱(图 12-1-6)。

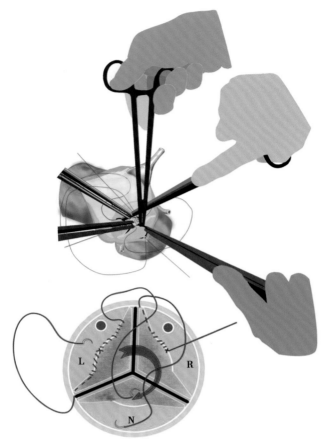

图 12-1-6　瓣叶缝合顺序:左冠瓣、右冠瓣、无冠瓣依次进行缝合固定,缝合于主动脉瓣环处

6. 检查植入的主动脉瓣瓣叶(图 12-1-7)。

7. 根据是否合并升主动脉扩张,以及窦管交界形态决定是否行升主动脉和/或窦管交界成形(图 12-1-8)。

8. 术中根据室间隔厚度决定是否需行室间隔切除术,一般情况下以主动脉瓣关闭不全为主的患者不需行室间隔切除,主动脉瓣狭窄或长期高血压的患者可能需行部分室间隔肌肉(Morrow 手术)切除(图 12-1-9)。

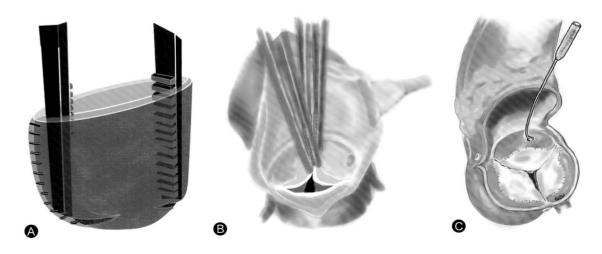

Ⓐ　　　　　　　　Ⓑ　　　　　　　　Ⓒ

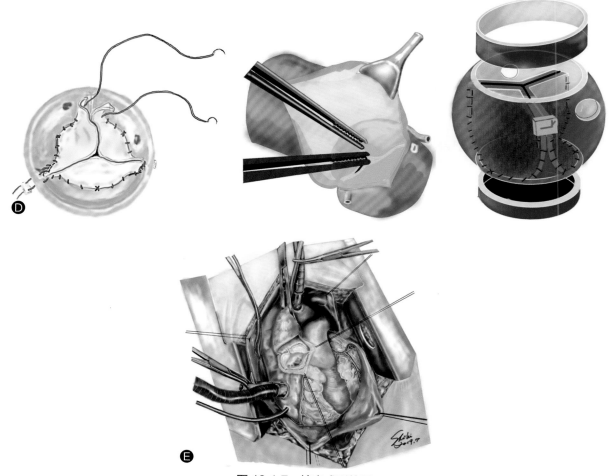

图 12-1-7 检查成形效果

A. 瓣叶检查：首先检查瓣叶与主动脉窦是否匹配、能否正常开放；

B. 瓣叶检查：检查瓣叶的对合高度及闭合功能；

C. 冠状动脉检查：探查是否影响冠状动脉开口；

D. 瓣叶形态：透视图可见重建后的三瓣叶闭合时的形态良好；

E. 瓣叶形态：重建后的三瓣叶形态良好。

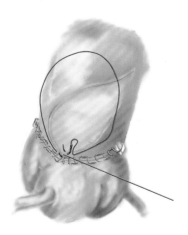

图 12-1-8 升主动脉成形：连续缝合升主动脉及窦管交界

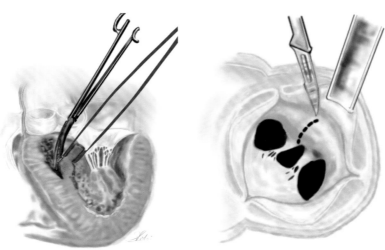

图 12-1-9　Morrow 手术示意
不同切面显示切除增厚的室间隔,注意避免损伤传导束及室间隔穿孔。

　　主动脉瓣三瓣叶置换理论上可用于任何主动脉瓣病变,但需考虑主动脉瓣功能不全的原因,如主动脉瓣以关闭不全为主,在考虑主动脉瓣瓣叶病变的同时,也需考虑主动脉根部其他组成部分的功能,如伴随主动脉窦部及升主动脉病变,手术时不仅要重建主动脉瓣,也需行主动脉窦部及升主动脉重建,否则,主动脉瓣三瓣叶重建后近期疗效良好,远期仍可能出现瓣叶功能障碍。另外该技术还可被视为常规主动脉瓣成形效果不佳时的补救方法,可避免主动脉瓣置换等。目前临床上最常用的是牛心包和自体心包。牛心包和自体心包材料的衰败问题是影响远期疗效的关键,也是笔者一直关注的问题,但是随着牛心包处理工艺的提高、人工材料的进步,该技术在临床上的使用将越来越广泛(视频 15)。

视频 15
三瓣叶置换
陶氏手术

第二节　小主动脉根部的处理

　　小主动脉根部根据瓣膜病变情况可分为以下两种情况:主动脉瓣三叶瓣结构合并小主动脉瓣环、主动脉瓣二瓣化畸形合并小主动脉瓣环。

一、主动脉瓣三瓣叶结构合并小主动脉瓣环

　　主动脉瓣三叶瓣合并小主动脉瓣环,根据瓣环直径及窦部是否扩张,窦管交界及升主动脉是否扩张分为以下三种处理方式。

(一)主动脉瓣环小于 17mm

　　术中探查左室 - 主动脉连接径(超声测定的主动脉瓣环径)及窦管交界直径。如主动脉瓣环径不足 17mm 可选择切开二尖瓣环上的主动脉瓣交界(通常是在左无交界)及部分主动脉瓣环行主动脉根部扩大(参见第十八章第三节)。在主动脉根部扩大基础上选择牛心包三瓣叶置换。

(二)主动脉瓣环 ≥ 17mm,不合并主动脉根部扩张

　　对于此类患者无法保留自身瓣叶情况。如主动脉瓣环径 ≥ 17mm 且主动脉窦部、窦管交界、升主动脉无明显扩张,则在测量基础上增大型号设计瓣叶行三瓣叶置换。设计完成的主动脉瓣叶要比测量值增大 2 个型号。如测量主动脉瓣环径为 17mm,窦管交界为 21mm 时,可选择以 21mm 瓣环测量器为标准裁剪牛心包。

（三）主动脉瓣环 ≥ 17mm，合并主动脉根部扩张

对于此类患者合并主动脉窦部扩张、窦管交界扩张、升主动脉扩张的情况。处理要点在于瓣叶设计，对于窦管交界明显扩张，≥27mm 时，则考虑以 27mm 或 29mm 为依据设计瓣叶。扩张的窦管交界以 27mm 或 29mm 为标准行升主动脉成形。设计完成的根部结构，左室 - 主动脉连接、窦部及窦管交界结构呈"碗状"，三瓣叶最窄部分为左室 - 主动脉连接水平，窦部及窦管交界水平较瓣环水平扩大，从而确保过瓣血流（图 12-2-1）。

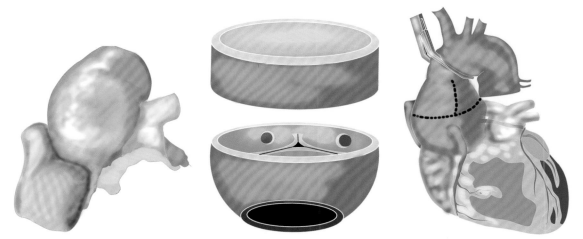

图 12-2-1　小瓣环合并根部扩张，虚线示拟倒"T"切开升主动脉及窦管交界

成形操作过程参见图 12-1-1~ 图 12-1-6，倒"T"切开升主动脉及窦管交界，切开时保留的窦管交界约 1cm，测量器分别测量左室 - 主动脉连接、窦管交界及升主动脉内径，梭形切除多余的升主动脉壁，以 27mm 瓣环测量器为例行升主动脉及窦管交界成形。切除病变的瓣叶、窦管交界后以 27mm 瓣环测量器为例设计牛心包瓣叶的大小，设计及裁剪牛心包瓣，9 点定位法植入牛心包瓣叶，先固定瓣叶的最低点，向两侧缝合，最后固定三个最高点，交界处先褥式缝合再连续缝合，最后穿出主动脉壁带垫片固定。根据是否合并升主动脉扩张及窦管交界形态，决定是否行升主动脉和 / 或窦管交界成形（图 12-2-2）。

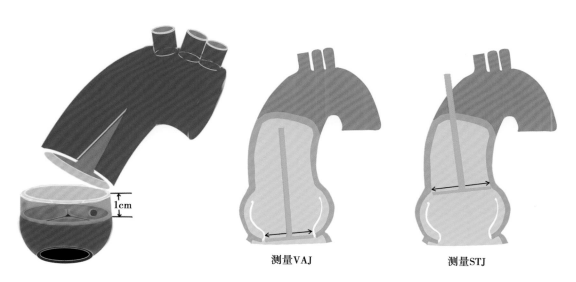

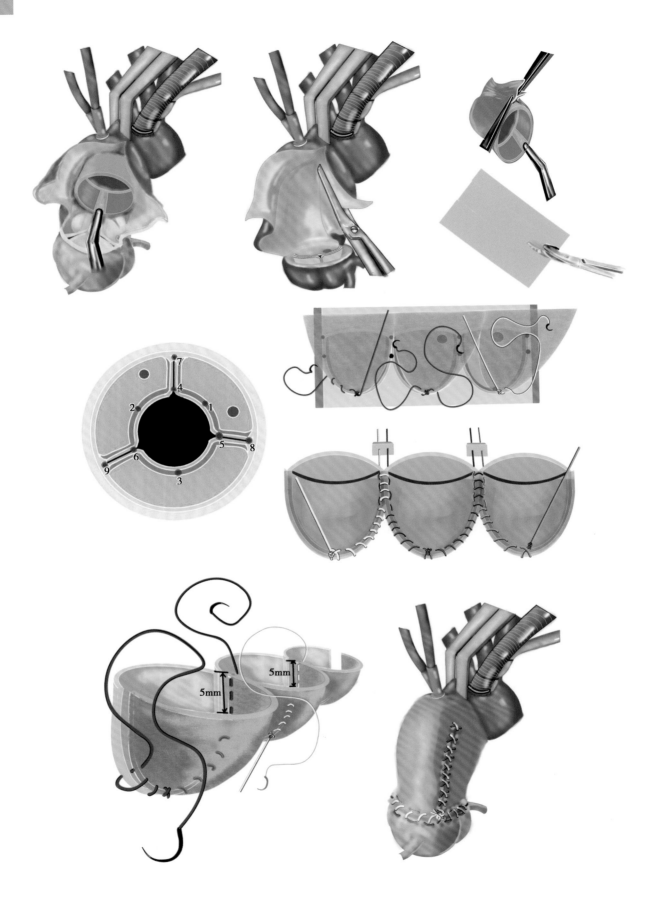

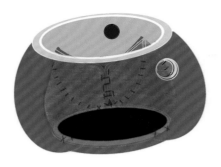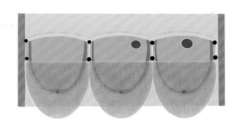

正常主动脉根部的三瓣叶置换

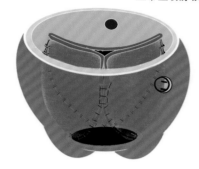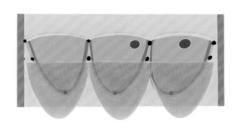

小主动脉根部的三瓣叶置换

图 12-2-2　小主动脉瓣环合并根部扩张

二、主动脉瓣二瓣化畸形合并小主动脉瓣环

对于主动脉瓣二瓣化畸形（Type 0 型）合并小主动脉瓣环的修复比较困难，常规的手术技术不适用于此类患者，因此需根据主动脉根部大小重建主动脉窦及主动脉瓣叶，主动脉瓣叶条件尚好，可以保留主动脉瓣叶情况下可剔除瓣叶增厚部分，扩大主动脉根部，以牛心包、自体肺动脉瓣重建主动脉窦及瓣叶。

（一）方法一：牛心包重建主动脉窦及瓣叶

1. 真性主动脉瓣二瓣化畸形（Type 0 型），瓣环较小，瓣叶对合不良（图 12-2-3）。

2. 重建一个主动脉窦及瓣叶，将瓣叶于瓣环处分离，并根据测定的瓣叶对合确定切除的范围（图 12-2-4）。

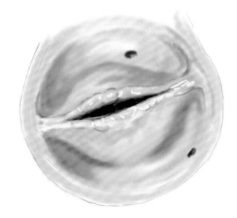

图 12-2-3　探查：术中探查可见瓣叶呈主动脉瓣二瓣化，且瓣环较小，瓣叶对合不良

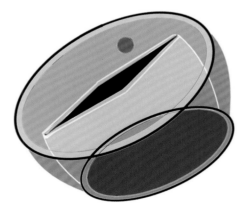

图 12-2-4　重建瓣叶及窦部：首先将主动脉瓣叶于瓣环处分离，拟重建一个主动脉窦及瓣叶

3. 切除窦壁时注意冠状动脉开口,切口呈铲状(图 12-2-5)。

4. 根据切除窦壁的大小选择合适的牛心包片连续缝合修补窦壁,心包片的底部需缝合在左室 - 主动脉连接处(图 12-2-6)。新生的瓣叶需固定在新的窦壁上(图 12-2-7、图 12-2-8)。

5. 设计半月形瓣叶并固定(图 12-2-9)。

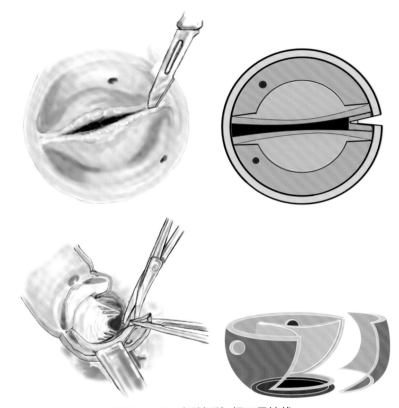

图 12-2-5　窦壁切除,切口呈铲状

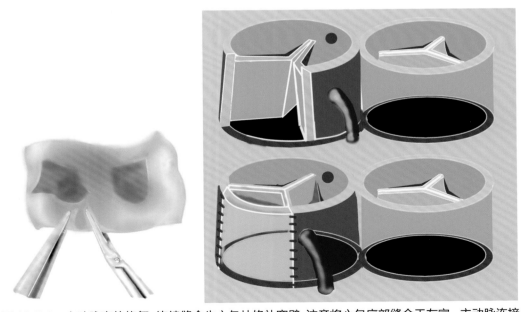

图 12-2-6　主动脉窦的修复:连续缝合牛心包片修补窦壁,注意将心包底部缝合于左室 - 主动脉连接

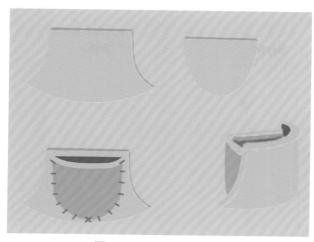
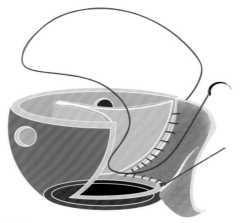

图 12-2-7　铲状心包片：示意图示窦壁补片为铲状，即心包片底部宽大

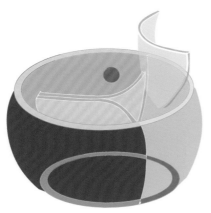

图 12-2-8　重建后的主动脉窦：重建后的窦壁亦为铲状

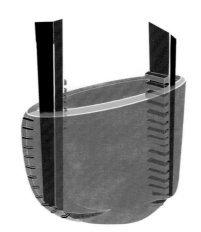

图 12-2-9　设计并固定瓣叶：根据前述主动脉瓣单瓣叶置换的方法测量并裁剪牛心包片呈半月形，连续缝合固定瓣叶，注意缝合时使瓣叶呈风帆状

6. 重建后瓣膜开闭恢复正常（图 12-2-10）。

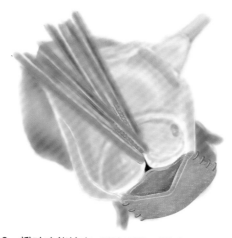

图 12-2-10　瓣叶功能检查：重建后的三瓣叶形态正常、启闭良好

（二）方法二：部分自体肺动脉主动脉根部置换术（Partial-Ross）

Partial-Ross 的过程详见儿童Ⅲ型手术。

1. 检查主动脉根部细小，肺动脉明显增粗（图 12-2-11）。
2. 肺动脉窦及瓣叶显露（图 12-2-12）。
3. 修剪肺动脉窦及瓣叶（图 12-2-13）。
4. 重建主动脉根部（图 12-2-14）。
5. 重建肺动脉（图 12-2-15、图 12-2-16）。

参见视频 16、视频 17。

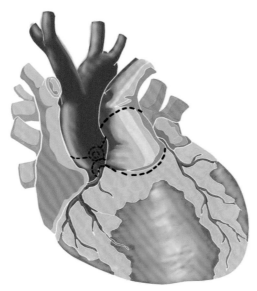

图 12-2-11　主动脉根部探查：一般情况下主动脉根部细小，肺动脉明显增粗

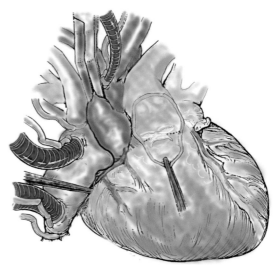

图 12-2-12　肺动脉切口暴露：肺动脉窦上方切口悬吊肺动脉壁厚显露窦及瓣叶，并选择合适的窦及瓣叶

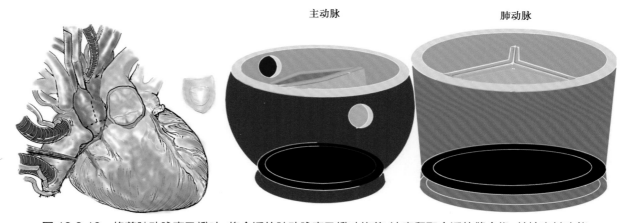

图 12-2-13　修剪肺动脉窦及瓣叶：将合适的肺动脉窦及瓣叶修剪，注意留取合适的缝合缘，并检查其功能

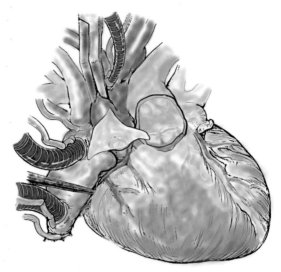

图 12-2-14 缝合固定:连续缝合肺动脉窦及瓣叶至主动脉根部,
缝合时注意瓣叶的对合高度及闭合功能

牛颈静脉

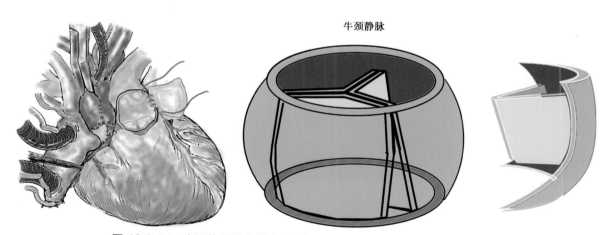

图 12-2-15 牛颈静脉重建肺动脉:连续缝合单瓣叶牛颈静脉重建肺动脉,
注意将瓣叶置于自体瓣叶位置,以避免瓣膜功能不全

主动脉 肺动脉

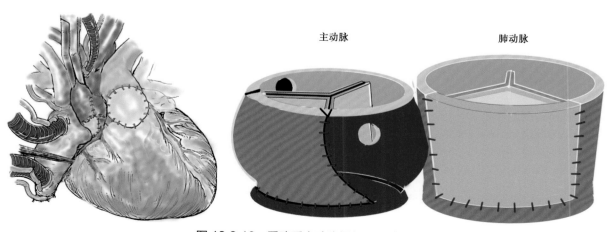

图 12-2-16 重建后主动脉根部及肺动脉

视频 16
成人 Partial Ross
手术

视频 17
成人自体心包三瓣叶
置换 + 窦部扩大

第三节　成人鼎状成形

成人鼎状成形以牛心包材料为主。对于无法常规三瓣叶置换的患者,可以采用鼎状成形技术,详见第九章第二节儿童 Ⅲ 型病变的手术,但成人多使用牛心包作为瓣叶材料,如果上/下腔静脉与根部结构相匹配,或有大小合适的牛颈静脉壁也可以采用。

（陈绪发　宋 杰）

参考文献

［1］ JACKSON V, PETRINI J, ERIKSSON M J, et al. Aortic dimensions in relation to bicuspid and tricuspid aortic valve pathology.[J]. J Heart Valve Dis, 2014, 23 (4): 463-472.

［2］ PASTA S, GENTILE G, RAFFA G M, et al. In silico shear and intramural stresses are linked to aortic valve morphology in dilated ascending aorta [J]. Eur J Vasc Endovasc Surg, 2017, 54 (2): 254-263.

［3］ MARKUS, LIEBRICH, VLADIMIR, et al. Reconstruction of regurgitant bicuspid aortic valve (Sievers type 1, L/R, I) with raphe resection and concomitant pericardial patch-augmentation: A standardized approach [J]. Multimed Man Cardiothorac Surg. 2018 Sep 26; 2018. doi: 10. 1510/mmcts. 2018. 054.

［4］ KUNIHARA T. Aortic valve repair for aortic regurgitation and preoperative echocardiographic assessment [J]. J Med Ultrason (2001), 2019, 46 (1): 51-62.

［5］ VOUHÉ PR, POULAIN H, VOURON J, et al. Surgical treatment of aortic subvalvular obstruction. Experimental study of a new approach [J]. Arch Mal Coeur Vaiss, 1984, 77 (3): 307-313.

［6］ JEANRENAUD X, KAPPENBERGER L. Morrow septal myectomy for patients with HOCM [J]. Circulation, 1995, 91 (9): 2499-2500.

［7］ TEN BERG JM, SUTTORP MJ, KNAEPEN PJ, et al. Hypertrophic obstructive cardiomyopathy. Initial results and long-term follow-up after Morrow septal myectomy [J]. Circulation, 1994, 90 (4): 1781-1785.

［8］ MATSUYAMA K, USUI A, AKITA T, et al. Natural History of a Dilated Ascending Aorta After Aortic Valve Replacement [J]. Circ J, 2005, 69 (4): 392-396.

［9］ CUNANAN CM, CABILING CM, DINH TT, et al. Tissue characterization and calcification potential of commercial bioprosthetic heart valves [J]. Ann Thorac Surg, 2001, 71 (5 Suppl): S417-S421.

［10］ THUDT M, PAPADOPOULOS N, MONSEFI N, et al. Long-term results following pericardial patch augmentation for incompetent bicuspid aortic valves: a single center experience [J]. Ann Thorac Surg, 2017, 103 (4): 1186-1192.

［11］ EVORA PRB, ARCÊNCIO L, EVORA PM, et al. Bovine pericardial patch augmentation of one insufficient aortic valve cusp with twenty-three-year positive clinical follow-up independent of the patch degeneration [J]. Braz J Cardiovasc Surg, 2017, 32 (1): 49-52.

综合实践篇

第十三章　主动脉瓣二叶畸形的重建　/　194

第十四章　主动脉瓣四瓣化畸形的重建　/　211

第十五章　室间隔缺损合并主动脉瓣反流的重建　/　218

第十六章　感染性心内膜炎主动脉瓣的重建　/　225

第十七章　风湿性主动脉瓣病变的重建　/　230

第十八章　主动脉根部病变的经典手术　/　234

第十九章　改良根部替换手术——"衬裙"Bentall 手术　/　258

第二十章　主动脉根部重建合并冠状动脉畸形的外科处理
　　　　　策略　/　263

第二十一章　微创主动脉瓣成形的入路　/　271

第二十二章　主动脉根部重建术后随访数据分析　/　282

第十三章　主动脉瓣二叶畸形的重建

第一节　主动脉二叶瓣概况　／　195

第二节　主动脉瓣二叶畸形分型　／　197

第三节　主动脉瓣二叶畸形手术思路　／　198

第四节　主动脉瓣二叶畸形成形技术　／　199

第一节　主动脉二叶瓣概况

主动脉瓣二叶畸形被认为是最常见的先天性心脏畸形,估计发病率 1%~2%,男女比例为 2：1。接受主动脉瓣膜置换手术的 50 岁以上患者中,超过 54% 为二叶畸形。在其基础上,可以有主动脉瓣狭窄和 / 或关闭不全、感染性心内膜炎、主动脉夹层等合并症,因此是一个非常重要的病变。

正常胚胎发育过程中,主动脉瓣的三个瓣叶组织来源于心内膜垫和心肌。心肌对于瓣膜发育所发挥的作用表现为两个方面:三叶状切迹复合体和发育为室上嵴。通过研究仓鼠近亲繁殖模型,发现在瓣膜发育初期,左、右冠瓣的融合是形成二叶畸形的关键步骤。这表明在最终的瓣膜发育成熟之前,个体的主动脉瓣的确切形态需要特异的特征。因此,二叶畸形并不是圆锥嵴发育异常、圆锥分隔异常、瓣膜融合发育不全或正常瓣膜发育的直接后果,而是在瓣膜发育开始时,左、右冠瓣融合的结果。

三叶主动脉瓣钙化严重时交界融合,与二瓣化畸形如何鉴别呢?通过组织学研究,可以发现二叶畸形在发育不全的交界存在束状胶原组织。

二叶畸形时瓣叶不对称,其中一个瓣叶较大,有嵴或者称为假交界的结构,被认为是胚胎发育时两个瓣叶融合的位置。其中左、右冠瓣融合最为常见,约占 59%,右、无冠瓣融合约为 39%。二叶畸形的瓣叶较短时往往会导致主动脉狭窄,如果瓣叶冗长,会形成瓣叶脱垂和对合不良。而且,融合的瓣叶根部和嵴部是钙化最好发的部位。瓣叶位置异常会导致冠状动脉异常,最常见的情况是左优势型(后降支起源于左冠状动脉),另一种异常是左主干长度短,较正常短 50%。

通过对家族多发主动脉瓣二叶畸形患者的研究,发现基因改变是该病的主要原因。本病在普通人群发病率为 1%~2%,而二叶畸形患者直系亲属(单卵孪生)的发病率为 9%~14%。而且,组织学研究证实二叶畸形患者主动脉存在伴随的结构缺陷。对于其基因改变的假说目前主要认为是 *NOTCH1* 基因的异义突变。*NOTCH1* 基因是一种进化保守基因,在斑条鱼、鼠类、人类身上功能相似,对于多个器官(如骨骼肌、中枢神经系统、胰腺和血管)的分化发挥作用。对鼠类的研究显示该基因在主动脉发育中高表达,可抑制成骨细胞中心翻译调节活性。

主动脉瓣二叶畸形合并畸形包括主动脉缩窄、未闭动脉导管、特纳综合征、威廉综合征、Erdheim 囊性中层坏死。这类患者往往合并主动脉结构缺陷,易发生动脉瘤和夹层。

主动脉瓣狭窄或关闭不全时,瓣口内和瓣口上的血流为非线性湍流,对主动脉管壁形成向外的压力,造成管壁扩张,这已通过机械模型得到证实。

现在的观点认为,二叶畸形患者的主动脉管壁也存在先天缺陷,管壁结缔组织成分异常,胶原代谢中断。在瓣膜组织和管壁组织中均检测出基质金属蛋白酶(MMPs)升高。在瓣膜没有出现明显的功能异常(狭窄或关闭不全)之前,主动脉管壁可能已经出现扩张,并且逐渐进展。通常认为,导致主动脉夹层最主要的基础疾病是马方综合征,但实际上,主动脉瓣二叶畸形是被严重低估的导致主动脉夹层的基础病变。

马方综合征是一种影响结缔组织的常染色体显性遗传病,特别是 15 号染色体上的原纤维蛋白 -1 基因,这个基因编码原纤维蛋白(一种对于微纤维结构至关重要的糖蛋白)。原纤维蛋白的缺乏会导致主动脉壁进行性薄弱,逐渐扩张。在剧烈活动或情绪激动时,主动脉出现夹层。除了影响主动脉壁,马方综合征也会同时影响瓣膜,特别是二尖瓣和主动脉瓣。普通人群中,马方综合征的发病率约为 1/10 000,而其患病个体发生主动脉夹层的概率是 40%,因此可以推算每万人因马方综合征发生夹层的概率为 0.4。主动脉瓣二叶畸形的发病率约为 100/10 000~200/10 000,发生主动脉夹层的概率是

5%，推算每万人因主动脉瓣二叶畸形而发生夹层的概率为5~10倍，是马方综合征的12.5~25倍。而且，研究发现二叶畸形患者的主动脉增粗的速度快于正常主动脉。

主动脉瓣单叶、二叶、四叶畸形可以认为是主动脉瓣发育异常同一谱系的不同阶段。

尽管心脏超声不断进步，但是对于主动脉瓣二叶畸形的诊断仍因为其特殊的血流动力学而难以捕捉。二叶畸形的形态变异很大，有的两个瓣叶非常对称，未发育的嵴较低；有的三个主动脉窦不对称，嵴较高。如果单纯依靠舒张期的影像，可能会因为明显的嵴和假交界而误诊为三个瓣叶。不过，收缩期时二叶畸形的"鱼口"状开口与正常的三瓣叶开口有明显区别，而且因为绝大多数的嵴会低于瓣叶的对合缘使得假交界会比较明显，容易鉴别，因此全面评估舒张期和收缩期的影像有利于鉴别诊断（表13-1-1）。这份数据显示出普通人群中，二瓣化主动脉瓣的发生率明显高于马方综合征，因此在普通人群中导致主动脉夹层的数量也远远高于马方综合征。

表 13-1-1　马方综合征和主动脉瓣二叶畸形对比

	普通人群中的发生率	夹层概率（每个罹患个体）	夹层率（每万患者）
马方综合征	0.01%（1/10 000）	40%	0.4
主动脉瓣二叶畸形	1%~2%（100/10 000~200/10 000）	5%	5~10

如果钙化较重，瓣膜的穹顶样形态消失，二维超声心动图在短轴切面很难看到"鱼口"状影像，会降低诊断率。即便如此，据报道对于二叶畸形的诊断精确性达到93%，敏感性78%，特异性96%。如果怀疑本病变，应该在短轴切面更仔细地检查。经食管超声心动图对诊断瓣叶的数量很有帮助，但属于创伤性检查，并不列为常规。

主动脉瓣二叶畸形的结构异常及后续的病理改变与裂解酶MMPs有关，这在瓣叶和动脉瘤壁组织内已经被发现。研究表明，二叶畸形的瓣环退化并非由于高血压、粥样硬化或者高龄等因素引起的被动过程，而是一个慢性的、动力性的炎性过程，以及瓣叶组织的异常重构。MMPs是内皮细胞、血管平滑肌细胞和外膜结缔组织细胞分泌的酶家族。MMP-1和MMP-9在胸主动脉瘤和夹层及马方综合征明显增高，MMP-1和MMP-9会导致Ⅳ型胶原弹力纤维严重损伤和退化。原发的结构和分子异常的进一步证据是特殊组织抑制因子如金属蛋白酶（TIMPs）的表达下降。二叶畸形的蛋白水解过程中，MMPs的升高和TIMPs的下降之间相互关联，引起瓣叶退化，从而导致狭窄或者关闭不全。同时存在的主动脉壁蛋白水解会形成动脉瘤和夹层。

二叶畸形相较于三瓣叶主动脉瓣，因为缺少一个瓣叶，只能依靠两个瓣叶的折叠、皱褶或膨隆，在一种凸凹的状态下来启闭主动脉开口，如果折叠角度为锐角，那么血流剪切力就会加重并造成组织的永久性损伤。心脏收缩期时，"鱼口"状形态会缩小主动脉开口面积。而在舒张期，三叶主动脉各瓣叶对合严密，不会产生折叠、皱褶，可以最大限度地降低对瓣膜的冲击。因此，二叶畸形不论在收缩期还是舒张期都不能最优化地启闭，使得瓣叶受到持续的冲击。在这种创伤性的打击下，可以预测当瓣膜使用一定时间后（患者达到一定年龄）一定会出现病变。

早期的关于主动脉瓣二叶畸形继发病变概率的数据主要来源于Roberts根据尸检报告所进行的推测，主要包括主动脉瓣狭窄、主动脉瓣关闭不全、感染性心内膜炎、主动脉夹层等。成人主动脉瓣狭窄患者中50%由于二叶畸形导致。有的外科医生认为，65岁以下的主动脉瓣狭窄很有可能是二叶畸形，因为老年退行性变导致的狭窄一般发生在85岁或90岁以后。二叶畸形导致的主动脉瓣狭窄患者进行主动脉瓣置换手术的平均年龄，比三瓣叶主动脉瓣发生的狭窄患者提早5年。

主动脉瓣反流的原因是较大的瓣叶脱垂或者主动脉根部扩张。另外的原因是感染性心内膜炎。一半以上的成人二叶畸形患者会出现主动脉根部扩张，最终导致主动脉瓣反流，其血流动力学结果较主动脉瓣狭窄更差,可导致未成年死亡或者早期外科手术干预,平均年龄35岁。需要引起警惕的是,10%~30%的二叶畸形患者会发展为感染性心内膜炎,而且主要发生在儿童和青年,55%的患者在30岁前死亡。

一组研究数据表明,相对于正常三叶主动脉瓣人群,主动脉瓣二叶畸形患者的主动脉直径增长速度更快(0.19cm/年 vs 0.13cm/年),需要手术的比例更高(72.8% vs 44.8%),手术年龄更早(48.9岁 vs 63.1岁)。其主动脉扩张部位主要位于升主动脉起始部,或者紧邻窦管交界上方。

对于主动脉瓣狭窄和/或关闭不全,且出现临床症状的患者,瓣膜置换手术是一个成熟的治疗策略(依据可参考 ACC/AHA 2006年指南)。非二叶畸形的主动脉瓣狭窄,出现临床症状,药物治疗无效,或者出现左心室功能减退,或者狭窄严重(瓣口面积 <0.6cm², 压差 >60mmHg, 流速 >5m/s),具备瓣膜置换手术指征。对于主动脉瓣膜反流患者,手术适应证针对具有临床症状、左心室功能不全,进展性左心室扩张,以及药物治疗无效的患者。上述标准同样适用于主动脉瓣二叶畸形患者。

近年报道了二叶畸形的瓣膜修复手术的良好中期随诊结果,技术包括瓣膜削薄、脱垂部位的三角形切除、瓣膜缺损的心包补片等,以及在升主动脉置换时保留主动脉瓣的 Yacoub 和 David 技术。

对于二叶畸形患者主动脉置换的手术标准,因为经验和安全性等因素并不统一。耶鲁大学对于201例患者15年的随访结果,建议此类患者主动脉直径在5.0~5.5cm时预防性干预。如果考虑到二叶畸形患者主动脉极易发生破裂或者夹层,建议干预标准为5.0cm。

如果因为主动脉瓣狭窄、关闭不全或者感染性心内膜炎而需要置换瓣膜,同期置换升主动脉的指征为4.5cm,与ACC/AHA指南一致。如果行升主动脉置换手术,同期主动脉瓣膜的处理原则有所不同。现有的生物瓣膜12年再次置换的比例为20%,超过15年再次手术率明显提高。因生物瓣衰败而再次手术的死亡率不断改善,接近首次瓣膜置换手术。可供参考的经验之一是:在主动脉瓣置换手术时,如果根据超声影像和直视探查,评估发现二瓣化的主动脉瓣难以维系10年以上的正常功能,则进行瓣膜置换。当然,这需要依靠详细的术前影像学资料及术中仔细探查。如果反流、狭窄或者钙化较轻,瓣叶对合良好,预期瓣膜使用寿命较长,至少保持10年以上正常功能,绝大多数外科专家会倾向于保留主动脉瓣。

第二节　主动脉瓣二叶畸形分型

关于主动脉瓣二叶畸形的分型,主要参照 Sievers 和 Schmidtke 的分型方法。笔者对304例二叶畸形患者手术记录描述的病理解剖进行分类,根据嵴的数目分为三型:0型、1型、2型(图13-2-1)。

1. 0型　没有嵴,为单纯两个瓣叶,约占7%。根据术者的视角(即左冠窦位于左手侧)分为两个亚型:一个为瓣叶左右排列,左、右冠状动脉分别开口于两个主动脉窦内,此型相对多见;另一个为瓣叶前后排列,左右冠状动脉开口于同一个主动脉窦内。

2. 1型　存在一个嵴,比例最高,约占88%。根据嵴的位置细分为三个亚型。1a型,嵴的位置对应为左-右交界,最多见,约占71%;1b型,嵴的位置对应右-无交界,发生率列第二位,约占15%;1c型嵴的位置对应无-左交界,最少见。

3. 2型　存在两个嵴,约占5%,两个嵴的位置对应为左-右和右-无交界。尽管其比例较低,但却占据60%的主动脉瘤的病例,提示此型多为不良表现型,手术应该积极。

在临床实践中,简便的分型方法是分为真二叶畸形(0型)和功能性二叶畸形(1型、2型)两种类型。根据近年来进行主动脉瓣二叶畸形修复成形手术的经验,按主动脉窦部形态进行分型更便于手术设计和规划。

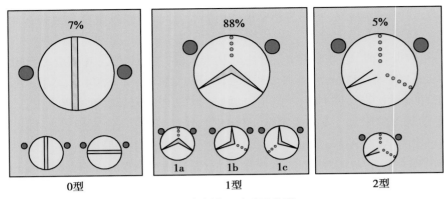

图 13-2-1　主动脉瓣二叶畸形分型

第三节　主动脉瓣二叶畸形手术思路

因二瓣化涉及的病变是渐变的,可以有各种血流动力学表现(狭窄、关闭不全、狭窄+关闭不全)。手术时机可以在任何年龄段,所以手术方式的选择差异非常大,相同的病变而根部大小不同,手术方式截然不同。

同为 1a 型二瓣化,夹角不同,可能采取完全不同的手术方式。

手术方式选择依赖于血流动力学基础,偏重于远期效果。原则:三瓣化、更多地保留自体瓣叶、简化手术流程。

瓣叶修复主要根据:①根部整体结构(缩窄还是扩大?);②瓣叶是否可修复;③年龄;④分型。

二瓣化病变,在笔者的分型中(Ⅰ、Ⅱ、Ⅲ),覆盖了 0、1、2 型。笔者根据二瓣化本身的分型来进行手术设计的思路见图 13-3-1。

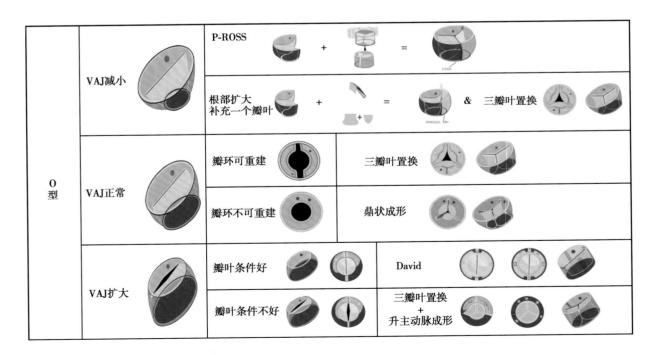

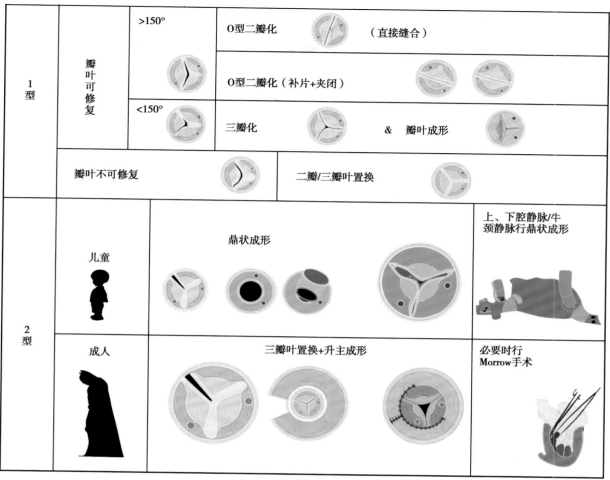

1型	瓣叶可修复	>150°	O型二瓣化	（直接缝合）		
			O型二瓣化（补片+夹闭）			
		<150°	三瓣化	& 瓣叶成形		
	瓣叶不可修复		二瓣/三瓣叶置换			
2型	儿童	鼎状成形			上、下腔静脉/牛颈静脉行鼎状成形	
	成人	三瓣叶置换+升主成形			必要时行Morrow手术	

图 13-3-1　根据二瓣化本身分型的手术设计思路

第四节　主动脉瓣二叶畸形成形技术

一、1型二瓣化的修复手术技术

（一）加高瓣膜交界

切开功能二瓣化的嵴，切开部分瓣膜较低的附着缘，使用剪裁的心包片扩大切开的两个小瓣，重建与另两个正常交界等高的交界（图 13-4-1）。

（二）改进的方法

应用于嵴的长度与本叶游离缘等长的病例。切开功能二瓣化的嵴，将两个共瓣的瓣叶靠近嵴部沿瓣环三角形切开，翻转竖立后缝合固定于嵴部，提高新的交界。然后把两个瓣叶的缺损用牛心包修补（图 13-4-2）。

（三）补一个瓣叶，换一个瓣叶

如果两个未发育的共瓣分割不均匀，设计共瓣交界高度后，剪下偏小的一瓣叶修补另一瓣叶，使切下的瓣叶呈圆弧状，然后翻转固定在主动脉壁，残留下来的空缺再以心包替换切除的瓣叶（单瓣叶置换见第十一章第二节）。因自体原来的两个瓣叶的代偿能力强，日后可以正常生长，多适用于小儿患者（图 13-4-3）。

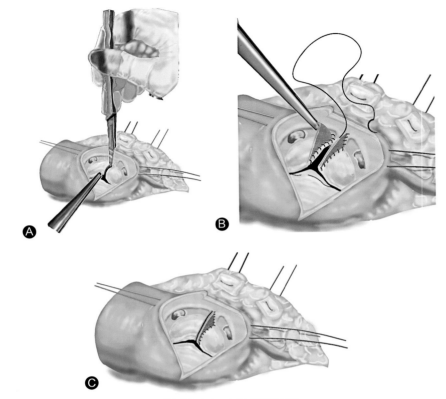

图 13-4-1　加高瓣膜交界

A. 切开功能二瓣化的嵴,切开部分瓣膜较低的附着缘;B. 用剪裁的心包片扩大切开的两个小瓣;
C. 重建后的交界与另两个正常交界等高。

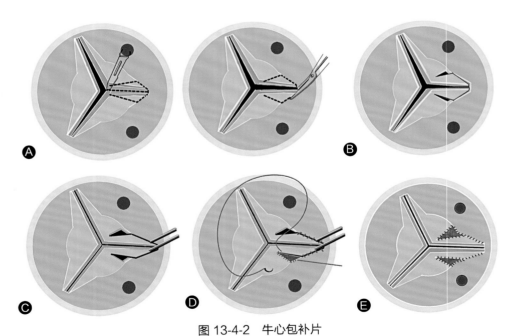

图 13-4-2　牛心包补片

A. 切开功能二瓣化的嵴;B. 将两个共瓣的瓣叶靠近嵴部沿瓣环三角形切开;C. 将切开的三角形
瓣叶翻转竖立后缝合固定于嵴部;D. 用牛心包修补两个瓣叶的缺损;E. 成形后的效果

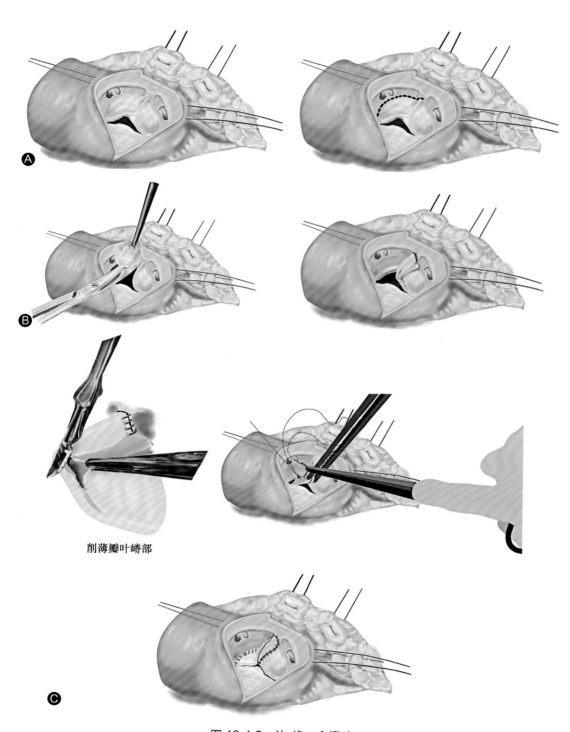

削薄瓣叶嵴部

图 13-4-3　补、换一个瓣叶

A.沿瓣根部部分切开向上反折；B.利用自体瓣重建一个瓣叶；C.牛心包单叶瓣重建另一瓣叶。

(四) 1 型二瓣化

如共瓣夹角大于 150° 时,可简单做成 0 型二瓣化(图 13-4-4)。

(五) 双瓣叶置换

方法同单瓣叶置换,用于主动脉直径接近成人的患者(图 13-4-5)。

(六) 三瓣叶置换(图 13-4-6)

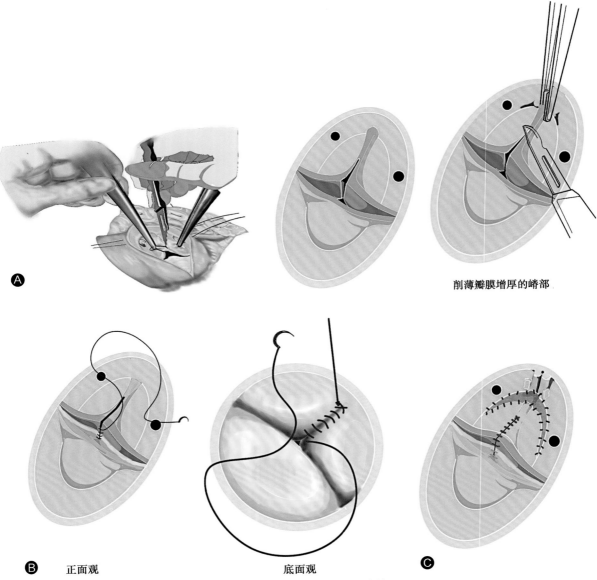

削薄瓣膜增厚的嵴部

Ⓐ

Ⓑ　正面观　　　　　底面观　　　　Ⓒ

图 13-4-4　1 型修补成 0 型方法

A. 切开共瓣根部;B. 折叠融合瓣叶中部;C. 补片修补共瓣根部。

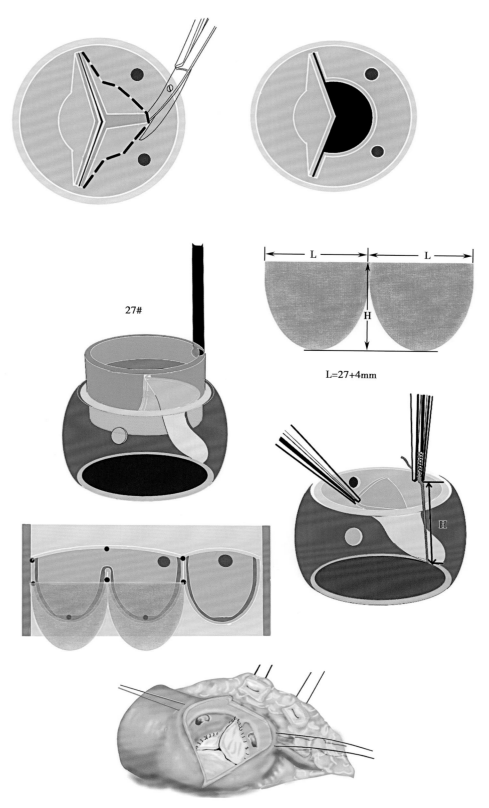

图 13-4-5　置换双瓣叶

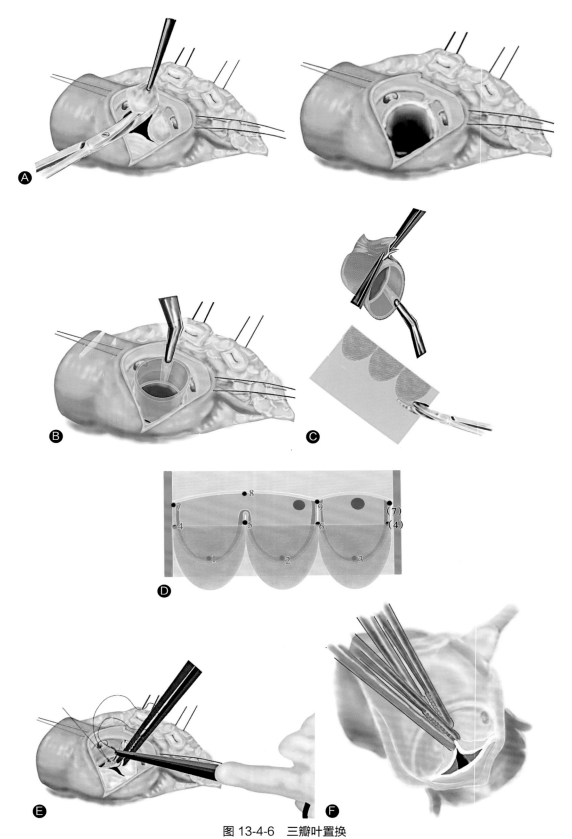

图 13-4-6 三瓣叶置换

A. 切除主动脉瓣叶;B. 测量;C. 裁剪置换材料;D. 平面设计示意;E. 缝合瓣叶于瓣环上;F. 检测瓣叶对合情况。

二、0 型二瓣化主动脉瓣的修复手术

（一）瓣环正常时的修复技术
1. 环缩交界，加高瓣叶，直接缝合（图 13-4-7）。
2. 切除缝合（图 13-4-8）。

（二）瓣环小于正常时的修复技术
1. 重建一个窦及瓣叶（图 13-4-9）。
2. 三瓣叶置换（图 13-4-10）。

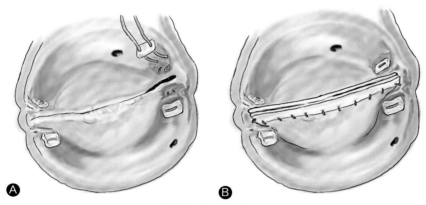

图 13-4-7 环缩交界
A. 环缩交界；B. 加高瓣叶，直接缝合。

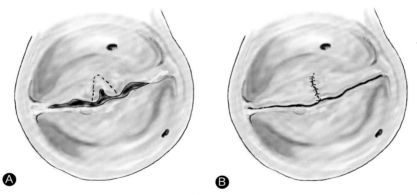

图 13-4-8 切除缝合
A. 从瓣叶中间嵌型切除部分瓣叶；B. 间断缝合。

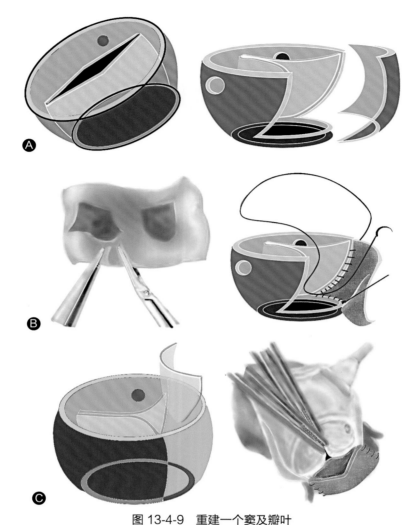

图 13-4-9　重建一个窦及瓣叶
A. 去掉重建的窦及瓣叶模型；B. 重建窦壁；C. 置换重建窦壁对应瓣叶，并检查对合情况。

三、2 型二瓣化修复技术

1. 2 型二瓣化，瓣叶病变最重，对患者血流动力学影响最大，绝大多数婴幼儿期发病，治疗原则以过渡为首选详见（第八章第五节），如果姑息治疗失败，可考虑牛颈静脉瓣膜重建或 Ross 手术参见（第十八章第一节）。

2. 成年患者瓣叶常规修复可能性不大，通常行三瓣叶置换。

四、常见难点

主动脉瓣二叶畸形时往往窦部不对称，采用置换三个瓣叶的方法时，三个瓣叶设计和剪裁是均等对称的。因此如果窦部直径差别较大（往往是单独的瓣叶对应的窦较大），则需要同期进行窦部成形（把较大的窦缩小），以便保障置换瓣叶与主动脉窦的功能。

二叶畸形共瓣的嵴的位置低于正常的窦管交界水平，在进行瓣叶置换手术时必须对窦管交界的位置进行准确定位，设计置换瓣叶的新交界的位置和新瓣环的走行，这样缝合置换瓣叶时，才能保持良好形态。

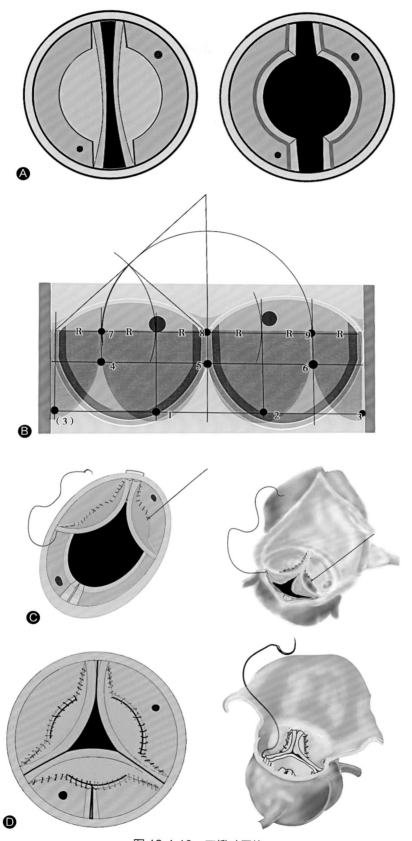

图 13-4-10　三瓣叶置换

A. 切除病变瓣叶；B. 二瓣化瓣环再设计；C. 缝合重建人工瓣叶；D. 完成三瓣叶置换。

对于 0 型二叶畸形,如果进行三叶牛心包主动脉瓣置换术,需要根据一个交界进行瓣环重新划分,要充分考虑到冠状动脉开口位置的因素,尤其是存在冠状动脉开口位置异常、过高、过近等情况时。

患者的年龄也是影响手术方案的因素。考虑到儿童患者的发育潜能,以及钙化发生较早的情况,应当尽量保留自身组织。对于关闭不全为主的病例,如果瓣叶质量尚好,在修复时尽量采用自身组织。如果是狭窄的病例,往往因为自体组织不足,只能采用瓣叶置换的方法。

主动脉瓣二叶畸形是一种发病率高、并发症多、预后不良的病变。因为血流动力学异常及其他尚未被发现的原因,其发生狭窄和 / 或关闭不全的概率远远高于正常的三叶主动脉瓣。对于这一病变的治疗方法,目前仍以瓣膜置换为主。主动脉瓣二叶畸形的修复成形手术仍然具有挑战性。根据笔者的经验,牛心包主动脉瓣置换手术从理论上血流动力学应不差于甚至优于生物瓣膜,目前收集的中远期随访结果也令人鼓舞(详见第二十二章),远期结果仍需观察(视频 18~ 视频 20)。

视频 18
0 型二瓣化行三瓣叶
置换 + 根部扩大

视频 19
Ⅰ 型二瓣化行三瓣叶
置换 + 瓣环破裂修补

视频 20
Ⅰ 型二瓣化做成 O 型

（张 恒 程 端）

参考文献

［1］ ROBERTS WC. The congenitally bicuspid aortic valve. A study of 85 autopsy cases [J]. Am J Cardiol, 1970, 26 (1): 72-83.

［2］ HOST NB. Bicuspid aortic valve. Do we take it sufficiently seriously ？ [J]. Ugeskr Laeger, 2008, 170 (25): 2242-2245.

［3］ GIRDAUSKAS E, ROUMAN M, BORGER M A, et al. Comparison of aortic media changes in patients with bicuspid aortic valve stenosis versus bicuspid valve insufficiency and proximal aortic aneurysm [J]. Interact Cardiovasc Thorac Surg, 2013, 17 (6): 931-936.

［4］ MEI S, DE SOUZA JUNIOR FSN, KUAN MYS, et al. Hemodynamics through the congenitally bicuspid aortic valve: a computational fluid dynamics comparison of opening orifice area and leaflet orientation [J]. Perfusion, 2016, 31 (8): 683-690.

［5］ GUZZARDI D G, VERMA S, FEDAK P W. Bicuspid aortic valve aortopathy: mechanistic and clinical insights from recent studies [J]. Curr Opin Cardiol, 2017, 32 (2): 111-116.

［6］ LI RG, XU YJ, WANG J, et al. GATA4 Loss-of-function mutation and the congenitally bicuspid aortic valve [J]. Am J Cardiol, 2018, 121 (4): 469-474.

［7］ NIAZ T, POTERUCHA JT, OLSON TM, et al. Characteristic Morphologies of the Bicuspid Aortic Valve in Patients with Genetic Syndromes. J Am Soc Echocardiogr, 2018, 31 (2): 194-200.

［8］ WARD RM, MARSH JM, GOSSETT JM, et al. Impact of bicuspid aortic valve morphology on aortic valve disease and aortic dilation in pediatric patients [J]. Pediatr Cardiol, 2018, 39 (3): 509-517.

［9］ DALLARD J, LABROSSE MR, BENJAMIN S, et al. Investigation of raphe function in the bicuspid aortic valve and its influence on clinical criteria-A patient-specific finite-element study [J]. Int J Numer Method Biomed Eng, 2018, 34 (10): e3117.

［10］ GUZZARDI, DAVID G, VERMA, et al. Bicuspid aortic valve aortopathy: mechanistic and clinical insights from recent studies.[J]. Curr Opin Cardiol, 2017, 32 (2): 111-116.

［11］ MICHAŁOWSKA IM, HRYNIEWIECKI T, KWIATEK P, et al. Coronary artery variants and anomalies in patients with bicuspid aortic valve [J]. J Thorac Imaging, 2016, 31 (3): 156-162.

[12] NAITO S, PETERSEN J, REICHENSPURNER H, et al. The impact of coronary anomalies on the outcome in aortic valve surgery: comparison of bicuspid aortic valve versus tricuspid aortic valve morphotype ? [J]. Interact Cardiovasc Thorac Surg, 2018, 26 (4): 617-622.

[13] SCIACCA S, PILATO M, MAZZOCCOLI G, et al. Anti-correlation between longevity gene SirT1 and Notch signaling in ascending aorta biopsies from patients with bicuspid aortic valve disease [J]. Heart & Vessels, 2013, 28 (2): 268-275.

[14] WANG L, WANG L M, CHEN W, et al. Bicuspid aortic valve: a review of its genetics and clinical significance [J]. J Heart Valve Dis, 2016, 25 (5): 568-573.

[15] KOSTINA AS, USPENSKY, VLADIMIR E, IRTYUGA OB, et al. Notch-dependent EMT is attenuated in patients with aortic aneurysm and bicuspid aortic valve [J]. Biochim Biophys Acta, 2016, 1862 (4): 733-740.

[16] BALISTRERI C R, FLORIANA C, LEONARDO S, et al. Deregulation of Notch1 pathway and circulating endothelial progenitor cell (EPC) number in patients with bicuspid aortic valve with and without ascending aorta aneurysm [J]. Sci Rep, 2018, 8 (1): 13834.

[17] HARRISON O J, VISAN A C, MOORJANI N, et al. Defective Notch signaling drives increased vascular smooth muscle cell apoptosis and contractile differentiation in bicuspid aortic valve aortopathy: A review of the evidence and future directions [J]. Trends Cardiovasc Med, 2019, 29 (2): 61-68.

[18] SINNING C, ZENGIN E, KOZLIK-FELDMANN R, et al. Bicuspid aortic valve and aortic coarctation in congenital heart disease—important aspects for treatment with focus on aortic vasculopathy [J]. Cardiovasc Diagn Ther, 2018, 8 (6): 780-788.

[19] FRANDSEN EL, BURCHILL LJ, KHAN AM, et al. Ascending aortic size in aortic coarctation depends on aortic valve morphology: Understanding the bicuspid valve phenotype [J]. Int J Cardiol, 2018, 250: 106-109.

[20] VAN ENGELEN K, BARTELINGS M M, GITTENBERGER-DE GROOT A C, et al. Bicuspid aortic valve morphology and associated cardiovascular abnormalities in fetal turner syndrome: a pathomorphological study [J]. Fetal Diagn Ther, 2014, 36 (1): 59-68.

[21] ANGER T, EKICI A B, DANIEL W G, et al. Genpolymorphismus bei der verkalkten Aortenklappenstenose [J]. Herz, 2006, 31 (7): 635-643.

[22] MCKUSICK VA. Association of congenital bicuspid aortic valve and erdheim's cystic medial necrosis [J]. Lancet, 1972, 1 (7758): 1026-1027.

[23] STEINER I. Akutní aortální syndromy [Acute aortic syndromes]. Cesk Patol. 2005, 41 (1): 7-11.

[24] WOJNARSKI C M, SVENSSON L G, ROSELLI E E, et al. Aortic dissection in patients with bicuspid aortic valve-associated aneurysms [J]. Ann Thorac Surg, 2015, 100 (5): 1666-1673; discussion 73-74.

[25] SUNDT, THORALF M. Aortic replacement in the setting of bicuspid aortic valve: How big ? How much ? [J]. J Thorac Cardiovasc Surg, 2015, 149 (2 Suppl): S6-S9.

[26] SCHAFERS HJ. Bicuspid aortic valve aortopathy: One size fits all ? [J]. J Thorac Cardiovasc Surg, 2019, 157 (2): 526-527.

[27] HAUNSCHILD J, SCHELLINGER IN, BARNARD SJ, et al. Bicuspid aortic valve patients show specific epigenetic tissue signature increasing extracellular matrix destruction. Interact Cardiovasc Thorac Surg, 2019, 29 (6): 937-943.

[28] PHILLIPPI JA, GREEN BR, ESKAY MA, et al. Mechanism of aortic medial matrix remodeling is distinct in patients with bicuspid aortic valve [J]. J Thorac Cardiovasc Surg, 2014, 147 (3): 1056-1064.

[29] WANG, YI-BIN, LI, et al. Enlarged size and impaired elastic properties of the ascending aorta are associated with endothelial dysfunction and elevated plasma matrix metalloproteinase-2 level in patients with bicuspid aortic valve [J]. Ultrasound Med BioL, 2018, 44 (5): 955-962.

[30] D'OSTREVY N, NGO H, MAGNIN B, et al. Bicuspid and tricuspid aortic valve do not have the same ascending aorta morphology [J]. Clin Anat, 2018, 31 (5): 693-697.

[31] VERMA S, SIU S C. Aortic dilatation in patients with bicuspid aortic valve [J]. N Engl J Med, 2014, 370 (20): 1920-1929.

[32] MAREDIA A K, GREENWAY S C, VERMA S, et al. Bicuspid aortic valve-associated aortopathy: update on biomarkers [J]. Curr Opin Cardiol, 2018, 33 (2): 134-139.

[33] BRAVERMAN A C, ROMAN M J. Bicuspid aortic valve in Marfan syndrome [J]. Circ Cardiovasc Imaging, 2019, 12 (3): e008860.

［34］ KONG WK, DELGADO V, POH KK, et al. Prognostic implications of raphe in bicuspid aortic valve anatomy [J]. JAMA Cardiol, 2017, 2 (3): 285-292.

［35］ JAIN R, AMMAR KA, KALVIN L et al. Diagnostic accuracy of bicuspid aortic valve by echocardiography [J]. Echocardiography, 2018, 35 (12): 1932-1938.

［36］ MARAKI S, PLEVRITAKI A, KOFTERIDIS D, et al. Bicuspid aortic valve endocarditis caused by Gemella sanguinis: Case report and literature review [J]. J Infect Public Health, 2019, 12 (3): 304-308.

［37］ BECERRA-MUÑOZ VM, RUÍZ-MORALES J, RODRÍGUEZ-BAILÓN I, et al. Infective endocarditis in patients with bicuspid aortic valve: Clinical characteristics, complications, and prognosis [J]. Enferm Infecc Microbiol Clin, 2017, 35 (10): 645-650.

［38］ NISHIMURA R A, OTTO C M, BONOW R O, et al. 2014 AHA/ACC guideline for the management of patients with valvular heart disease: a report of the American College of Cardiology/American Heart Association Task Force on Practice Guidelines [J]. J Am Coll Cardiol, 2014, 63 (22): e57-185.

［39］ SCHNEIDER U, FELDNER S K, HOFMANN C, et al. Two decades of experience with root remodeling and valve repair for bicuspid aortic valves [J]. J Thorac Cardiovasc Surg, 2017, 153 (4): S65-S71.

［40］ BECKERMAN Z, KAYATTA M O, MCPHERSON L, et al. Bicuspid aortic valve repair in the setting of severe aortic insufficiency [J]. J Vis Surg, 2018, 4: 101.

［41］ DE KERCHOVE L, MASTROBUONI S, FROEDE L, et al. Variability of repairable bicuspid aortic valve phenotypes: towards an anatomical and repair-oriented classification [J]. Eur J Cardiothorac Surg, 2019; ezz033.

［42］ RAM D, BOUHOUT I, KARLIOVA I, et al. Concepts of bicuspid aortic valve repair: a review [J]. Ann Thorac Surg, 2020, 109 (4): 999-1006.

［43］ ARNAOUTAKIS G J, SULTAN I, SIKI M, et al. Bicuspid aortic valve repair: systematic review on long-term outcomes [J]. Ann Cardiothorac Surg, 2019, 8 (3): 302-312.

［44］ BRAVERMAN A C. Aortic replacement for bicuspid aortic valve aortopathy: When and why？ [J]. J Thorac Cardiovasc Surg, 2019, 157 (2): 520-525.

［45］ SUNDT, THORALF M. Aortic replacement in the setting of bicuspid aortic valve: How big？ How much？ [J]. J Thorac Cardiovasc Surg, 2015, 149 (2): S6-S9.

［46］ SIEVERS H H, SCHMIDTKE C. A classification system for the bicuspid aortic valve from 304 surgical specimens [J]. J Thorac Cardiovasc Surg, 2007, 133 (5): 1226-1233.

［47］ RIDLEY C H, VALLABHAJOSYULA P, BAVARIA J E, et al. The sievers classification of the bicuspid aortic valve for the perioperative echocardiographer: the importance of valve phenotype for aortic valve repair in the era of the functional aortic annulus [J]. J Cardiothorac Vasc Anesth, 2016, 30 (4): 1142-1151.

［48］ KONG W K F, DELGADO V, POH K K, et al. Prognostic implications of raphe in bicuspid aortic valve anatomy [J]. JAMA Cardiol, 2017, 2 (3): 285-292.

［49］ JEONG DS, KIM KH, AHN H. Long-term results of the leaflet extension technique in aortic regurgitation: thirteen years of experience in a single center [J]. Ann Thorac Surg. 2009, 88 (1): 83-89.

［50］ NOSÁL'M, PORUBAN R, VALENTÍK P, et al. Initial experience with polytetrafluoroethylene leaflet extensions for aortic valve repair [J]. Eur J Cardiothorac Surg, 2012, 41 (6): 1255-1258.

第十四章　主动脉瓣四瓣化畸形的重建

第一节　四瓣化手术技术路线　/　212

第二节　四瓣化成形技术　/　212

第三节　三瓣叶置换　/　217

主动脉瓣四瓣化是一种罕见的心脏畸形,发生率占整个先天性心脏病的 0.003%~0.043%。其通常以单独的畸形出现,但是也会合并其他的心脏畸形,最常合并冠状动脉的解剖畸形。心脏超声即可明确诊断。其症状以主动脉瓣关闭不全为主,常常在成年之前发病而就诊。武汉亚洲心脏病医院对于该类小儿患者手术方法主要以成形为主。成形原则依然是尽可能多地保留原有瓣膜组织,因为该类患者尚有生长发育的需要。根据不同个体主动脉四瓣化瓣叶的不同特点,有 4 种可供选择的瓣膜成形方法。

第一节　四瓣化手术技术路线

四瓣化手术的基本原则是将其三瓣化(图 14-1-1)。

瓣叶情况	根部情况	方法	
瓣叶功能尚好 (四瓣叶)	根部大(最小瓣窦无冠脉) 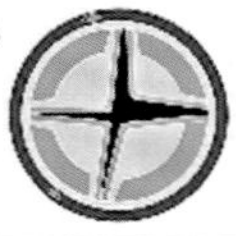	切除重建 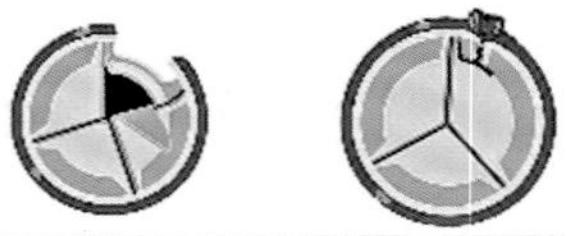	
	根部大(最小瓣窦有冠脉) 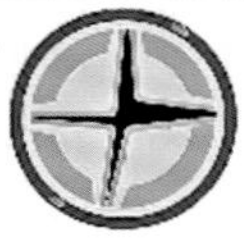	融合相邻瓣叶 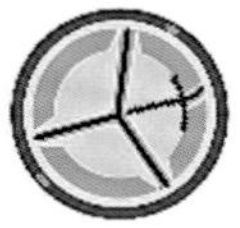	
	根部正常 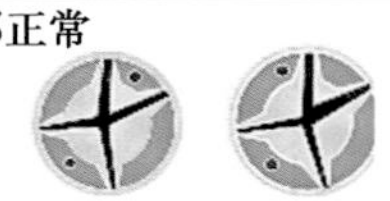	融合相邻瓣叶 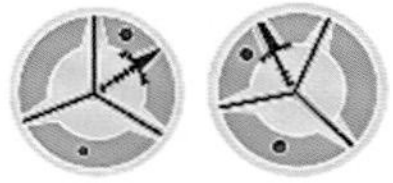	
三瓣叶	根部大 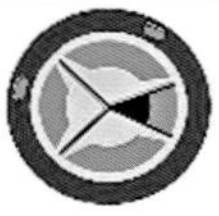	切除无冠脉窦 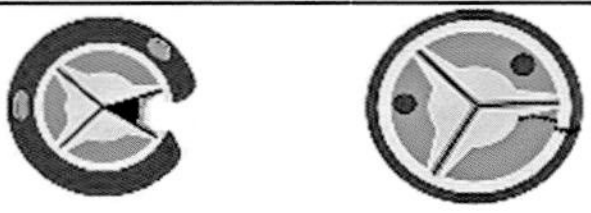	
	根部正常 (相邻瓣叶面积足够大) 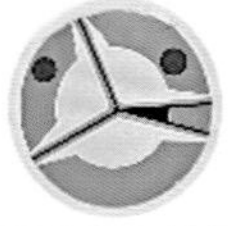	Sliding 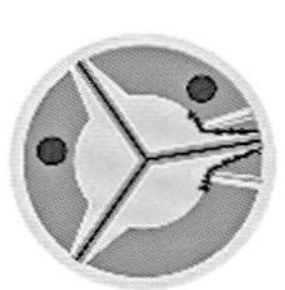	
	根部正常 (相邻瓣叶面积不够大) 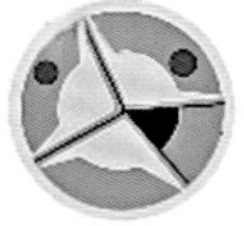	补片 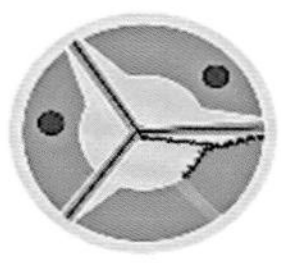	

图 14-1-1　四瓣化的成形手术思路

第二节　四瓣化成形技术

一、取消一个窦

1. 适用于四瓣叶合并四个主动脉窦、窦部直径较大的患者,其中一个瓣叶发育短小或者病变主要集中在该瓣叶,主动脉瓣反流由该部分引起,并且其所占主动脉瓣环及窦部比例较小,更重要的是该主动脉窦内无冠状动脉发出及壁内走行,同时相邻的瓣叶发育较大且质量较好。

2. 切除前用镊子模拟切除后的形态并测量窦部直径,如切除后窦部直径还能在 2.7cm 左右,即可行该手术方式。完全切除该瓣叶及相对应窦部组织,将切除窦的瓣环垂直缝闭,由四瓣四窦成形为三瓣三窦。手术过程见图 14-2-1。

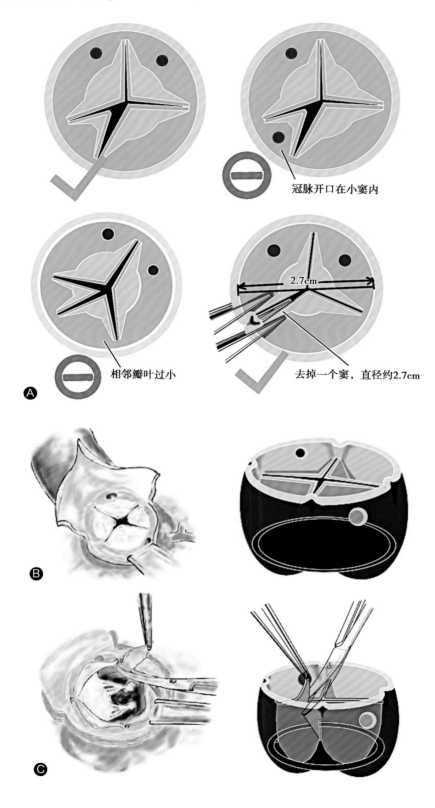

冠脉开口在小窦内

相邻瓣叶过小

去掉一个窦,直径约2.7cm

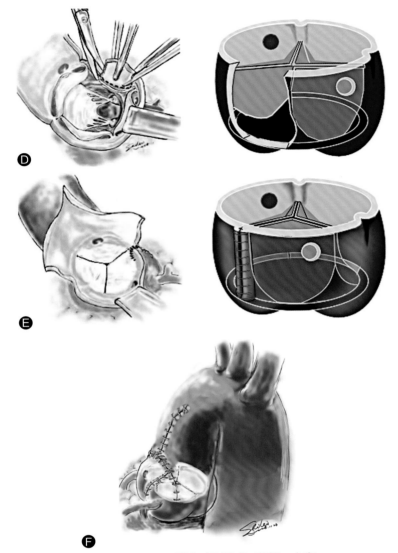

图 14-2-1　四瓣化成形技术：取消一个窦

A. 冠状动脉开口位置；B. 四瓣化形态；C. 剪除一个瓣叶；D. 剪除相应窦壁；E. 缝合后状态；
F. 缝合后的主动脉状态。

二、瓣叶转移，瓣叶滑动成形（sliding 技术）

适用于四窦三瓣叶的病例，缺如瓣叶的窦比较小，或瓣叶缺如，窦由冠状动脉主干发出，相邻的瓣叶比较大的情况，不适合切除这个瓣窦。可以采取瓣叶转移加滑动成形的方法。将旁边正常瓣叶沿相邻交界切开瓣环至最低点，然后滑动成形方法将瓣叶缝合至新的瓣环，同时覆盖两个窦，形成三瓣叶结构（图 14-2-2）。

三、心包修补部分瓣叶缺如

患者类型同上，这部分患者 Arrantius 结节处有粘连，往往误诊为"主动脉左室通道"，该窦瓣叶缺如，且相邻瓣叶不完整或面积不够大。将相邻瓣叶从交界沿瓣环切开，然后以心包修补此瓣叶形成一个大瓣叶，覆盖此相邻的两个瓣窦，形成三个瓣叶的结构（图 14-2-3）。

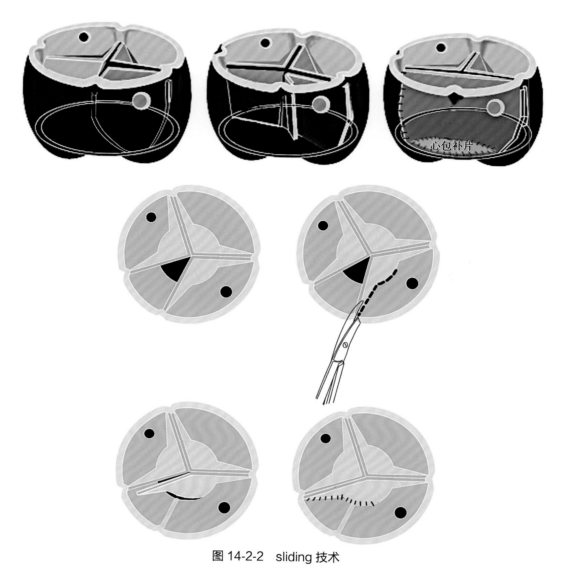

心包补片

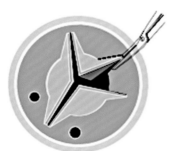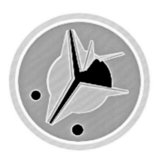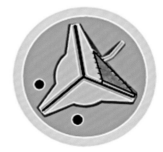

图 14-2-2 sliding 技术

图 14-2-3 修补部分瓣叶缺如

四、融合两瓣叶为一个瓣叶

适用于四个窦比较均匀,两个相邻的瓣叶病变或者交界病变。有两种修复的方式:

1. 两个瓣叶切除,用牛心包单瓣叶替代(图 14-2-4)。如果保留的瓣叶交界偏低,可以采取滑动成形方法重新固定交界位置。

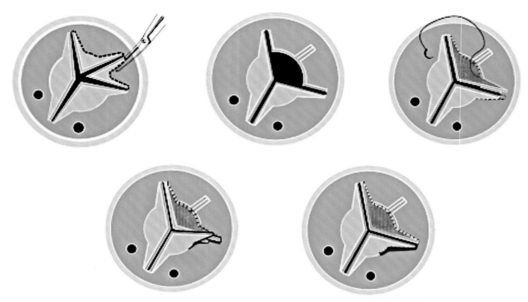

图 14-2-4　切除两个瓣叶,用牛心包重建,构成三个瓣叶结构

2. 自体瓣叶融合,高度不够就补心包片。将两个瓣叶交界的地方切除直至瓣环最低点,4-0 带垫片线夹闭交界,连续缝合将两个瓣叶融合,如果面积不够可以采取心包片扩大瓣根部(图 14-2-5)。

小儿主动脉瓣四瓣化畸形成形术主要是上述几种方式,可以尽量保留自体瓣膜,保留瓣膜生长性,同时亦恢复血流动力学最佳三瓣叶状态。小儿病例通常不采取牛心包三瓣叶置换,因为瓣叶无法生长,并且会导致瓣口狭窄(视频 21、视频 22)。

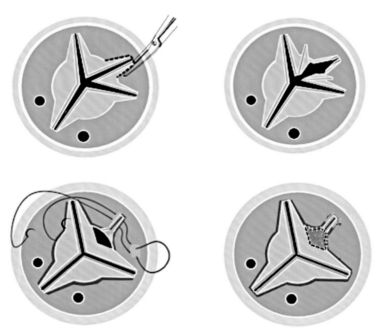

视频 21
四瓣化行 sliding
技术构成三瓣叶

视频 22
四瓣化合并窦瘤
破裂行窦瘤破裂
修补＋折叠消除
一个窦

图 14-2-5　融合两个瓣叶,补片修补瓣环根部

第三节　三瓣叶置换

四瓣化畸形的三瓣叶重建仅用于成人,相当于生物瓣置换,难点在于重新设计瓣环,回避冠状动脉开口(图 14-3-1、视频 23)。具体三瓣叶置换的技术见相关章节。

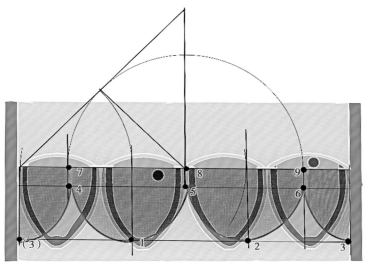

图 14-3-1　重建瓣环的设计

视频 23
四瓣化行三瓣叶
置换

（王　波　杨建国　陶　凉）

参考文献

［1］ JAGANNATH AD, JOHRI AM, LIBERTHSON R, et al. Quadricuspid aortic valve: a report of 12 cases and a review of the literature [J]. Echocardiography, 2011, 28 (9): 1035-1040.
［2］ KHAN SK, TAMIN SS, ARAOZ PA. Quadricuspid aortic valve by cardiac magnetic resonance imaging: a case report and review of the literature [J]. J Comput Assist Tomogr, 2011, 35 (5): 637-641.

第十五章　室间隔缺损合并主动脉瓣反流的重建

室间隔缺损合并主动脉瓣脱垂及主动脉瓣反流被称为室间隔缺损合并主动脉瓣反流综合征（VSD-AI syndrom）。在西方人群中，室间隔缺损合并主动脉瓣脱垂及反流的发生率为2%~9%。亚洲人群肺动脉瓣下型室间隔缺损比例更高，据报道肺动脉瓣下型室间隔缺损合并主动脉瓣脱垂发生率可高达73%，其中52%~78%发展为主动脉瓣反流。在武汉亚洲心脏病医院，室间隔缺损合并主动脉瓣脱垂及反流的发生率高达11%。

主动脉瓣单叶瓣病变最主要的原因是室间隔缺损导致的主动脉瓣脱垂。室间隔缺损的血流动力学效应及主动脉窦缺乏支撑是导致主动脉瓣脱垂的原因。表现为主动脉瓣某一个瓣叶或者瓣叶交界处出现脱垂，瓣叶组织增厚，瓣叶对合缘延长，瓣叶组织与室间隔缺损边缘粘连。肺动脉瓣下或者嵴内型室间隔缺损导致右冠瓣脱垂及反流；而膜周型室间隔缺损或者嵴下型室间隔缺损导致右冠瓣脱垂、无冠瓣脱垂或者右无冠瓣交界脱垂并瓣膜反流均有可能。室间隔缺损位置不同导致主动脉瓣脱垂的部位不同，位置更高的室间隔缺损影响右冠瓣，位置低的影响无冠瓣，介于两者之间的影响右无冠瓣交界。在武汉亚洲心脏病医院，合并主动脉瓣脱垂及瓣膜反流的病例中，肺动脉瓣下型室间隔缺损占75%，膜周型室间隔缺损占25%。

对于室间隔缺损合并主动脉瓣脱垂及主动脉瓣反流，笔者的修复方法分为两类：①常规方法，利用常规松解粘连，瓣叶折叠、楔形切除及交界夹闭等常规方式；②非常规方法，也就是终极方式，采取牛心包瓣叶置换主动脉瓣叶，在常规方法修复效果不满意时采用。

一、常规方法

（一）松解主动脉瓣叶与室间隔缺损边缘粘连

室间隔缺损长期血流吸引及冲刷主动脉瓣叶，主动脉瓣脱垂并与室间隔缺损边缘产生纤维组织粘连，进一步限制了主动脉瓣叶的活动。笔者常误认为主动脉瓣叶面积不够，采用补片加宽的方式来扩大主动脉瓣叶的方法。实际上松解主动脉瓣叶与室间隔缺损边缘粘连后瓣叶面积足够。有的患者松解粘连后瓣叶活动不受限，瓣叶面积增加，瓣叶功能恢复（图15-0-1）。

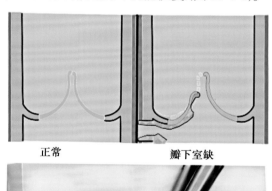

正常　　　　　　　　　瓣下室缺

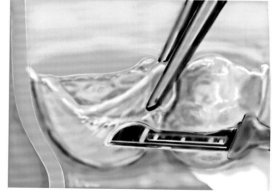

图15-0-1　主动脉瓣叶与室间隔缺损周围组织粘连，
圆刀分离并切除粘连组织，松解主动脉瓣

（二）瓣叶对合缘折叠或楔形切除

瓣叶脱垂的同时往往合并瓣叶对合缘的延长,出现与其他对应瓣膜不匹配的情况。如果不受粘连限制,高度和面积足够,那么单纯采取该方法即可修复瓣膜功能;如果瓣叶受限,则需要松解瓣膜下缘与室间隔缺损粘连,增加瓣叶活动度、面积及高度,同时配合采取上述修复方法。

1. 瓣膜折叠悬吊(图 15-0-2)　瓣膜脱垂位置靠近瓣叶交界,适用于瓣膜对合缘一侧非对称性延长,折叠后主动脉瓣中央结节对合正常的病例。

2. 楔形切除并缝合(图 15-0-3)　瓣膜脱垂在窦部中间,瓣环脱垂发生在中部,瓣叶交界部正常,Arautius 结节消失。

3. 缩短游离缘(图 15-0-4)　瓣叶对合缘对称性延长,瓣膜组织结实可以楔形切除并缝合,如果瓣叶组织菲薄,可以采取中央部分游离缘折叠。

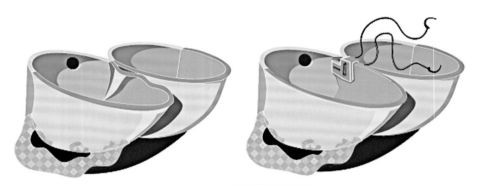

图 15-0-2　瓣膜折叠悬吊

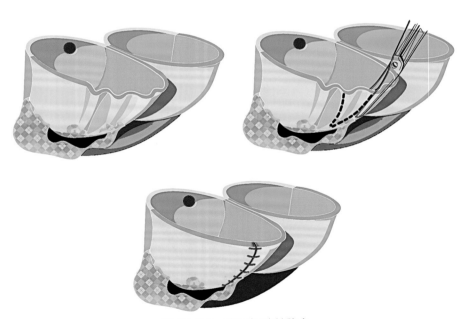

图 15-0-3　楔形切除并缝合

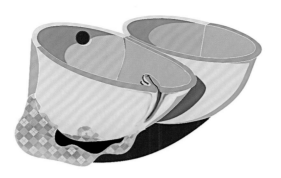

图 15-0-4 游离缘直接缝合折叠

(三)交界夹闭

对于瓣环扩大,相对瓣叶面积不够或者瓣叶对合缘高度不够等情况,可以采取交界处带垫片褥式折叠夹闭的方法,可以增加瓣叶对合,同时缩小主动脉瓣环。可以进一步改善主动脉瓣功能(图 15-0-5)。交界夹闭折叠可以增加瓣叶对合缘对合高度,矫治轻度的瓣叶脱垂和对合不良,可与其他技术合用。

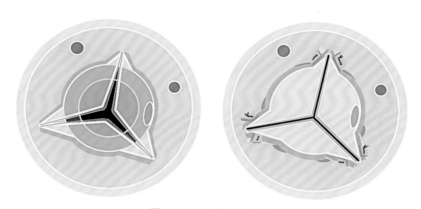

图 15-0-5 瓣交界夹闭

二、非常规方法

(一)牛心包主动脉瓣单瓣叶置换

采取上述几种常规方法,对于一般室间隔缺损合并主动脉瓣脱垂均可以修复。但对于瓣叶挛缩、面积绝对不够的病例,只能采取非常规的方式。可以采取瓣叶扩大或者瓣叶加高,但笔者更多采用牛心包单瓣叶置换方式,该方法简单实用,为该类主动脉瓣修复的终极方法(图 15-0-6)。

(二)室间隔缺损修复方式的改良

对于干下室间隔缺损合并右冠窦瘤导致严重主动脉瓣关闭不全,需要采取牛心包单瓣叶置换的病例,室间隔缺损修补均通过主动脉口显露,从左室面进行修补。该方法最大可能地减少右冠窦下方的腔隙,避免室间隔缺损修补后右冠窦与补片之间挤压血流引起的假性主动脉瓣反流现象(图 15-0-7、视频 24、视频 25)。

儿童单瓣叶置换材料选择:腔静脉壁、牛颈静脉壁、戊二醛处理后的自体心包、牛心包。

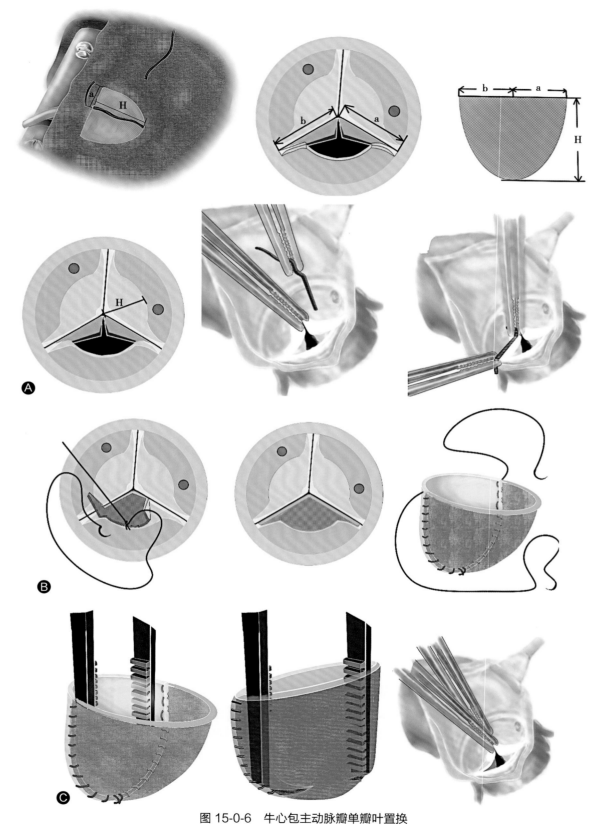

图 15-0-6　牛心包主动脉瓣单瓣叶置换
A.测量瓣叶高度及游离缘长度并裁剪牛心包瓣叶;B.缝合瓣叶;C.检查瓣叶对合情况。

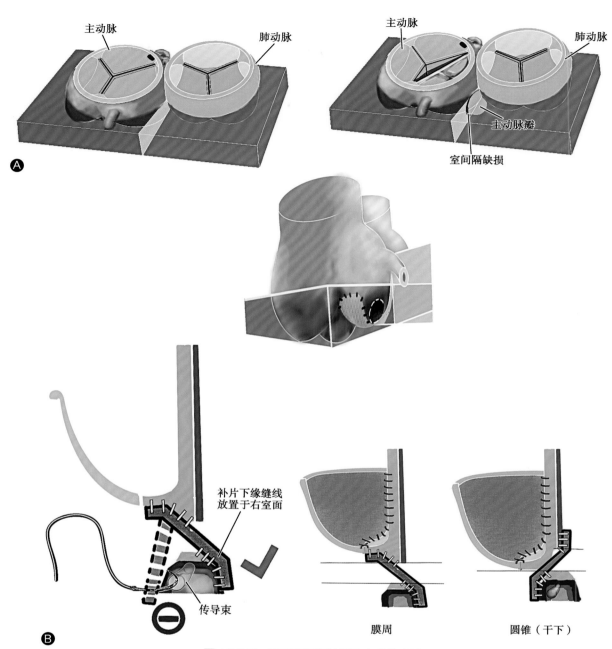

图 15-0-7　干下室间隔缺损改良修补方法

A.干下型室间隔缺损;B直接通过主动脉口补片修补室间隔缺损,补片下缘缝线放置在右室面,避免损伤传导组织。

视频 24
干下室间隔缺损修补 +
去除右冠瓣叶钙化 +
自体心包修补右冠瓣叶

视频 25
干下室间隔缺损修补 +
右冠瓣置换(牛心包)

（金　晶　卢佳佳）

223

参考文献

［1］ BÜTTER, A, DUNCAN W, WEATHERDON D, et al. Aortic cusp prolapse in ventricular septal defect and its association with aortic regurgitation--appropriate timing of surgical repair and outcomes [J]. Can J Cardiol, 1998, 14 (6): 833-840.

［2］ TATSUNO K. Ventricular septal defect and aortic regurgitation: have all the problems been elucidated？[J]. Ann Thorac Cardiovasc Surg, 1999, 5 (1): 3-10.

［3］ EROGLU A G, ZTUN F, SALTIK L, et al. Aortic valve prolapse and aortic regurgitation in patients with ventricular septal defect [J]. Pediatr Cardiol, 2003, 24 (1): 36-39.

［4］ SCHMALTZ AA, SCHAEFER M, HENTRICH F, et al. Ventricular septal defect and aortic regurgitation-pathophysiological aspects and therapeutic consequences [J]. Z Kardiol, 2004, 93 (3): 194-200.

［5］ ANDERSON RH, LEVAL MRD. The morphology of ventricular septal defects as related to the mechanics associated with aortic regurgitation [J]. Semin Thorac Cardiovasc Surg Pediatr Card Surg Annu, 2006, 140-146. doi: 10. 1053/j. pcsu. 2006. 02. 025.

［6］ TWEDDELL J S, PELECH A N, FROMMELT P C. Ventricular septal defect and aortic valve regurgitation: pathophysiology and indications for surgery [J]. Semin Thorac Cardiovasc Surg Pediatr Card Surg Annu, 2006, 147-152. doi: 10. 1053/j. pcsu. 2006. 02. 020.

［7］ LAYANGOOL T, KIRAWITTAYA T, SANGTAWESIN C, et al. Natural aortic valve complications of ventricular septal defect: a prospective cohort study [J]. J Med Assoc Thai, 2008, 91 Suppl 3: S53-S59.

［8］ PIAZZA F, SANTORO G, RUSSO MG. Aortic insufficiency due to ventricular septal defect (Laubry-Pezzi syndrome) [J]. J Cardiovasc Med (Hagerstown), 2013, 14 (2): 164-165.

［9］ SALEEB S F, SOLOWIEJCZYK D E, GLICKSTEIN J S, et al. Frequency of development of aortic cuspal prolapse and aortic regurgitation in patients with subaortic ventricular septal defect diagnosed at <1 year of age [J]. Am J Cardiol, 2007, 99 (11): 1588-1592.

［10］ LAYANGOOL T, KIRAWITTAYA T, SANGTAWESIN C. Aortic valve prolapse in subpulmonic ventricular septal defect. J Med Assoc Thai, 2003, 86 Suppl 3: S549-S555.

［11］ BÜTTER A, DUNCAN W, WEATHERDON D, et al. Aortic cusp prolapse in ventricular septal defect and its association with aortic regurgitation--appropriate timing of surgical repair and outcomes [J]. Can J Cardiol, 1998, 14 (6): 833-840.

［12］ LUN K, LI H, LEUNG MP, et al. Analysis of indications for surgical closure of subarterial ventricular septal defect without associated aortic cusp prolapse and aortic regurgitation [J]. Am J Cardiol, 2001, 87 (11): 1266-1270.

［13］ VIJAYALAKSHMI IB. Evaluation of Left to Right shunts by the pediatrician: how to follow, when to refer for intervention？[J]. Indian J Pediatr. 2015, 82 (11): 1027-1032.

［14］ 金晶, 华正东, 曾祥军, 等. 单个主动脉瓣叶牛心包置换术治疗儿童室间隔缺损合并主动脉瓣反流 [J]. 中国胸心血管外科临床杂志, 2014, 21 (2): 216-218.

［15］ TAO L, ZENG XJ. Replacement of right coronary leaflet with bovine pericardium [J]. Asian Cardiovasc Thorac Ann, 2008, 16 (1): 47-49.

［16］ SONG L, HUA Z, CHEN X, et al. Single cusp replacement in patients with ventricular septal defect and aortic insufficiency [J]. J Card Surg, 2015, 30 (6): 520-524.

［17］ YACOUB MH, KHAN H, STAVRI G, et al. Anatomic correction of the syndrome of prolapsing right coronary aortic cusp, dilatation of the sinus of Valsalva, and ventricular septal defect [J]. J Thorac Cardiovasc Surg, 1997, 113 (2): 253-261.

［18］ SBIZZERA M, POZZI M, COSSET B, et al. Long-term complications after surgical correction of Laubry-Pezzi syndrome [J]. J Thorac Dis, 2016, 8 (3): E232-E234.

［19］ PONTAILLER M, GAUDIN R, MOREAU DE BELLAING A, et al. Surgical repair of concomitant ventricular septal defect and aortic cusp prolapse or aortic regurgitation, also known as the Laubry-Pezzi syndrome [J]. Ann Cardiothorac Surg, 2019, 8 (3): 438-440.

第十六章 感染性心内膜炎主动脉瓣的重建

第一节 概述 ／ 226

第二节 瓣膜修复技术 ／ 226

第一节　概　　述

感染性心内膜炎多侵犯左心瓣膜,按瓣膜受侵犯的频率依次为主动脉瓣、二尖瓣、主动脉瓣加二尖瓣、三尖瓣、肺动脉瓣。感染性心内膜炎的病变可为破坏性或增生性。破坏性主要为瓣膜穿孔、主动脉瓣-二尖瓣分离或腱索断裂;增生性主要为赘生物、瓣环或瓣叶组织的脓肿等,新鲜赘生物大多为粉红色或红色,大而脆,容易脱落。

1. 感染性心内膜炎中的瓣膜病变与手术方法的选择

(1)功能区未受损:成形手术。

(2)功能区受损:瓣叶替换。

2. 主动脉瓣感染性心内膜炎的外科治疗原则　完全清除健康组织周围感染或坏死的组织及赘生物,并彻底清除脓肿。

3. 手术指征　感染性心内膜炎并非所有患者都需行手术治疗,部分患者行规范化抗感染治疗可以治愈。但如果有以下情况,应考虑积极手术治疗。

(1)细菌学:毒力强的病原微生物,不能控制的脓毒血症。

(2)血流动力学:心源性休克;肺水肿伴瓣膜反流(二尖瓣、主动脉瓣),包括无症状的严重的瓣膜反流。

(3)病理学:赘生物合并体循环栓塞,大的赘生物抗生素治疗无效,瓣环脓肿。

第二节　瓣膜修复技术

大多数感染性心内膜炎侵犯即使在急性感染期,行瓣膜重建术也是可能的。注意以下两个原则:一是在确定感染病原微生物后需立即进行手术;二是所有肉眼可见受累的组织及周围 2mm 未被感染的组织均需切除,而不能顾及修复的可能性,待完全清创完毕后,再采取瓣膜重建。

对较小的脓腔,在清创后可折叠缝合,有时可使用自体心包片在主动脉外加固,如果脓腔较大或瓣环交界处有多个脓腔,则最好采用补片修补,可防止薄弱的组织从高压力的左室系统撕裂。如果赘生物侵犯的瓣膜面积过大,在彻底清除赘生物后可行牛心包瓣叶置换。

一、清除病变部位

1. 常见病变部位　瓣叶、瓣环、赘生物(图 16-2-1)。

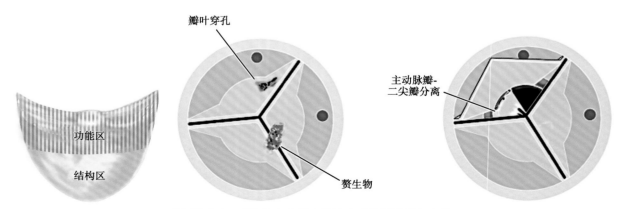

图 16-2-1　感染性心内膜炎累及主动脉瓣的常见部位

2. 清除　完全清除健康组织周围感染的或坏死的组织及赘生物,并彻底清除脓肿(图 16-2-2)。清除完赘生物及脓肿后务必用活力碘纱布彻底消毒(图 16-2-3)。

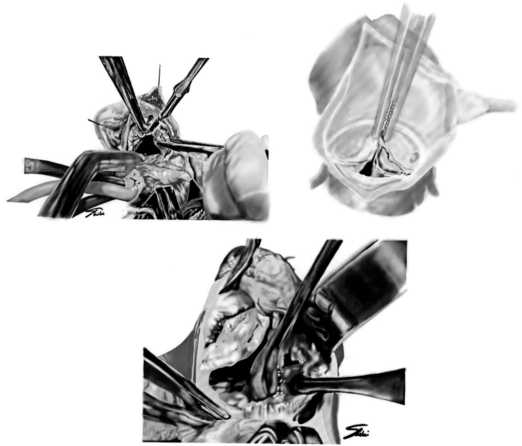

图 16-2-2　彻底清除赘生物及脓肿

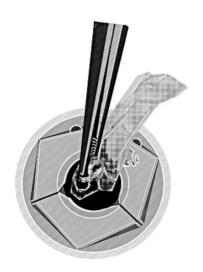

图 16-2-3　活力碘纱布消毒

二、补片加固主动脉壁或瓣环破损处

对较小的脓腔,在清创后可折叠缝合(图 16-2-4),有时可使用自体心包片在主动脉外加固,如果脓腔较大或瓣环交界处有多个脓腔,则最好采用补片修补(图 16-2-5)。

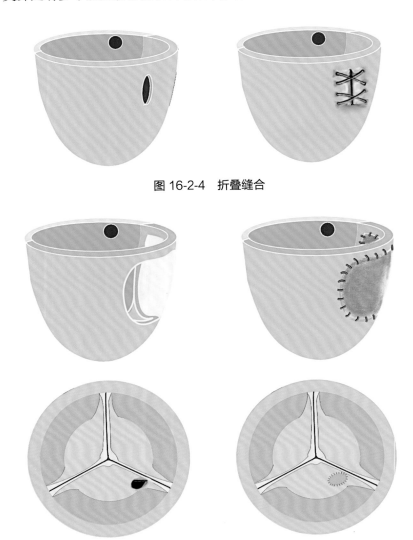

图 16-2-4　折叠缝合

图 16-2-5　补片修补

三、瓣叶修复

仅用于结构区缺失的病例。

四、瓣叶置换

如果赘生物侵犯的瓣膜面积过大,在彻底清除赘生物后可行牛心包瓣叶置换。病变累及几个瓣叶换几个。具体方法步骤详见主动脉单瓣叶、双瓣叶、三瓣叶置换章节。参见视频 26。

视频 26
感染性心内膜炎行
右冠瓣穿孔修补 +
左冠瓣置换
(牛心包)

（段 立　周 丹）

参考文献

［1］ CARPENTIER. 瓣膜重建外科 [M]. 魏翔 , 郑哲 . 译 . 北京 : 人民卫生出版社 , 2013.

［2］ DREYFUS G, SERRAF A, JEBARA VA, et al. Valve repair in acute endocarditis [J]. Ann Thorac Surg, 1990, 49 (5): 706-713.

［3］ WERNER B, WRÓBLEWSKA-KAŁUZEWSKA M, KUCIŃSKA B, et al. Clinical and therapeutic considerations in children with infective endocarditis [J]. Med Wieku Rozwoj, 2007, 11 (2 Pt 1): 159-165.

［4］ HOEN B, DUVAL X. Clinical practice. Infective endocarditis [J]. N Engl J Med, 2013, 368 (15): 1425-1433.

［5］ TRIBAK M, KONATÉ M, ELHASSANI A, et al. Aortic infective endocarditis: Value of surgery. About 48 cases [J]. Ann Cardiol Angeiol (Paris), 2016, 65 (1): 15-20.

［6］ WILLIAMSON KA, GMUCA S, ROSMAN EC, et al. Infective endocarditis and aortic valve abscess in an infant [J]. Pediatr Emerg Care, 2015, 31 (9): 654-655.

［7］ MOLNAR A, SACUI D, MANOLE S, et al. The value of transthoracic and transesophageal echocardiography for the diagnosis of the native aortic infective endocarditis valve complications: a case report and literature review [J]. Med Ultrason, 2016, 18 (2): 253-256.

［8］ LEE S, CHANG BC, PARK HK. Surgical experience with infective endocarditis and aortic root abscess [J]. Yonsei Med J, 2014, 55 (5): 1253-1259.

［9］ BECERRA-MUÑOZ VM, RUÍZ-MORALES J, RODRÍGUEZ-BAILÓN I, et al. Infective endocarditis in patients with bicuspid aortic valve: Clinical characteristics, complications, and prognosis. Endocarditis infecciosa sobre válvula aórtica bicúspide: características clínicas, complicaciones y pronóstico [J]. Enferm Infecc Microbiol Clin, 2017, 35 (10): 645-650.

［10］ GOMES A, JAINANDUNSING JS, VAN ASSEN S, et al. A standardized approach to treat complex aortic valve endocarditis: a case series [J]. J Cardiothorac Surg, 2018, 13 (1): 32.

［11］ LEE S, CHANG BC, PARK HK. Surgical experience with infective endocarditis and aortic root abscess [J]. Yonsei Med J, 2014, 55 (5): 1253-1259.

［12］ ZHAO D, ZHANG B. Are valve repairs associated with better outcomes than replacements in patients with native active valve endocarditis？ [J]. Interact Cardiovasc Thorac Surg, 2014, 19 (6): 1036-1039.

［13］ PERROTTA S, LENTINI S. In patients with severe active aortic valve endocarditis, is a stentless valve as good as the homograft？ [J]. Interact Cardiovasc Thorac Surg, 2010, 11 (3): 309-313.

［14］ ELGALAD A, ARAFAT A, ELSHAZLY T, et al. Surgery for active infective endocarditis of the aortic valve with infection extending beyond the leaflets [J]. Heart Lung Circ, 2019, 28 (7): 1112-1120.

第十七章　风湿性主动脉瓣病变的重建

风湿性主动脉瓣病变是我国主动脉瓣病变常见的病因,常合并二尖瓣病变,其病理改变首先是三个瓣叶的炎性水肿、淋巴细胞浸润和新生血管形成,然后瓣叶发生纤维化增厚,伴有交界处不同程度的融合,由于瓣叶游离缘回缩和僵硬,使瓣膜开口呈不规则性狭窄;或是瓣叶的游离缘纤维化增厚、卷缩,导致瓣叶对合不良,引起瓣膜关闭不全。这些病理改变常常引起狭窄与关闭不全同时存在(图17-0-1、图17-0-2)。

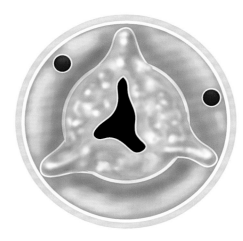

图 17-0-1　风湿性主动脉瓣病变

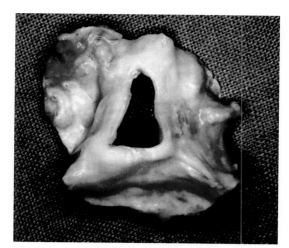

图 17-0-2　风湿性主动脉瓣狭窄合并关闭不全

　　对于风湿性主动脉瓣病变者,主动脉瓣的处理有两种方式:主动脉瓣置换和主动脉瓣成形。

　　对于有华法林抗凝禁忌证、年轻女性有生育要求、偏远地区监测凝血功能困难、老年患者有成形需求者,可行主动脉瓣叶撕薄或削薄技术(图17-0-3、图17-0-4),若不适用以上技术,可行三瓣叶置换。

　　主动脉瓣病变往往合并二尖瓣风湿改变,如果二尖瓣病变可通过成形修复好,再考虑主动脉根部重建,或者二尖瓣生物瓣置换以后,主动脉根部小不能置换相应的生物瓣时可考虑主动脉根部重建。否则二尖瓣机械瓣置换以后再行主动脉根部成形没有意义。

　　瓣叶撕薄或削薄技术,主要针对瓣叶左室流出道侧,从二尖瓣处开始剥起,由近端向远端进行,如果主动脉侧也有增厚、钙化,尤其是瓣环部位,也应同时剔除。剔除后的瓣叶菲薄,注意不要撕破,尤其是游离缘,修补非常困难,一旦撕破或太薄,只能行瓣叶置换。

　　如果病变很重,预计削薄时间很长或撕薄失败可以行三瓣叶置换(见第十二章第一节)。

　　由于主动脉瓣狭窄患者往往合并升主动脉狭窄后扩张,对于直径大于 4.5cm 的升主动脉,应同时行升主动脉成形或置换(图17-0-5、图17-0-6)。

　　严重主动脉瓣狭窄患者的室间隔可有显著肥厚,使左室流出道比主动脉根部更为狭窄。肥厚的肌肉可影响主动脉瓣的启闭功能。切除肥厚的肌肉或削除凸入左室流出道的室间隔肌肉可扩大左室流出道,保证人造瓣膜的正常启闭,减小左室 - 主动脉压差,防止 SAM 征(图17-0-7、视频27)。

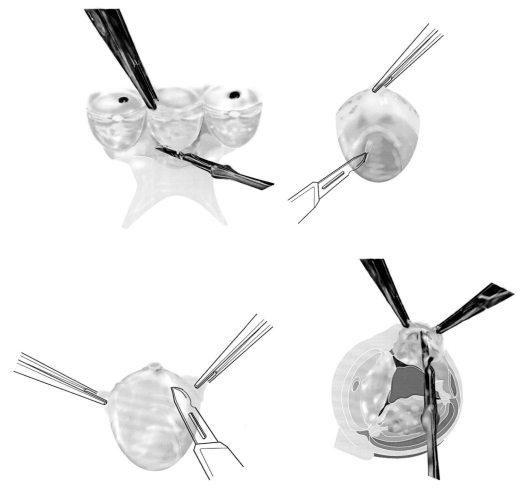

图 17-0-3　瓣叶外侧增生组织的削薄

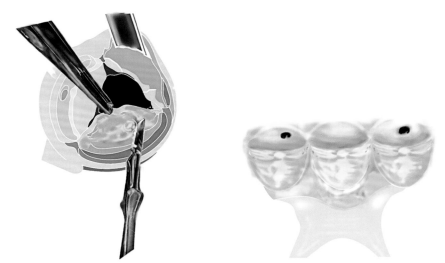

图 17-0-4　瓣叶内侧增生组织的削薄

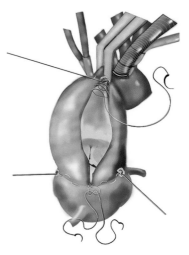

图 17-0-5　升主动脉成形

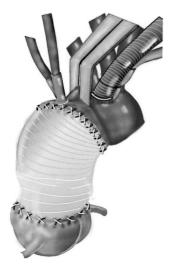

图 17-0-6　升主动脉置换

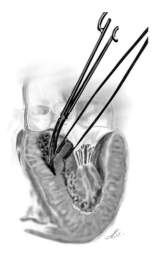

图 17-0-7　切除室间隔肥厚肌肉

视频 27
增厚瓣叶剥离

（庾华东　方极辉　周　翔）

参考文献

［1］WALKER CH. Rheumatic heart disease. Practitioner [J], 1970, 204 (220): 225-237.

［2］VIJAYARAGHAVAN G, CHERRIAN G, KRISHNASWAMI S, et al. Rheumatic aortic stenosis in young patients presenting with combined aortic and mitral stenosis [J]. Br Heart J, 1977, 39 (3): 294-298.

［3］IBRAHIM A, RAHMAN AR. Rheumatic heart disease: how big is the problem？[J]. Med J Malaysia, 1995, 50 (2): 121-124.

［4］FELDMAN T. Rheumatic heart disease [J]. Curr Opin Cardiol, 1996, 11 (2): 126-130.

［5］DARKE M, PAWLOSKI J, KHABBAZ KR, et al. Rheumatic mitral and aortic stenosis: to replace or not to replace--that is the question--part 2 [J]. J Cardiothorac Vasc Anesth, 2010, 24 (2): 364-365.

［6］TALWAR S, SAIKRISHNA C, SAXENA A, et al. Aortic valve repair for rheumatic aortic valve disease [J]. Ann Thorac Surg, 2005, 79 (6): 1921-1925.

［7］KAYALAR N, SCHAFF HV, DALY RC, et al. Concomitant septal myectomy at the time of aortic valve replacement for severe aortic stenosis [J]. Ann Thorac Surg, 2010, 89 (2): 459-464.

第十八章 主动脉根部病变的经典手术

第一节　Ross 手术　/　235

第二节　Konno、改良 Konno 及 Ross-Konno 手术　/　239

第三节　根部扩大手术　/　242

第四节　经典 Bentall 手术　/　246

第五节　改良 Bentall 手术与 Mini-Bentall 手术　/　248

第六节　Cabrol 手术　/　250

第七节　Bentall 类手术临床结果　/　250

第八节　Wheat's 手术　/　252

第九节　经心尖降主动脉转流术　/　253

第一节 Ross 手术

　　自体肺动脉瓣移植术是主动脉瓣膜置换的另一个选择,这项极富开创精神的术式就是 Ross 手术。最初由 Donald Ross 于 1967 年报道,原则是用患者自身的肺动脉瓣来替换病变的主动脉瓣,再用冷冻保存的尺寸合适的同种异体肺动脉瓣来代替自体肺动脉瓣。这个术式最大的优点在于使用了患者自己的瓣膜组织,使其具备了继续生长发育的潜力。在高压力的主动脉瓣环位置内提供一个具有耐久性的自体瓣膜,可以有效地避免其免疫性退化。另一方面,在低压力的肺动脉位置上植入同种异体瓣,可以被良好地耐受,即便瓣膜随着时间而逐渐失去功能。

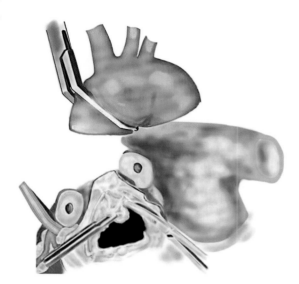

　　Ross 手术的实施步骤:通过主动脉插管及双腔静脉引流建立体外循环,常规灌注心脏停搏液(Del-Nido 或 HTK 较合适),通过主动脉横向切口暴露主动脉根部,首先进行的操作为根部置换,切除主动脉瓣叶和主动脉窦部(图 18-1-1),仅仅保留主动脉瓣环。松解左、右冠状动脉开口,保留开口周围约 1.5cm 半径范围的主动脉管壁以备冠状动脉移植时裁剪,如果合并单冠畸形或者异常分布的冠状动脉血管,在分离时需特别注意,因此术前的冠状动脉造影及大血管增强 CT 检查显得尤为必要。

图 18-1-1　切除主动脉瓣,游离左、右冠状动脉开口

　　在肺动脉分叉之前,将其横向切开,此步骤需特别小心,切勿损伤肺动脉分支的开口,仔细检查肺动脉瓣,确认其功能性和结构性的完整,如果肺动脉瓣完好,则完全离断主肺动脉(图 18-1-2),在右心室流出道前壁用一把直角钳作为引导,肺动脉瓣下约 5mm 位置做一个横切口切取肺动脉瓣(图 18-1-3)。

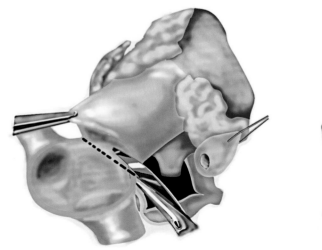
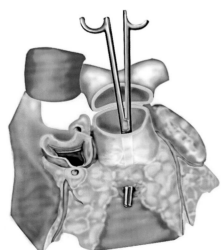

图 18-1-2　横断主肺动脉、直角钳做引导

切取肺动脉瓣膜的关键操作是要保留一整圈右心室流出道肌肉以供缝合,注意不要损伤肺动脉瓣,并注意避免损伤冠状动脉前降支的第一穿隔支。在室间隔的心内膜面切口要更浅一些,以避免发生这类问题,否则对于术后心功能的影响可能导致负面的结果。一旦切取了完整自体肺动脉,使用聚丙烯线连续加间断缝合,固定于主动脉瓣环上(图18-1-4)。建议首先选取短针距连续缝合,并在后半圈位置上对外膜进行第二层缝合,以降低发生无法触及和处理的出血风险。然后在肺动脉管壁合适的位置做圆形开口,大小与待移植冠状动脉开口相匹配。通过连续缝合将冠状动脉种植到肺动脉管壁的开口处(图18-1-5),要注意避免牵拉,成角或任何形式的高张力状态,否则对术后左室功能的影响将是灾难性的。

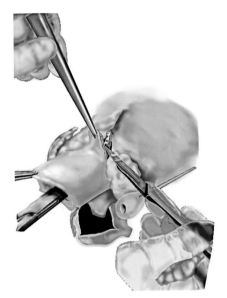

图 18-1-3　切取肺动脉瓣

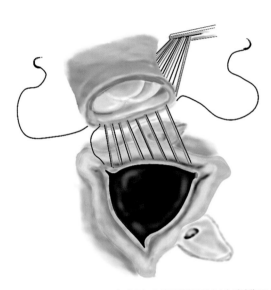

图 18-1-4　吻合肺动脉近端至主动脉瓣环上

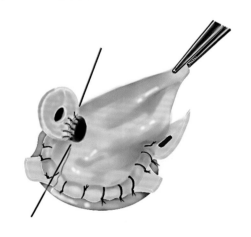

(成人)常规Button

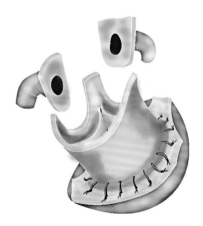

(小儿)"U"型Button

图 18-1-5　冠状动脉吻合

偶尔,在小儿或者婴儿患者,可切取 U 形冠状动脉开口纽扣,并种植到自体肺动脉壁上的 U 形切口上。在冠状动脉移植的缝合方法上,仍可以采取和缝合主动脉瓣环相同的缝合技法。接下来,完成自体肺动脉的远端和主动脉远端的缝合口(图18-1-6),然后再次灌注心脏停搏液来评估新主动脉瓣的功能,测试缝合区域是否有渗漏,并确定冠状动脉有足够的充盈。

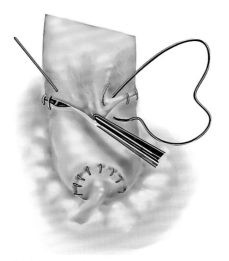

图 18-1-6　肺动脉远端与主动脉吻合

　　在主动脉重建后,使用一个尺寸合适的冷冻保存的同种异体肺动脉瓣或者牛颈静脉,重建右心室到肺动脉的连接(图 18-1-7),即完成 Ross 手术(图 18-1-8)。

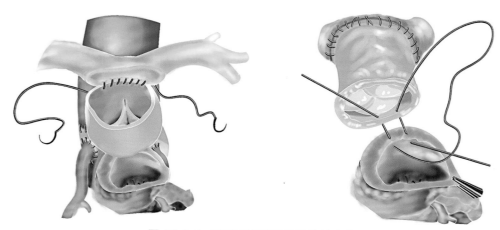

图 18-1-7　重建右室至肺动脉连接吻合

　　自体肺动脉扩张是 Ross 手术后的常见主要问题,有一些可供其改良的技术,用来防止其自体肺动脉瓣环扩张。有些研究报道了在瓣环水平使用自体心包、Dacron 或者 Teflon 补片包裹自体肺动脉瓣环。但是这类方法的缺陷在于没有一个能用不可扩张的材料来为整个自体肺动脉瓣提供支撑。曾有文献报道在进行 Ross 手术的同期使用一根 Dacron 管道套住自体肺动脉的方法,但是仅仅适用于不需要自体肺动脉瓣继续生长的成人患者。

　　在目前已知的研究中,显示两种方法即传统手术及外包裹技术均有良好的存活率。且在术后长期的自体肺动脉瓣失去功能的比例亦相近。对于主动脉根部置换手术而言,自体

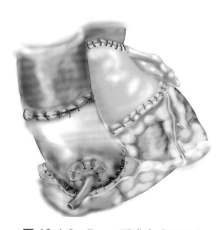

图 18-1-8　Ross 手术完成后形态

肺动脉的扩张是导致瓣膜失去功能的主要原因,对于包裹技术而言,自体肺动脉瓣的脱垂则是导致瓣膜失去功能的另一个主要原因。技术上的挑战,将一个瓣膜转为两个瓣膜的问题,使 Ross 手

术治疗主动脉瓣狭窄并非首选术式,对此需持较为审慎的态度。显然这个手术可以较为安全和有效地解除任何类型的左室流出道梗阻,但对位于主动脉位置上的自体肺动脉瓣膜的耐久性、生长潜力,以及位于肺动脉位置上的同种异体或者牛颈静脉带瓣管道的最终结果仍需长期观察。需要指出的是,对婴幼儿患者,传统的瓣膜手术没有合适型号的人工替代物、没有生长潜力,而且需要长期抗凝治疗,这些都是现实中极为棘手的问题。正因如此,促使专科医生在儿科患者中探索使用自体肺动脉,但目前仍缺乏更好的其他方法。毕竟越来越多的 Ross 手术经验证实其自身就存在缺陷,虽然它目前可能是最佳选择,但并非理想方法。

与传统的生物瓣及机械瓣相比,Ross 手术提供了最佳的血流动力学性能,且合并的瓣膜相关性并发症比例较低。Ross 手术也能消除左心室扩张及肥厚,且使用自体肺动脉来置换主动脉瓣后存活率也明显高于其他类型的瓣膜置换,此外根据对术后的长期随访,也反映出 Ross 手术的生活质量更好,随访 9 年的再手术豁免率为 87%。根据文献报道,手术结果也有改善,10 年的总体存活率和免于因同种异体肺动脉瓣及自体肺动脉瓣问题需要再次手术的比例分别为 96.7%、66.2%,10 年的免于再次行左室流出道手术的比例为 60.5%。包括那些复杂的左室流出道梗阻的接受 Ross 手术的患者,其短期及中期的随访数据提示,手术提供了解除这类梗阻的有效方法。死亡率及瓣膜相关性并发症均有降低。

在 Ross 本人关于使用自体肺动脉治疗主动脉瓣疾病的研究中,报道的长期结果为 10 年期和 20 年期,总体存活率分别为 85%,61% 免于对自体瓣膜进行置换的再次手术的比例分别为 88%、75%,免于对同种异体肺动脉瓣进行置换的比例分别为 89%、80%。对于儿童自体肺动脉的评估显示,其具有生长潜能。研究表明,先是术后早期的被动性扩张,随后转为正常的主动性生长。处于肺动脉位置的同种异体肺动脉,也显示出比相同位置上的同种异体主动脉更具有持久性。有个别研究显示,院内存活率和 5 年存活率分别为 100% 及 98%。并且其并发症的发生率极低且平均住院时间为 6 天(术后)。约 12% 的患者需要更换右心室到肺动脉的管道,5 年免于发生严重的移植主动脉瓣位的肺动脉瓣关闭不全或者管道扩张的比例为 96%。因其造成的再手术比例几乎为零。不同中心也报道了类似的积极结果。现在,关注越来越多地聚焦于新主动脉的生长跟不上实际情况的体格发育,造成其出现关闭不全的情况,不过并非导致主动脉瓣关闭不全的唯一原因。常规使用的现有各类技术均无法降低主动脉瓣关闭不全的比例。在体循环的压力下,原处于低压系统的肺动脉根部受过度的压力及血流冲击,瓣膜易发生形态和功能改变,影响动脉根部管壁的弹性。这些因素影响了自体肺动脉根部的大小及瓣膜功能,导致瓣环及瓣窦扩张,发生主动脉瓣反流。术前主动脉瓣环扩大者肺动脉瓣环直径往往与主动脉瓣环匹配不好,自体肺动脉移植于主动脉瓣位后,因主动脉瓣环支撑力较弱,肺动脉在体循环压力及缝线张力等因素影响下更易出现扩张反流。主、肺动脉瓣环直径不匹配是 Ross 手术的主要禁忌证之一,对于此类患者,术中常需要将主动脉瓣环进行适当环缩塑形,使肺动脉瓣获得更好的支撑。主动脉瓣二瓣化患者移植肺动脉的远期反流率显著高于主动脉瓣三叶瓣者,由于二瓣化的主动脉瓣环几何空间不对称,对缝合的肺动脉瓣的支撑弱于结构正常的主动脉瓣环,这是主动脉瓣二瓣化患者移植肺动脉瓣的远期反流率高的关键因素。相对于青少年,成年患者其移植的肺动脉瓣生长能力弱,瓣环在左心系统高压等因素作用下出现扩张后直接影响瓣膜功能,导致瓣膜反流。因此,成年患者出现中、重度反流的比例高,对于此类患者,手术技术还需进一步改良。Ross 手术参见视频 28。

视频 28
ROSS 手术

第二节 Konno、改良 Konno 及 Ross-Konno 手术

一、Konno 手术

适用于主动脉瓣狭窄合并主动脉瓣环缩小或主动脉瓣下管状狭窄患者。

手术基本方法：主动脉斜切口剪向右冠瓣方向，距右冠 5~7mm 向左下至右室流出道前壁切开右室流出道（图 18-2-1），显露室间隔，在右冠瓣最低点向左切开主动脉瓣环和室间隔（图 18-2-2），用涤纶片或其他补片材料剪成菱形加宽室间隔切口，直达主动脉瓣环水平（图 18-2-3）；切除主动脉瓣，做主动脉瓣成形或置换，缝合主动脉切口（图 18-2-4）；取后用自体心包加宽右室流出道（图 18-2-5）。

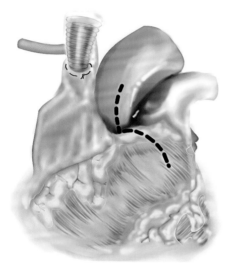

图 18-2-1　切开升主动脉并延长至右室流出道

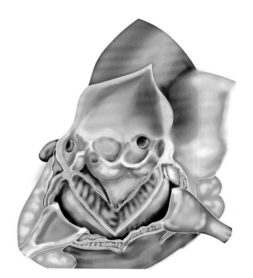

图 18-2-2　切开主动脉瓣环及室间隔

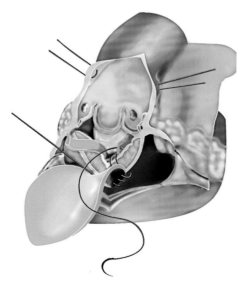

图 18-2-3　菱形补片加宽室间隔及主动脉瓣环

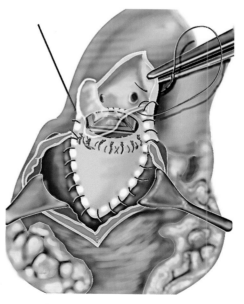

图 18-2-4　缝合主动脉切口

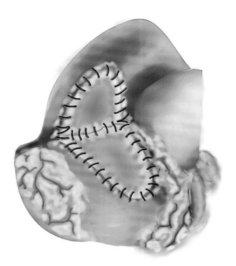

图 18-2-5　加宽右室流出道

二、改良 Konno 手术

适用于主动脉瓣环及主动脉瓣正常但合并严重的隧道样主动脉瓣下狭窄，经主动脉切口难以解除梗阻的患者。

手术基本方法：横行切开主动脉管壁，检查主动脉瓣；在距肺动脉瓣下 2cm 切开右心室流出道（图 18-2-6），用直角钳或术者示指，通过主动脉切口伸入左心室流出道，顶住室间隔，在室间隔右心室侧扣诊，在钳端或手指指引下纵行切开室间隔（图 18-2-7）；尽可能切除瓣下狭窄的肥厚组织，再以涤纶片关闭室间隔切口右心室面，从而增加了左心室流出道周径，扩大了左心室流出道。缝合主动脉切口，最后连续缝合或用自体心包片加宽右心室流出道（图 18-2-8）。

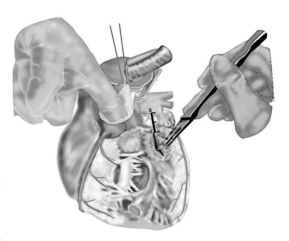

图 18-2-6　切开右室流出道

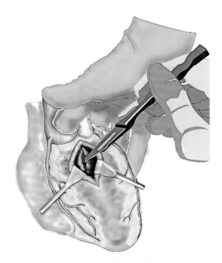

图 18-2-7　切开室间隔

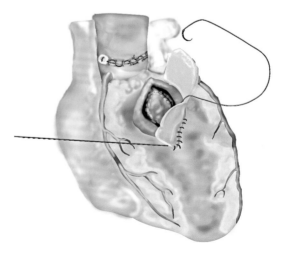

图 18-2-8　修补室间隔及右室流出道

三、Ross-Konno 手术

适用于复杂主动脉瓣下管状狭窄并主动脉瓣环或主动脉瓣狭窄,但年龄小,无法行主动脉瓣置换的患者。

手术基本方法:以 Konno 术式扩大主动脉瓣环和通过室间隔切开补片扩大左心室流出道,然后用自体肺动脉带瓣血管进行主动脉根部的替换和左右冠状动脉的移植,最后重建右室与肺动脉连接。Ross 手术的步骤和此前阐述的类似(图 18-2-9)。

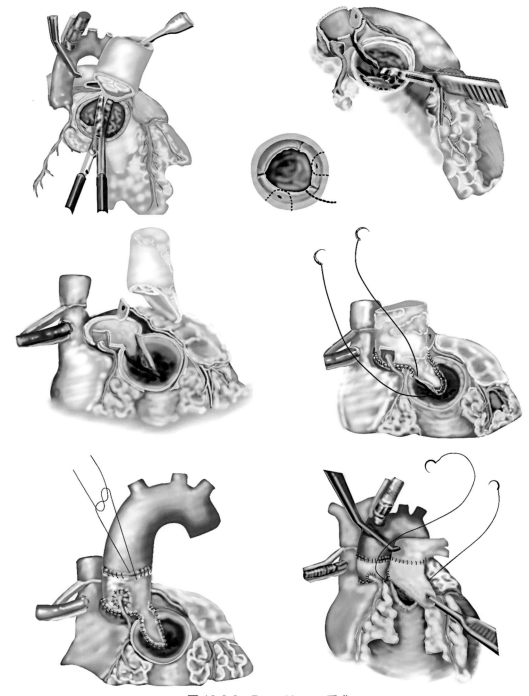

图 18-2-9 Ross-Konno 手术

Ross-Konno 手术的相关文献报道的例数较少,其手术经验远比仅实施 Ross 手术欠缺。但通常可以非常有效地解除左室流出道梗阻。其核心方法在于对心内膜的弹力纤维增生及肥厚的心肌进行积极切除,效果取决于切除的范围是否足够,同时该术式还可增加左室心排血量及舒张功能。有报道 11 例患者行 Ross-Konno 手术的经验,患者的中位数年龄为 12 个月(4 天到 17 岁),所有患者均有瓣环发育不良的确切诊断证据。其中 5 例存在弥漫性主动脉瓣下狭窄。使用自体肺动脉进行主动脉根部置换,左室流出道扩大所使用的材料包括 Dacron 及同种异体主动脉补片,或者与自体肺动脉一并扩大切取的右心室流出道游离壁肌肉,其中 1 例于术后 2 周死亡,其余随访 8.5 个月,没有死亡及再手术发生。由此可见对于合并左室流出道梗阻的患者,Ross-Konno 手术是为数不多的可选择方案。

第三节　根部扩大手术

目前,扩大瓣环或称主动脉根部扩大,包括 Nicks 技术及其改良、Manouguian 技术、Konno/ 改良 Konno 等。

一、Nicks 及改良 Nicks 技术

多用于成年人主动脉瓣环扩大成形,改良技术不伤及二尖瓣前瓣环,但扩大程度有限,仅可扩大 1.0cm(图 18-3-1)。

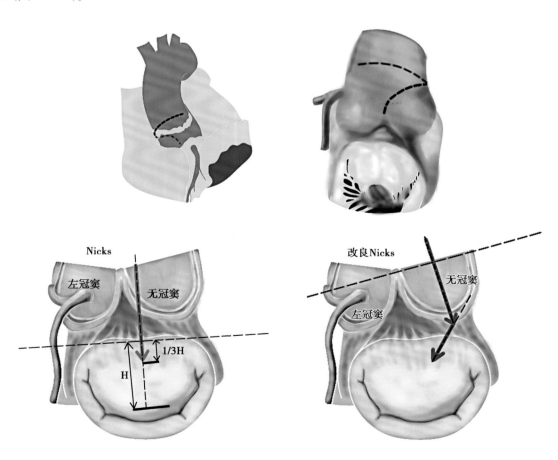

242

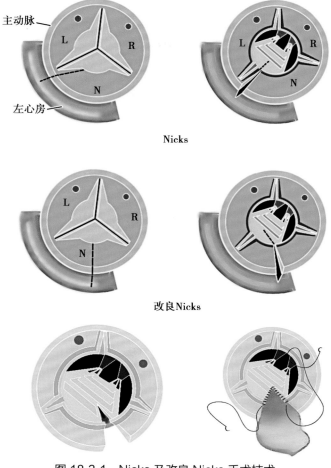

Nicks

改良Nicks

图 18-3-1　Nicks 及改良 Nicks 手术技术

手术基本方法：将升主动脉切口向右下方延伸进入主动脉根部无冠窦，一般于主动脉左 - 无冠交界偏无冠窦环处切开瓣环，向下至二尖瓣瓣环中央的根部，可一直延伸至二尖瓣前瓣高度的 1/3，改良法则是主动脉切口向右侧延长，垂直切开无冠瓣瓣环，进入主动脉瓣下纤维幕后再往右拐弯，扩伸至右纤维三角，避开两个房室瓣环（图 18-3-2）。

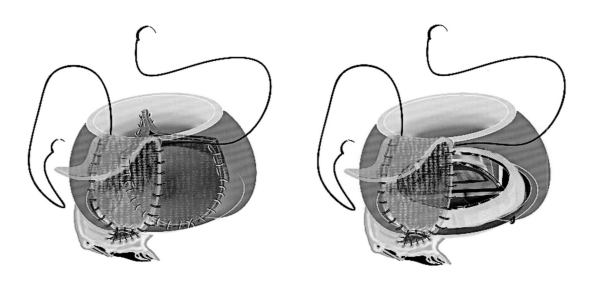

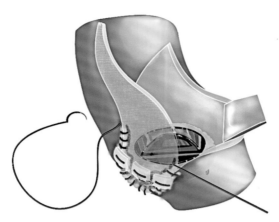

图 18-3-2　梭形补片加宽扩大的切口

二、Manouguian 技术

沿左无交界切开主动脉瓣环,并向下延伸至二尖瓣前叶中点及左房壁(图 18-3-3),再用补片加宽扩大的切口(图 18-3-4),可扩大 2.5~2.8cm。

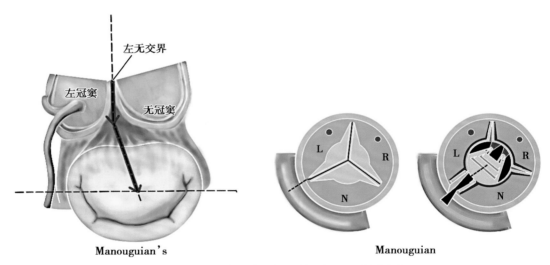

图 18-3-3　沿左无交界切开并延长至二尖瓣中点

主动脉根部扩大的方法大致分为前瓣环路径与后瓣环路径,前者以 Konno 手术为代表,又称主动脉心室成形术,优点是可更多地扩环,特别适用于婴幼儿主动脉瓣置换,因其前壁扩环需主动脉直切口,故须术前制订好手术方案,临时改变往往难以实施。特别注意切开右冠瓣环对应室间隔时,切口对冠状动脉开口、肺动脉瓣叶、圆锥乳头肌的距离须精确控制。尽量做到既不影响缝合后各结构的功能,又不产生缝合松弛和补片残余漏;由于在非完整的常规术野下操作,对传导束位置判断较难,需特别重视;术后如果出现渗血,因为位于正前方,修补时相对容易显露。缺点主要是手术方法复杂,对术者要求较高且需要较长的学习曲线。后瓣环径路以 Nick、Manouguian 术式或其改良方案为代表,对根部扩大的效果逊色于 Konno 手术,但优点也显而易见:手术操作简单,易于掌握,临床上最常用。缺点是开放循环后如渗血则显露相对困难,有时甚至需要重新阻断下修补。补片宽度的确定是该技术容易忽视的另一要点,过宽可导致二尖瓣前瓣根部变形,影响对合,严重可造成二尖瓣重度关闭不全;过窄,瓣环扩大程度不够,无法置入预期尺寸的人工瓣膜。

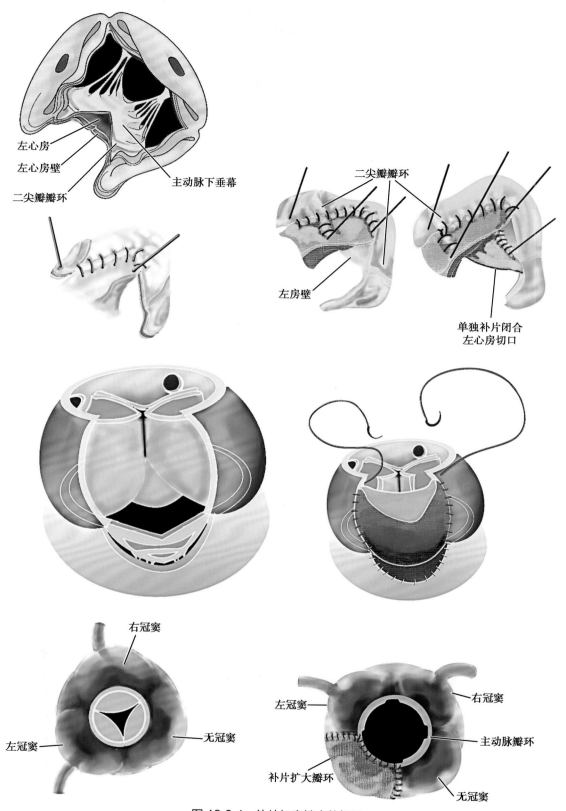

左心房
左心房壁
二尖瓣瓣环
主动脉下垂幕

二尖瓣瓣环
左房壁
单独补片闭合
左心房切口

右冠窦
左冠窦
无冠窦

左冠窦
补片扩大瓣环
右冠窦
主动脉瓣环
无冠窦

图 18-3-4　补片加宽扩大的切口

第四节　经典 Bentall 手术

一、历史背景

Bentall 手术是处理主动脉根部病变合并瓣膜病变的经典式式，最早于 1968 年由 DeBoNo 和 Bentall 报道了主动脉瓣带瓣管道替换病变的升主动脉及瓣膜治疗主动脉根部疾病，此举明显提高了手术成功率，改善了预后，成为主动脉外科手术的里程碑。此后，Cabrol 和 Kouchoukos 等分别改良了该术式的部分细节，使之适应更为复杂的情况。

二、手术指征

1. Stanford A 型夹层　具体为孙氏手术细分的 A3 型夹层，夹层累及主动脉窦部、瓣叶及交界，甚至瓣环。夹层可为原发，或继发于主动脉根部病变，如马方综合征等。

2. 主动脉根部瘤　非马方综合征和无动脉瘤家族史的患者，如 BAV 合并升主动脉病变；有明确动脉瘤家族史和马方综合征的患者。以往观点认为手术指征为主动脉根部直径 >5.5cm，后者为 >5.0cm，但根据 Safi 等观点，建议上述指征分别放宽于 >5.0cm 和 >4.5cm。

3. 主动脉炎性病变　主要为白塞综合征（贝赫切特综合征）或大动脉炎合并主动脉瓣关闭不全，需行带瓣管道置换的患者。

三、手术方法

1. 切开升主动脉并切除病变瓣叶（图 18-4-1）。

2. 近端吻合　以带瓣管道或人工瓣膜和人工血管制成的复合体行根部替换（图 18-4-2），连续或间断缝合（图 18-4-3）。

3. 于人工血管对应左右冠状动脉开口位置打孔，并将纽扣状左、右冠状动脉开口直接缝合于人工血管上（图 18-4-4）。

4. 连续缝合人工血管远心端及升主动脉（图 18-4-5）。

5. 根据术者经验可选择包裹人工血管并做与右房分流（图 18-4-6）。

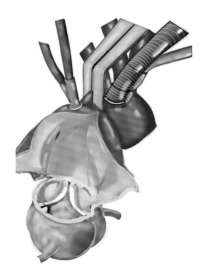

图 18-4-1　切除主动脉瓣叶

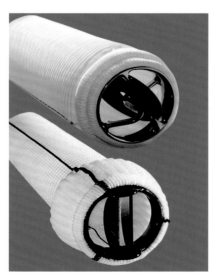

图 18-4-2　人工带瓣管道

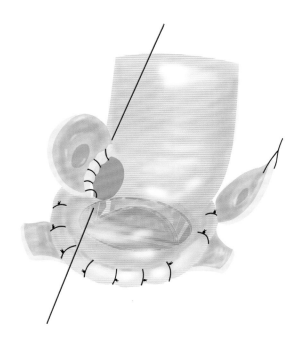

图 18-4-3　吻合带瓣人工血管至主动脉瓣环上

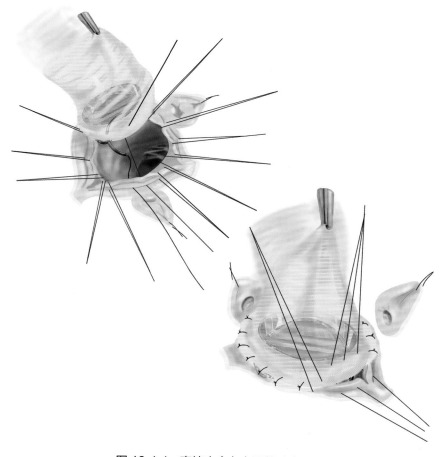

图 18-4-4　直接吻合左右冠状动脉开口

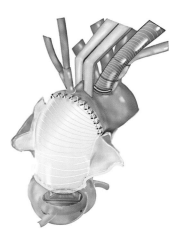

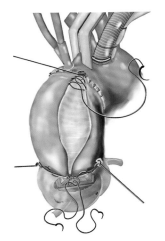

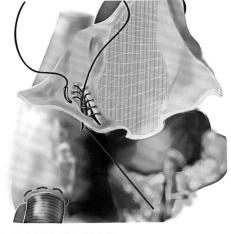

图 18-4-5　缝合人工血管及
　　　　　 升主动脉

图 18-4-6　包裹人工血管并做分流

四、优缺点

经典 Bentall 手术是采用腔内连续缝合,将冠状动脉开口直接吻合至人工血管。此方法的优点是较少造成吻合口狭窄,并方便施行主动脉根部 - 右房分流,减少出血。缺点是冠状动脉吻合口可能出现真、假性动脉瘤,文献报道长期随诊中假性动脉瘤的发生率 >10%。因此,采用纽扣法吻合冠状动脉开口是目前的主流。

有文献报道用修剪成条状人工管道材料或经戊二醛处理的自体心包加固冠状动脉吻合口,优点是可以确保吻合口的缝合均匀,同时游离区域足够可以避免冠状动脉吻合口张力过高或扭曲成角。

孙氏手术较多采用冠状动脉直接吻合的方法,操作简便,有利于止血和分流,在掌握手术指征和操作要点的前提下可以避免动脉瘤的发生。该方法要求冠状动脉不存在移位,主动脉壁质量较好。术中人工血管开孔直径为 5~7mm,不宜过大,避免遗留过多病变的主动脉壁。吻合时针距均匀,缝合主动脉壁的全层,拉线时力度合适,避免损伤主动脉内膜。如果主动脉壁条件差,或夹层累及冠状动脉开口,可采用纽扣法吻合或 Cabrol 法,必要时可以直接缝闭冠状动脉开口,同期行 CABG 术。

第五节　改良 Bentall 手术与 Mini-Bentall 手术

一、改良 Bentall 手术

主动脉根部 - 右房分流法是预防和处理 Bentall 术后出血的重要手段,但缺点是残余瘤体与人工血管之间的腔隙压力过高,早期出现压迫冠状动脉受压表现,中远期出现假性动脉瘤。随着手术技术的进步,逐步被临床医生改良。

改良 Bentall 主要手术技术:

1. 剪除升主动脉,纽扣状切取左右冠状动脉,保留部分窦壁。

2. 连续或间断缝合带瓣人工血管至主动脉瓣环上。

3. 双层连续缝合窦壁至人工血管瓣环上,第一层全层缝合,第二层缝外膜减张。

4. 于人工血管对应左、右冠状动脉开口处结扎,用 5-0 prolene 缝线两针双层连续缝合法与冠状动脉开口吻合,先吻合左冠状动脉,后吻合右冠状动脉,第一层全层缝合,第二层缝外膜减张。

5. 双层连续缝合人工血管远端与升主动脉,第一层全层缝合,第二层缝外膜减张(图 18-5-1)。此种缝合术后吻合口出血概率极低,也避免了做分流的缺点。

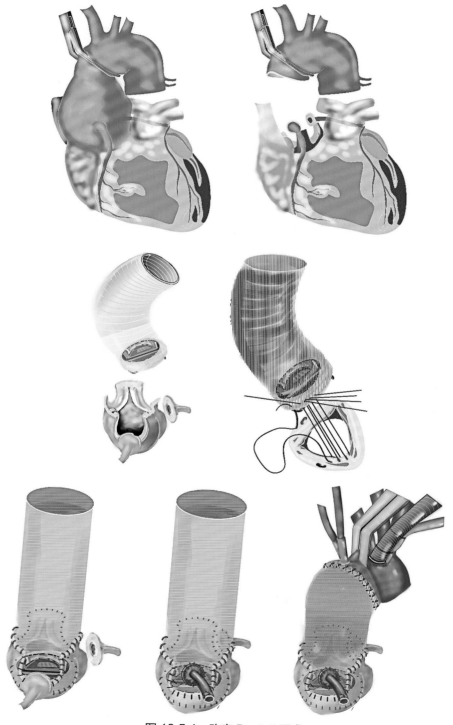

图 18-5-1　改良 Bentall 手术

二、Mini-Bentall 手术

Yan 等于 2015 年开始探索微创手术的可行性。Mini-Bentall 手术皮肤切口从路易斯角一直延伸到第三肋间隙，呈 J 形，通常长 5~7cm。通过该切口，可以进行孤立的主动脉根部手术和 / 或半弓置换。包括主动脉瓣膜和升主动脉置换，通常采取纽扣法吻合冠状动脉。王春生等也进行了类似报道。

第六节　Cabrol 手术

1981 年 Cabrol 等报道了该术式，同时发明了主动脉根部 - 右房分流术。Cabrol 手术方法与 Bentall 手术最大的区别在于左右冠状动脉吻合方面，Cabrol 法是用 8mm 或 10mm 人工血管两端分别与左、右冠状动脉开口作端 - 端吻合，再与带瓣管道侧 - 侧吻合（图 18-6-1）。缝合过程中注意避免人工血管和冠状动脉扭曲。此术式的优点是各吻合口出血容易被发现和处理；低位冠状动脉开口容易吻合；冠状动脉吻合口无张力，避免假性动脉瘤形成。缺点是小口径人工血管易扭曲或血栓形成。正是因为有发生致命并发症的可能，Cabrol 手术应严格掌握适应证。

二次主动脉根部手术，主动脉严重粥样硬化或钙化，冠状动脉开口移位少（距离瓣环小于 1.5cm），冠状动脉开口距离吻合点过远（窦部显著扩张，与人工血管直径差距较大），直接吻合困难或张力过大，此时可用改良的 Cabrol 术式（图 18-6-2），即在纽扣法缝合的基础上，在自体冠状动脉开口和人工血管之间增加一小段 8mm 或 10mm 人工血管，长度视具体情况而定，通常在 1.5cm，这样可以确保零张力吻合，减少术后吻合口瘘及真假性动脉瘤的形成，同时方便止血。缺点是增加了吻合口数量。

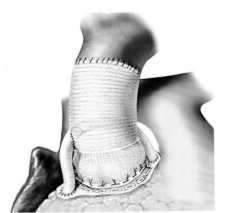
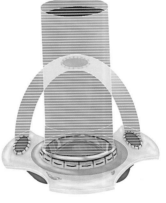
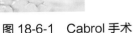
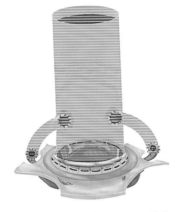

图 18-6-1　Cabrol 手术　　　　　　　　　　　　　图 18-6-2　改良 Cabrol 手术

第七节　Bentall 类手术临床结果

近年来随着血管外科技术（包括新型人工血管的临床应用，缝线质量的改进）、麻醉、体外循环技术的进步，手术死亡率明显下降，由过去的 10%~15% 下降为近年的 2%~9%。升主动脉瘤和主动脉根部动脉瘤的手术效果更好。Mookhoek 等报道的一项纳入 46 项研究共 7 629 例患者（平均年龄 50 岁，男性占 76%）的回顾性分析指出，早期死亡率为 6%，晚期死亡率为 2.02%（1.77%~2.31%），主动脉根部再手术的发生率是 0.46%（0.36%~0.59%），出血率为 0.64%（0.47%~0.87%），血栓栓塞为 0.77%（0.60%~1.00%），心内膜炎为 0.39%（0.33%~0.46%），重大不良反应中瓣膜相关事件为 2.66%

（2.17%~3.24%）。提示 Bentall 手术后主动脉根部再手术的比例已经显著下降,术后中远期效果明确。然而,出血和血栓栓塞并发症仍不能完全避免。Prifti 等报道 212 例主动脉根部动脉瘤的治疗和随访,手术死亡率为 7.5%,主要死亡原因为肾衰竭和低心排血量综合征,与手术死亡相关的危险因素有高龄(大于 70 岁)、主动脉夹层、心功能 >3 级,LVEF<35%、急诊手术、再次手术和伴有冠心病。术后患者心功能明显改善,1 年、3 年和 5 年的生存率分别为 91.8%、88.6% 和 81.5%。Gott 总结 10 个心脏外科中心 675 例马方综合征患者的手术结果:手术死亡率为 3.3%,择期手术为 1.5%,急诊手术为 12%,1 年、5 年、10 年和 20 年生存率分别为 90%、84%、75% 和 59%,取得了良好的效果。Burgstaller 报道的旨在评估马方综合征患者行带瓣管道置换手术和与联合瓣膜置换术的对比,确定了 20 项回顾性研究,其中包括 2 156 例长期随访的患者进行分析。院内死亡率低于联合瓣膜病组,中期生存率为 92.7%,长期生存率组为 83.1%,长期而言,Bentall 的再手术豁免率为 87.6%。这篇综述强调了在进行主动脉根部手术治疗的长期和短期结果方面,马方综合征患者行 Bentall 手术可减少住院时间以及远期死亡率,并减少再次手术的概率。孙立忠报道了 231 例主动脉根部动脉瘤的治疗,手术死亡率 3.03%。升主动脉瘤和主动脉根部动脉瘤的外科治疗已取得极为优秀的成绩,但因病因不同,术后远期效果还有差异,应坚持长期随访。有报道指出了平均年龄 >60 岁的老年主动脉根部疾病的患者中,Bio-Bentall 手术的执行范围正在扩大。他还搜索确定了 29 项研究共 3 298 例患者。术后随访 1~5 年的早中期结果的证据表明 Bio-Bentall 术后取得了良好的结果,生存率在 70% 以上,但 5 年以上的数据缺乏。Calcaterra 等报道了使用一种预制冠状动脉分支的 Dacron 移植物(图 18-7-1),以最大限度地减少冠状动脉移植所致的潜在机械并发症。8 例患者(男 6 例,女 2 例),年龄为 42~68 岁(平均 54 岁)。结果:没有并发症,也没有与冠状动脉再植相关的发病或死亡。所有患者均存活,并且平均随访 26 个月(17~38 个月),状况良好。在延长的平均随访期 42 个月(25~56 个月)中,1 例患者死于脑卒中相关并发症。任何患者中均没有发现冠状动脉灌注损害的放射学或临床证据。使用这种新的移植模型可以简化冠状动脉重建技术,并可能降低与冠状动脉纽扣再植入相关的机械并发症的发生率。Poullis 等报道了 Cabrol 术后冠状动脉移植物导致致命风险的原因。利用计算流体动力学(CFD)分析技术来评估故障机制,并改进 Cabrol,发现错误的冠状动脉血流特征是 Cabrol 移植失败的主要原因。可以简单地对 Cabrol 几何形状进行修改,以消除血流淤滞和管道扭曲。调整 C 形 Cabrol 移植物的右冠状纽扣位置,沿从主动脉到左冠状纽扣的路线吻合到一侧,形成类似单冠畸形的构造,即右冠起自左冠的结构,血栓形成趋势最小,但是缺乏大样本的临床相关性研究确认。另外,有研究探索 Bentall 术后移植物感染的诊断和治疗,采取 PET-CT 有助于明确诊断,可分阶段地保留移植物的外科手术方法,而不是采用积极的高风险主动脉根部再次手术来移除和更换感染的假体,经过 18 个月的密切随访,患者情况良好,没有感染性后遗症。提示在进行广泛地开放式消毒后再进行组织瓣/胸大肌瓣覆盖对于控制胸主动脉假体移植物感染非常有效,并且可以被视为这类高危患者的首选方案。

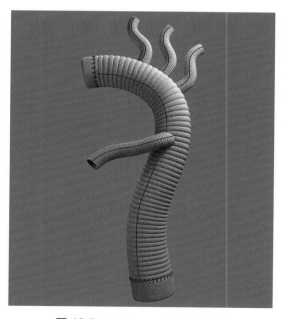

图 18-7-1　Dacron 移植物示意

第八节　Wheat's 手术

1964 年 Wheat 提出全升主动脉人工血管替换和主动脉瓣替换术,即 Wheat's 手术(图 18-8-1~图 18-8-3),但此术式存在先天不足:由于人工血管直接与质地欠佳的主动脉壁吻合,极易出血,特别是近心端,同时遗留有病变冠状动脉开口水平以下的窦部管壁,此处仍可继续扩张形成动脉瘤,甚至破裂,或人工瓣脱位、瓣周漏或心内膜炎导致死亡。因此仅仅适用于以下几类情况:升主动脉瘤合并主动脉瓣病变,非马方综合征患者,单纯动脉粥样硬化或主动脉二瓣化所致的升主动脉瘤样扩张(主动脉窦部无明显扩张,左、右冠状动脉开口无明显上移)。为此现在多施行改良的 Wheat's 手术(图 18-8-4),仅保留了左、右冠状动脉开口处动脉片,切除其余窦壁,避免了冠状动脉开口重建,技术上相对简便。

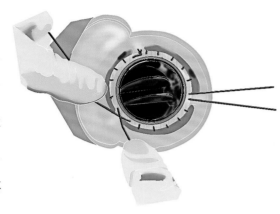

图 18-8-1　主动脉瓣置换

手术方法:纵行切开升主动脉后,切除主动脉瓣,保留左、右冠状动脉开口周围的半圆形窦壁,切除其余动脉壁,以机械瓣或生物瓣替换主动脉瓣,将相应大小的人工血管近心端修剪成对应的波浪状,做近心端吻合,然后再做远端人工血管端 - 端吻合,完成手术。

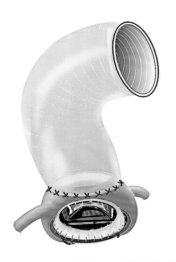

图 18-8-2　人工血管与主动脉根部吻合

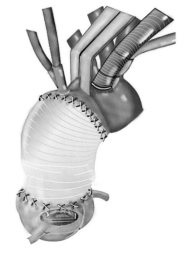

图 18-8-3　人工血管与主动脉远端吻合

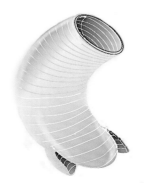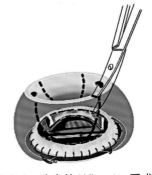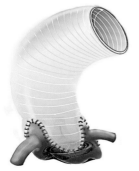

图 18-8-4　改良的 Wheat's 手术

第九节　经心尖降主动脉转流术

经心尖降主动脉转流术（apical aortic conduits）应用较少，在复杂先天性心脏病和成人均有采用，但需严格把握适应证。Brown 等报道在其中心，1979 年 9 月~1993 年 6 月的 28 例患者，均合并复杂的多级左室流出道梗阻。使用该方案（图 18-9-1），术后早期，平均静息左心室至主动脉峰值压差降低或消退，总体 25 年生存率为 57%。幸存的 14 例患者（56%）在术后 5 个月~16 年（平均 6.9 年）接受了后续手术（n= 18），因为他们出现了（58±28）mmHg 的复发性左心室至主动脉压差（P<0.002）。1 例患者接受了心脏移植。所有其他晚期幸存者的左心室功能均正常。该术式可有效缓解复杂的左心室流出道梗阻并改善左心室功能，短期和中期结果均可接受，但是晚期并发症主要由带瓣管道功能障碍引起。自 20 世纪 90 年代初以来，已被 Ross 或 Ross-Konno 手术所取代。在成人患者中，该术式主要应用于严重升主动脉钙化或结缔组织疾病，多次手术，主动脉根部无法游离，无法行主动脉根部置换的替代方案，其术后中远期效果缺乏报道。

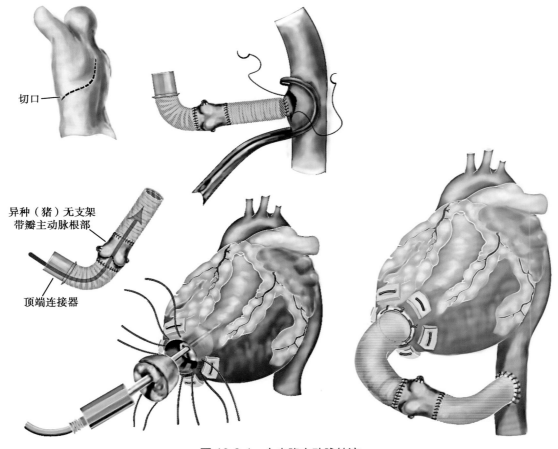

切口

异种（猪）无支架
带瓣主动脉根部

顶端连接器

图 18-9-1　心尖降主动脉转流

（韩 啸　尚玉强）

参考文献

［1］MACHELART I, GREIB C, WIRTH G, et al. Graft infection after a Bentall procedure: A case series and systematic review of the literature [J]. Diagn Microbiol Infect Dis, 2017, 88 (2): 158-162.

［2］ MOOKHOEK A, KORTELAND NM, ARABKHANI B. et al. Bentall Procedure: a systematic review and Meta-analysis [J]. Ann Thorac Surg, 2016, 101 (5): 1684-1689.

［3］ SALMASI MY, THEODOULOU I, IYER P, et al. Comparing outcomes between valve-sparing root replacement and the Bentall procedure in proximal aortic aneurysms: systematic review and meta-analysis [J]. Interact Cardiovasc Thorac Surg, 2019, 29 (6): 911-922.

［4］ MOSBAHI S, STAK D, GRAVESTOCK L, et al. A systemic review and meta-analysis: Bentall versus David procedure in acute type A aortic dissection [J]. Eur J Cardiothorac Surg, 2019, 55 (2): 201-209.

［5］ DHURANDHAR V, PARIKH R, SAXENA A, et al. The aortic root replacement procedure: 12-year experience from the Australian and New Zealand Society of Cardiac and Thoracic Surgeons Database [J]. Heart Lung Circ, 2016, 25 (12): 1245-1251.

［6］ BURGSTALLER JM, HELD U, MOSBAHI S, et al. A systemic review and meta-analysis: long-term results of the Bentall versus the David procedure in patients with Marfan syndrome [J]. Eur J Cardiothorac Surg, 2018, 54 (3): 411-419.

［7］ CASTROVINCI S, TIAN DH, MURANA G, et al. Aortic root replacement with biological valved conduits [J]. Ann Thorac Surg, 2015, 100 (1): 337-53.

［8］ RAMAPRABHU K, PRAKASH O, DAVIDSON N, et al. Bentall's procedure in pediatric mixed connective tissue disease syndrome: management of pediatric aortic aneurysm-a brief review [J]. J Heart Valve Dis, 2017, 26 (5): 610-612.

［9］ YAN TD. Mini-Bentall procedure [J]. Ann Cardiothorac Surg, 2015, 4 (2): 182-190.

［10］ TOSSIOS P, KARATZOPOULOS A, TSAGAKIS K, et al. Successful surgical in situ treatment of prosthetic graft infection by staged procedure after Bentall operation and total aortic arch replacement [J]. Springerplus, 2014, 3: 172.

［11］ 孙立忠 . 主动脉外科学 [M]. 北京：人民卫生出版社，2012.

［12］ SHIMIZU H1, YOZU R. Valve-sparing aortic root replacement [J]. Ann Thorac Cardiovasc Surg, 2011, 17 (4): 330-336.

［13］ POULLIS M, PULLAN M. Mechanism of failure of the Cabrol procedure: a computational fluid dynamic analysis [J]. Med Hypotheses, 2015, 85 (6): 774-778.

［14］ CALCATERRA D, JAZAYERI MA, TUREK JW, et al. Aortic root reconstruction with a new dacron graft featuring prefabricated coronary side branches: lessons learned from the cabrol procedure [J]. Aorta, 2017, 5 (1): 1-10.

［15］ ZIGANSHIN BA, WILLIAMS FE, TRANQUILLI M, et al. Midterm experience with modified Cabrol procedure: safe and durable for complex aortic root replacement [J]. J Thorac Cardiovasc Surg, 2014, 147 (4): 1233-1239.

［16］ KONDOV S, BEYERSDORF F, RYLSKI B, et al. Redo aortic root repair in patients with infective prosthetic endocarditis using xenopericardial solutions [J]. Interact Cardiovasc Thorac Surg, 2019, 29 (3): 339-343.

［17］ NERI E, TUCCI E, TOMMASINO G, et al. Emergency fast Bentall operation [J]. Interact Cardiovasc Thorac Surg, 2018, 26 (6): 1041-1042.

［18］ NICOLO F, ROMEO F, LIO A, et al. Long-term results of aortic root surgery in Marfan syndrome patients: a single-center experience [J]. J Heart Valve Dis, 2017, 26 (4): 397-404.

［19］ HOUMSSE M, MCDAVID A, KILIC A. Diminutive porcelain ascending aorta with supravalvular aortic stenosis [J]. Ann Thorac Surg, 2018, 105 (5): e219-e220.

［20］ SCHOENHOFF FS, CARREL TP. Re-interventions on the thoracic and thoracoabdominal aorta in patients with Marfan syndrome [J]. Ann Cardiothorac Surg, 2017, 6 (6): 662-671.

［21］ YANG B, PATEL HJ, SOREK C, et al. Sixteen-year experience of David and Bentall procedures in acute Type A aortic dissection [J]. Ann Thorac Surg, 2018, 105 (3): 779-784.

［22］ CHARCHYAN ER, BELOV YV, SKVORTSOV AA, et al. Simultaneous Bentall-de-Bono procedure and descending thoracic aortic bypass through median sternotomy [J]. Khirurgiia (Mosk), 2017,(11): 69-71.

［23］ NAVAS-BLANCO JR, COOK SA, GUERRA-LONDONO C, et al. Severe mitral regurgitation due to a "folded" anterior mitral valve leaflet after bentall procedure requiring mitral valve replacement [J]. J Cardiothorac Vasc Anesth, 2018, 32 (3): 1337-1340.

［24］ NIČOVSKÝ J, ONDRÁŠEK J, ČERNÝ J, et al. Surgical treatment of aortic root aneurysm: comparison of Bentall procedure and David reimplantation of aortic valve [J]. Vnitr Lek. Fall 2017, 63 (10): 640-645.

［25］ SOTOKAWA M, TOMIOKA H, AZUMA T, et al. Aortitis syndrome requiring Redo Bentall procedure with coronary artery bypass grafting due to graft detachment: report of a case [J]. Kyobu Geka, 2017, 70 (11): 948-951.

［26］DARMOCH F, MOUSSA PACHA H, et al. Pseudoaneurysm of the ascending thoracic aorta years after aortic valve replacement [J]. Cardiovasc Revasc Med, 2018, 19 (2): 196-198.

［27］GASPAROVIC I, ARTEMIOU P, KISS M, et al. Bentall operation in a patient with an anomalous left circumflex artery: Case report and review [J]. J Saudi Heart Assoc, 2017, 29 (4): 305-307.

［28］HINOJOSA CA, ANAYA-AYALA JE, LAPARRA-ESCARENO H, et al. Sequential hybrid repair of aorta and Bilateral common iliac arteries secondary to chronic aortic dissection with extensive aneurysmal degeneration in a Marfan patient [J]. Vasc Specialist Int, 2017, 33 (3): 112-116.

［29］MA WG, ZHANG W, ZHU JM, et al. Long-term outcomes of frozen elephant trunk for type A aortic dissection in patients with Marfan syndrome [J]. J Thorac Cardiovasc Surg, 2017, 154 (4): 1175-1189.

［30］SREEDHAR N, CHOUDHURY M, PRADEEP K, et al. Bentall procedure in a patient with parkinson disease [J]. Ann Card Anaesth, 2017, 20 (3): 383-384.

［31］RASHED A, GOMBOCZ K, VIGH A, et al. Total proximal anastomosis detachment after classical bentall procedure [J]. Int J Surg Case Rep, 2017, 37: 173-176.

［32］薛金熔，李滨，刘永民，等. Bentall 术后冠状动脉吻合口残余动脉瘤的二次手术 [J]. 中华医学杂志，2017, 97 (20): 1589-1591.

［33］PANTALEO A, MURANA G, DI MARCO L, et al. Biological versus mechanical Bentall procedure for aortic root replacement: a propensity score analysis of a consecutive series of 1112 patients [J]. Eur J Cardiothorac Surg, 2017, 52 (1): 143-149.

［34］COLI S, ALDROVANDI A, PIGAZZANI F, et al. Bilateral coronary ostial stenosis after a Bentall procedure [J]. Eur Heart J Cardiovasc Imaging, 2017, 18 (3): 377.

［35］HUANG FH, LI LP, SU CH, et al. Late reoperations after repaired Stanford type A aortic dissection [J]. Zhonghua Wai Ke Za Zhi, 2017, 55 (4): 266-269.

［36］DELORME S, RUCHAT P, GOY JJ. Percutaneous treatment of late complications of the Bentall procedure [J]. Catheter Cardiovasc Interv, 2018, 92 (2): 348-352.

［37］RA F D L V W, VAN V R, BEKKERS J A, et al. Valve dehiscence after Bentall procedure: the detrimental traits of propionibacterium [J]. Journal of Heart Valve Disease, 2016, 25 (6): 745-748.

［38］LEE SI, CHOI CH, PARK KY, et al. A "floppy hat" -shaped reconstruction for giant coronary ostial-aneurysms after a Bentall operation [J]. J Card Surg, 2017, 32 (2): 88-90.

［39］MIKUS E, MICARI A, CALVI S, et al. Mini-Bentall: an interesting approach for selected patients [J]. Innovations (Phila), 2017, 12 (1): 41-45.

［40］CELIENTO M, RAVENNI G, MARGARYAN R, et al. The modified Bentall procedure: a single-institution experience in 249 patients with a maximum follow up of 21. 5 years [J]. J Heart Valve Dis, 2016, 25 (4): 448-455.

［41］LIM JY, KIM JB, JUNG SH, et al. Surgical Management of Aortic Root Dilatation with Advanced Aortic Regurgitation: Bentall Operation versus Valve-sparing Procedure [J]. Korean J Thorac Cardiovasc Surg, 2012, 45 (3): 141-147.

［42］BROWN JW, RUZMETOV M, FIORE AC, et al. Long-term results of apical aortic conduits in children with complex left ventricular outflow tract obstruction [J]. Ann Thorac Surg, 2005, 80 (6): 2301-2308.

［43］REDDY VM, RAJASINGHE HA, TEITEL DF, et al. Aortoventriculoplasty with the pulmonary autograft: the "Ross-Konno" procedure [J]. J Thorac Cardiovasc Surg, 1996, 111 (1): 158-167.

［44］BROWN JW, RUZMETOV M, VIJAY P, et al. The Ross-Konno procedure in children: outcomes, autograft and allograft function, and reoperations [J]. Ann Thorac Surg, 2006, 82 (4): 1301-1306.

［45］STARNES VA, LUCIANI GB, WELLS WJ, et al. Aortic root replacement with the pulmonary autograft in children with complex left heart obstruction [J]. Ann Thorac Surg, 1996, 62 (2): 442-449.

［46］NAJM HK, COLES JG, BLACK MD, et al. Extended aortic root replacement with aortic allografts or pulmonary autografts in children [J]. J Thorac Cardiovasc Surg, 1999, 118 (3): 503-509.

［47］MAVROUDIS C, MAVROUDIS CD, JACOBS JP. The Ross, Konno, and Ross-Konno operations for congenital left ventricular outflow tract abnormalities [J]. Cardiol Young, 2014, 24 (6): 1121-1133.

［48］SÜDOW G, SOLYMAR L, BERGGREN H, et al. Aortic valve replacement with a pulmonary autograft in infants with critical aortic stenosis [J]. J Thorac Cardiovasc Surg, 1996, 112 (2): 433-436.

［49］VIDA VL, BOTTIO T, MILANESI O, et al. Critical aortic stenosis in early infancy: surgical treatment for residual lesions after balloon dilation [J]. Ann Thorac Surg, 2005, 79 (1): 47-52.

[50] GUPTA B, DODGE-KHATAMI A, FRASER CD JR, et al. Systemic Semilunar Valve Replacement in Pediatric Patients Using a Porcine, Full-Root Bioprosthesis [J]. Ann Thorac Surg, 2015, 100 (2): 599-605.

[51] MCMULLAN DM, OPPIDO G, DAVIES B, et al. Surgical strategy for the bicuspid aortic valve: tricuspidization with cusp extension versus pulmonary autograft [J]. J Thorac Cardiovasc Surg, 2007, 134 (1): 90-98.

[52] RUZMETOV M, VIJAY P, RODEFELD, et al. Evolution of aortic valve replacement in children: a single center experience [J]. Int J Cardiol, 2006, 113 (2): 194-200.

[53] ETNEL JR, ELMONT LC, ERTEKIN E, et al. Outcome after aortic valve replacement in children: A systematic review and meta-analysis [J]. J Thorac Cardiovasc Surg, 2016, 151 (1): 143-52. e523.

[54] MORITA K, KUROSAWA H, SAKAMOTO Y, et al. Midterm results of total aortic root replacement with pulmonary autograft (Ross Operation)[J]. Kyobu Geka, 2000, 53 (4): 269-274.

[55] HRASKA V, KRAJCI M, HAUN CH, et al. Ross and Ross-Konno procedure in children and adolescents: mid-term results [J]. Eur J Cardiothorac Surg, 2004, 25 (5): 742-747.

[56] HARTYÁNSZKY I, KOLLÁR A, KÁDÁR K, et al. Role of the Ross-procedure in the management of congenital heart defects [J]. Orv Hetil, 2013, 154 (6): 219-224.

[57] ELKINS RC, LANE MM, MCCUE C. Ross operation in children: late results [J]. J Heart Valve Dis, 2001, 10 (6): 736-741.

[58] BROWN JW, RUZMETOV M, SHAHRIARI A, et al. Midterm results of Ross aortic valve replacement: a single-institution experience [J]. Ann Thorac Surg, 2009, 88 (2): 601-608.

[59] SKILLINGTON PD, FULLER JA, GRIGG LE, et al. Ross procedure. Inserting the autograft using a fully supported root replacement method; techniques and results [J]. J Heart Valve Dis, 1999, 8 (6): 593-600.

[60] SKILLINGTON PD, MOKHLES MM, WILSON W, et al. Inclusion cylinder method for aortic valve replacement utilising the Ross operation in adults with predominant aortic stenosis-99% freedom from re-operation on the aortic valve at 15 years [J]. Glob Cardiol Sci Pract, 2013, 2013 (4): 383-394.

[61] TAN TANNY SP, YONG MS, D'UDEKEM Y, et al. Ross procedure in children: 17-year experience at a single institution [J]. J Am Heart Assoc, 2013, 2 (2): e000153.

[62] SLATER M, SHEN I, WELKE K, et al. Modification to the Ross procedure to prevent autograft dilatation [J]. Semin Thorac Cardiovasc Surg Pediatr Card Surg Annu, 2005, 181-184.

[63] SANTINI F, LUCIANI GB, BAROZZI L, et al. The ross procedure for replacement of the bicuspid aortic valve: mid-term results from 55 consecutive cases [J]. J Heart Valve Dis, 2002, 11 (2): 226-230.

[64] GEBAUER R, CERNY S. A modification of the Ross procedure to prevent pulmonary autograft dilatation [J]. Eur J Cardiothorac Surg, 2009, 36 (1): 195-197.

[65] DE KERCHOVE L, RUBAY J, PASQUET A, et al. Ross operation in the adult: long-term outcomes after root replacement and inclusion techniques [J]. Ann Thorac Surg, 2009, 87 (1): 95-102.

[66] CONCHA M, LEGARRA JJ, CASARES J, et al. Sustitución valvular aórtica con autoinjerto pulmonar (operación de Ross) en pacientes adultos y pediátricos [Aortic valve replacement with pulmonary autograft (the Ross procedure) in adult and pediatric patients][J]. Rev Esp Cardiol, 2000, 53 Suppl 1: 28-38.

[67] PICCARDO A, GHEZ O, GARIBOLDI V, et al. Ross and Ross-Konno procedures in infants, children and adolescents: a 13-year experience [J]. J Heart Valve Dis, 2009, 18 (1): 76-83.

[68] MAVROUDIS C, BACKER CL, KAUSHAL S. Aortic stenosis and aortic insufficiency in children: impact of valvuloplasty and modified Ross-Konno procedure [J]. Semin Thorac Cardiovasc Surg Pediatr Card Surg Annu, 2009: 76-86.

[69] LEÃO S, CARVALHO S, RIBEIRO H, et al. Giant left ventricle outflow tract pseudoaneurysm after Ross procedure [J]. Arq Bras Cardiol, 2017, 108 (4): 381-382.

[70] ALSOUFI B, MANLHIOT C, FADEL B, et al. The Ross procedure in children: preoperative haemoynamic manifestation has significant effect on late autograft re-operation [J]. Eur J Cardiothorac Surg, 2010, 38 (5): 547-555.

[71] BROWN JW, RUZMETOV M, VIJAY P, et al. The Ross-Konno procedure in children: outcomes, autograft and allograft function, and reoperations [J]. Ann Thorac Surg, 2006, 82 (4): 1301-1306.

[72] MOIDL R, SIMON P, ASCHAUER C, et al. Does the Ross operation fulfil the objective performance criteria established for new prosthetic heart valves?[J]. J Heart Valve Dis, 2000, 9 (2): 190-194.

[73] BROWN JW, RUZMETOV M, VIJAY P, et al. Clinical outcomes and indicators of normalization of left ventricular

dimensions after Ross procedure in children [J]. Semin Thorac Cardiovasc Surg, 2001, 13 (4 Suppl 1): 28-34.

[74] MARTIN GR, ANDERSON JB, VINCENT RN. IMPACT registry and national pediatric cardiology quality improvement collaborative: contributions to quality in congenital heart disease [J]. World J Pediatr Congenit Heart Surg, 2019, 10 (1): 72-80.

[75] ANDREAS M, SEEBACHER G, REIDA E, et al. A single-center experience with the ross procedure over 20 years [J]. Ann Thorac Surg, 2014, 97 (1): 182-188.

[76] YOON DW, YANG JH, JUN TG, et al. The Ross procedure in pediatric patients: a 20-year experience of Ross procedure in a single Institution [J]. Korean J Thorac Cardiovasc Surg, 2017, 50 (4): 235-241.

[77] SCHNEIDER AW, PUTTER H, KLAUTZ RJM, et al. Long-term follow-up after the ross procedure: a single center 22-year experience [J]. Ann Thorac Surg, 2017, 103 (6): 1976-1983.

[78] MARTIN E, LAURIN C, JACQUES F, et al. Over 25 Years of Experience with the Ross Procedure in Children: A Single-Centre Experience [published online ahead of print, 2019 Dec 24][J]. Ann Thorac Surg, 2019, S0003-4975 (19) 31919-8.

[79] OESER C, UYANIK-UENAL K, KOCHER A, et al. Long-term performance of pulmonary homografts after the Ross procedure: experience up to 25 years [J]. Eur J Cardiothorac Surg, 2019, 55 (5): 876-884.

[80] SOLYMAR L, SÜDOW G, HOLMGREN D. Increase in size of the pulmonary autograft after the Ross operation in children: growth or dilation?[J]. J Thorac Cardiovasc Surg, 2000, 119 (1): 4-9.

[81] HÖRER J, KASNAR-SAMPREC J, CHARITOS E, et al. Patient age at the Ross operation in children influences aortic root dimensions and aortic regurgitation [J]. World J Pediatr Congenit Heart Surg, 2013, 4 (3): 245-252.

[82] POINOT N, FILS JF, DEMANET H, et al. Pulmonary valve replacement after right ventricular outflow tract reconstruction with homograft vs Contegra®: a case control comparison of mortality and morbidity [J]. J Cardiothorac Surg, 2018, 13 (1): 8.

[83] MORALES DL, CARBERRY KE, BALENTINE C, et al. Selective application of the pediatric Ross procedure minimizes autograft failure [J]. Congenit Heart Dis, 2008, 3 (6): 404-410.

[84] PASQUALI SK, COHEN MS, SHERA D, et al. The relationship between neo-aortic root dilation, insufficiency, and reintervention following the Ross procedure in infants, children, and young adults [J]. J Am Coll Cardiol, 2007, 49 (17): 1806-1812.

[85] STEWART RD, BACKER CL, HILLMAN ND, et al. The Ross operation in children: effects of aortic annuloplasty [J]. Ann Thorac Surg, 2007, 84 (4): 1326-1330.

[86] MOON-GRADY AJ, MOORE P, AZAKIE A. Ross-Konno and endocardial fibroelastosis resection after hybrid stage I palliation in infancy: successful staged left-ventricular rehabilitation and conversion to biventricular circulation after fetal diagnosis of aortic stenosis [J]. Pediatr Cardiol, 2011, 32 (2): 211-214.

[87] PEREZ-NEGUERUELA C, MAYOL J, PRADA F, et al. Neonatal Ross-Konno operation and endocardial fibroelastosis resection after foetal percutaneous aortic valve balloon valvuloplasty: a complex approach to rescue the left heart [J]. Eur J Cardiothorac Surg, 2014, 46 (3): 498-499.

第十九章 改良根部替换手术——"衬裙"Bentall 手术

对于小主动脉根部、白塞综合征、感染性心内膜炎的患者行主动脉瓣置换是个难点，容易出现人工瓣膜不匹配的情况，既往多使用根部扩大技术，但是能扩大的范围有限。对于二次手术患者，尤其是之前手术植入瓣膜偏小，出现人工瓣膜不匹配、人工瓣瓣周漏等问题时，使患者再次手术更加困难。武汉亚洲心脏病医院目前使用"衬裙"Bentall技术能有效解决此类问题，能最大限度植入大号机械瓣或生物瓣，减少瓣周漏及再次手术并发症，解决实际临床困难。

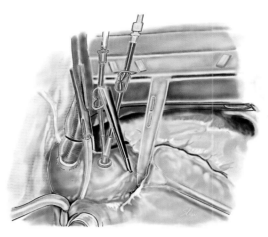

图 19-0-1　游离根部

手术方法简要介绍如下：

1. 常规建立体外循环后阻断心脏，游离根部（图19-0-1）。

2. 剪除病变瓣膜，或拆除原人工瓣，游离左右冠状动脉（图19-0-2）。

3. 将左右冠状动脉 Button 取下（图19-0-3）。

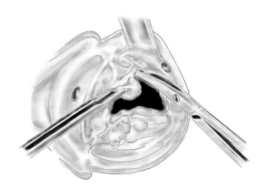
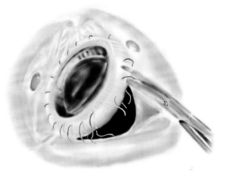

图 19-0-2　剪除病变瓣膜或拆除原人工瓣

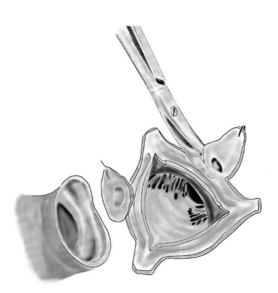

图 19-0-3　纽扣状取下左、右冠状动脉

4. 测量主动脉瓣环大小。取大两号机械瓣或生物瓣,取合适大小人工血管(图 19-0-4)。

5. 将机械瓣或生物瓣缝合至人工血管内,尾端留 1cm 左右裙边(图 19-0-5)。

6. 将带瓣人工血管裙边缝合至瓣环上,残余窦壁缝合至人工血管上,形成双层缝合(图 19-0-6)。

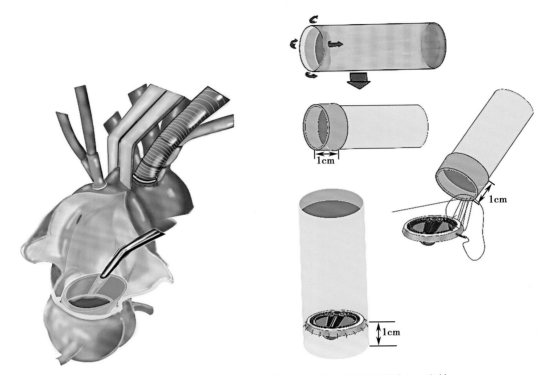

图 19-0-4 测量瓣环、用人工血管及人工瓣做带裙边带瓣人工血管

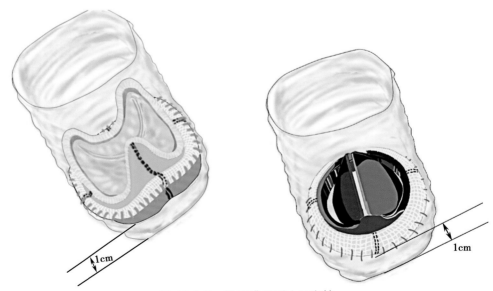

图 19-0-5 "衬裙"带瓣人工血管

7. 充分游离左、右冠状动脉,将左、右冠状动脉吻合至人工血管上,避免冠状动脉扭曲及有张力(图 19-0-7)。

8. 吻合远端吻合口(图 19-0-8)。

9. 正常主瓣、小主动脉根部病变主瓣及衬裙 Bentall 术后,三者血流方向情况见图 19-0-9。

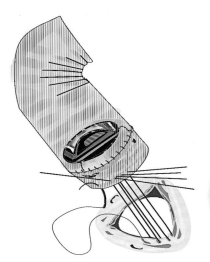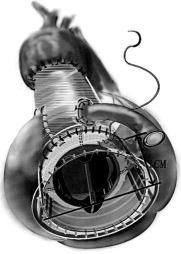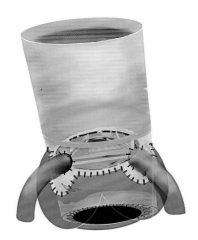

图 19-0-6 吻合近端

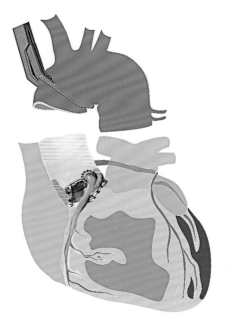

图 19-0-7 完成左、右冠状动脉吻合

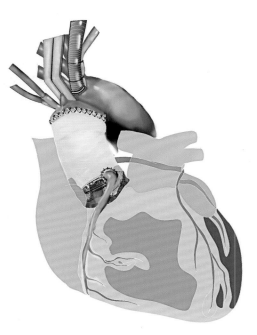

图 19-0-8 完成远端吻合

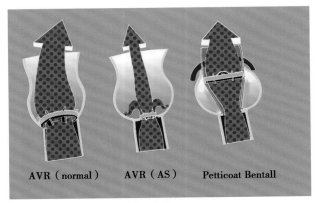

AVR（normal）　　AVR（AS）　　Petticoat Bentall

图 19-0-9　血流方向情况

（贺必辉　陶 凉）

参考文献

［1］ CEVAT YAKUT. A New Modified Bentall Procedure: The Flanged Technique [J]. Ann Thorac Surg, 2001, 71: 2050-2052.

［2］ ALBERTINI A, DELL'AMORE A, ZUSSA C, et al. Modified Bentall operation: the double sewing ring technique [J]. Eur J Cardiothorac Surg, 2007, 32: 804-806.

［3］ ROAFORTt AG, AROCA A, POLO L, et al: Chimney technique for mitral valve replacement in children [J]. Ann Thorac Surg, 2013, 96: 1885-1887.

［4］ URBANSKI PP, LAKEW F, DINSTAK W, et al. Bentall procedure after previous aortic valve or complete root replacement: Usefulness of self-assembled aortic valve conduit [J]. J Thorac Cardiovasc Surg, 2018, 156 (1): 89-95, e2.

第二十章　主动脉根部重建合并冠状动脉畸形的外科处理策略

在主动脉根部重建过程中,可能同时存在冠状动脉的变异,其中较直接影响主动脉瓣及根部处理的多为冠状动脉异常起源于主动脉,即两支或单支冠状动脉的左或右冠状动脉异常起源于不相应的主动脉窦,或者开口变异,呈裂隙样,靠近冠瓣交界等。此类病例相当一部分冠状动脉近段与主动脉壁成切线或锐角,或有较长一段潜行于主动脉壁内,称为壁内冠状动脉,而远段血管走行亦有变异,可走行于主动脉及肺动脉之间。由于远段血管病变多数需要借助旁路移植手术,而近端及开口变异与根部手术关系更加密切,关系到是否能重建瓣环,或需解除冠状动脉受压的问题。本章节着重讨论后者内容。

一、病理解剖

左冠状动脉异常起源于主动脉右窦,右冠状动脉异常起源于左窦,二者主干穿行于主肺动脉间隔的情况下(图20-0-1~图20-0-3),有潜在的心肌缺血、心力衰竭和猝死风险,这种冠状动脉形态约占单一冠状动脉畸形的1/4,需手术。异常的冠状动脉开口多呈裂缝状,其近心端与主动脉壁切线成锐角,或潜行于主动脉壁内称为主动脉壁内冠状动脉,不同于正常冠状动脉的起源及其近心端垂直于主动脉壁(图20-0-4)。

Atik等认为无论何种检查,术前确诊冠状动脉主动脉壁内走行都相对困难。因此,对于术前超声心动图、心血管造影、增强CT检查结果是左冠状动脉起源位置较高,尤其接近右肺动脉者,应高度警惕冠状动脉主动脉壁内走行可能。术中应仔细探查,如怀疑应首先采用高位主动脉切口探查,避免误伤冠状动脉。

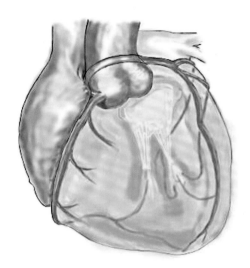

图 20-0-1　可见左、右冠状动脉共同起源于右窦

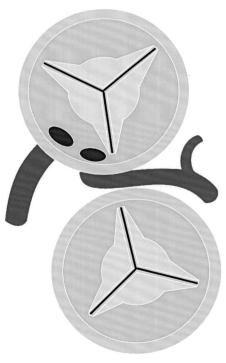

图 20-0-2　可见左冠状动脉起源于右窦,并穿行于主肺动脉间隔

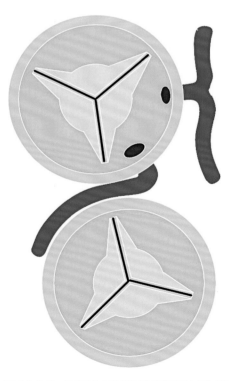

图 20-0-3　可见右冠状动脉起源于左窦,穿行于主肺动脉间隔

此外，主动脉瓣根部手术中先天性主动脉瓣二瓣化也是常见的心脏畸形之一，其发病率为 1%~2%，可单发或伴有其他的心脏结构异常。先天性二瓣化畸形合并冠状动脉起源异常的报道较少，1985 年 Palomo 等曾报道右冠状动脉异常起源于左后冠窦同时合并二瓣化畸形。近年来陆续报道了冠状动脉起源异常合并先天性二瓣化畸形的病例，但多为单个病例报道。而大多数主动脉瓣二瓣化畸形患者瓣窦对称性不强，分布不均，且某个瓣交界位置较低，常合并冠状动脉异常，比如高位开口等，增加手术设计难度。

二、病理生理

此类畸形本身可能导致心肌缺血、心肌梗死或猝死，考虑为综合因素作用的结果：异常的冠状动脉近段与主动脉壁切线成锐角及裂隙样开口，在剧烈运动中可能产生冠状动脉血流障碍；埋入主动脉壁内的冠状动脉无血管外膜，并且与主动脉同层次，主动脉压力升高时，升主动脉扩张和拉长可能导致冠状动脉壁内部分受压甚至阻塞（图 20-0-5）；剧烈运动时的主动脉扩张，可能导致冠状动脉裂缝样开口形成活瓣而阻塞。

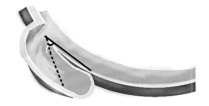

近心端与主动脉壁层切线成锐角

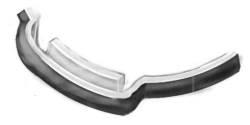

潜行于主动脉壁内

图 20-0-4　主动脉壁内冠状动脉：异常冠状动脉近心端与主动脉壁层切线成锐角或潜行于主动脉壁内

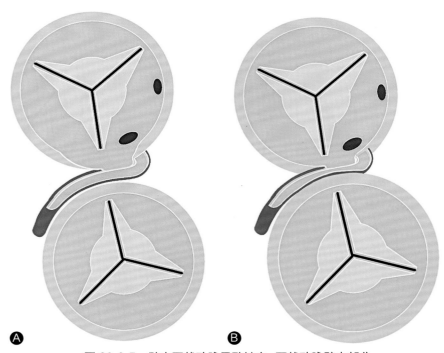

图 20-0-5　壁内冠状动脉导致缺血：冠状动脉壁内部分
A. 受压；B. 影响冠状动脉血流。

三、诊断

联合使用超声心动图和心脏 CTA 有助于确定冠状动脉近端开口解剖。主动脉根部造影和冠状动脉造影有助于诊断。

四、手术要点

主动脉瓣成形,尤其是做三瓣叶成形过程中,冠状动脉的以上变异可能影响手术的设计,为保证冠状动脉开口不受影响,常规等分瓣环的重建可能无法实施,有的情况下需要用筒状成形技术予以解决。

(一)冠状动脉壁内走行的开口重塑手术处理——去顶术(unroofing 术)

冠状动脉壁内走行部分全部位于主动脉瓣环以上者,需要切开异常开口,沿冠状动脉纵轴延长并扩大,至少 4~6mm,并充分切除冠状动脉在主动脉的壁内部分,间断加连续缝合冠状动脉和主动脉的心内膜(图 20-0-6)。若壁内走行部分跨越瓣环,去顶后无法实施常规瓣环重建,可考虑使用鼎状成形术,避免影响冠状动脉开口。若壁内走行部分跨越瓣交界,去顶后保留瓣交界并加固瓣交界(图 20-0-7)。

(二)主动脉瓣三瓣叶病变或功能性二瓣化病变合并冠状动脉开口异常的手术技术

主动脉成形时要探查冠状动脉开口部位及走行。如冠状动脉开口距瓣交界较远,可直接将裁剪成形的瓣叶缝合在交界处;如冠状动脉开口距交界很近,将瓣叶缝合于交界处后,远期组织增厚可能阻塞冠状动脉开口,则需行鼎状成形,或需行冠状动脉旁路移植术。

冠状动脉开口平行于窦管交界且窦管交界扩张者不适合行常规牛心包三瓣叶置换术,原因在于冠状动脉开口位置不利于窦管交界缩小及固定。

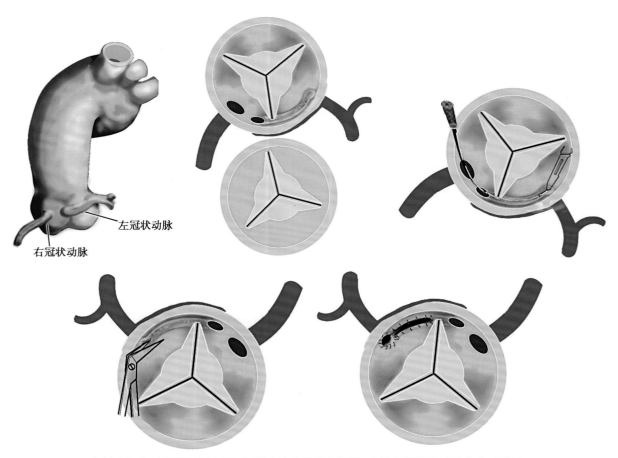

左冠状动脉

右冠状动脉

图 20-0-6　冠状动脉异常起源于主动脉的开口重塑,充分切除冠状动脉在主动脉的
壁内部分后,间断加连续缝合冠状动脉和主动脉的心内膜

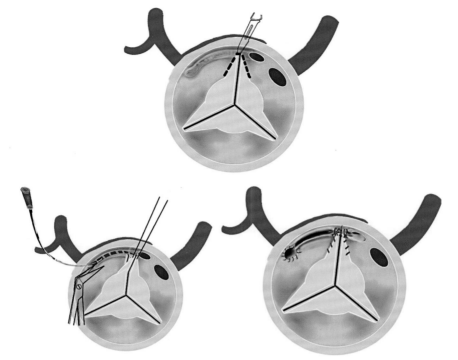

图 20-0-7　充分切除冠状动脉在主动脉的壁内部分后，重新悬吊固定瓣交界于正常血管壁上

（三）先天性二瓣化病变合并冠状动脉开口异常的手术技术

先天性二瓣化畸形合并冠状动脉开口异常的病例较少见，但手术处理较困难，成形时需重新分区，如两冠状动脉开口距离较近，在两开口间进行缝合会阻塞冠状动脉开口，因此可能需将两开口置于同一冠状窦内；如两开口距离较远则可行三瓣化分区，缝合时注意缝合缘的牢固性，避免术后出现缝线的撕裂引起反流。若难以重新按三个窦进行分区设计，可考虑使用鼎状成形技术。

（四）鼎状成形技术

在合并冠状动脉变异的主动脉瓣手术中，若受冠状动脉开口影响无法按常规重建瓣环，可考虑使用鼎状成形技术（图 20-0-8），有效避免成形后妨碍冠状动脉血流，但此方法主动脉瓣血流动力学特性较常规手术方式存在一定劣势。

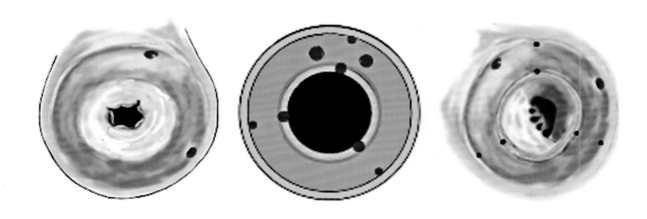

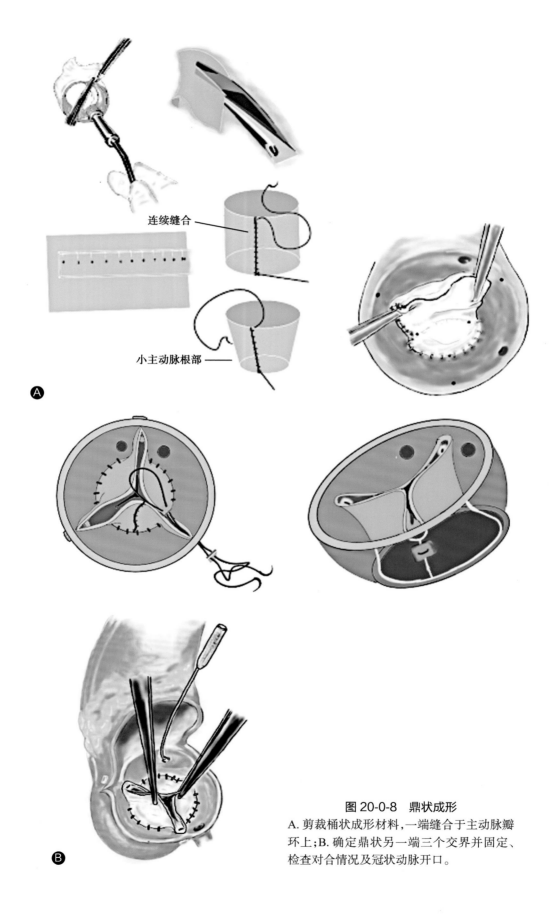

连续缝合

小主动脉根部

Ⓐ

Ⓑ

图 20-0-8 鼎状成形
A. 剪裁桶状成形材料,一端缝合于主动脉瓣
环上;B. 确定鼎状另一端三个交界并固定、
检查对合情况及冠状动脉开口。

（五）合并冠状动脉开口病变的血管成形技术

主动脉根部手术过程中,若合并有冠状动脉开口的病变,特别是左主干开口狭窄等情况,除了冠状动脉旁路移植术外,血管成形手术也是可供选择的方式之一,后者既提供了符合生理的顺行冠状动脉灌注,也不影响后期的再次介入干预通道,尤其适用于年轻患者。

手术径路可采用升主动脉斜切口,向左后或右后延伸直至左主干,或直接横断主动脉或肺动脉,其中以升主动脉右后切口多用。剔除钙化或剥离异常增厚的部分冠状动脉内膜后,以补片加宽冠状动脉切口,补片可选择自 / 异体心包、Gore-Tex 人工血管补片、大隐静脉或乳内动脉等(图 20-0-9)。抗凝治疗有利于预防冠状动脉血栓等再狭窄情况的发生。

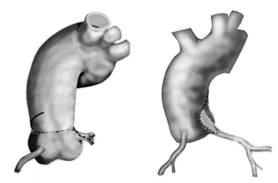

图 20-0-9　左主干血管成形术的右后切口及补片加宽冠状动脉切口

五、总结

根部重建过程中若合并冠状动脉异常,需要认真探查,解除冠状动脉开口变异或壁内走行,保障冠状动脉供血通畅;并结合两个冠状动脉开口位置,尽量设计三窦瓣环重建,如若无法实施,必要时可考虑使用鼎状成形技术,避免影响冠状动脉开口,或担心远期由于组织增生导致的冠状动脉开口狭窄(视频 29、视频 30)。

视频 29
冠脉成形:左主干开口
狭窄行左主干成形 +
升主动脉置换

视频 30
鼎状成形

（王　刚　高　翔）

参考文献

[1] ATIK E, BARBERO-MARCIAL M, TANAMATI C, et al. Anomalous origin of the left coronary artery from the right pulmonary artery with intramural aortic trajectory. Clinicosurgical diagnostic implications [J]. Arq Bras Cardiol, 1999, 73 (2): 181-190.

[2] WILLIAMS IA, GERSONY WM, HELLENBRAND WE. Anomalous right coronary artery arising from the pulmonary artery: a report of 7 cases and a review of the literature [J]. Am Heart J, 2006, 152 (5): 1004. e9-1004. e1. 004E17.

［3］ LEE AC, FOSTER E, YEGHIAZARIANS Y. Anomalous origin of the left coronary artery from the pulmonary artery: a case series and brief review [J]. Congenit Heart Dis, 2006, 1 (3): 111-115.

［4］ FACCIORUSSO A, LANNA P, VIGNA C, et al. Anomalous origin of the left coronary artery from the pulmonary artery in an elderly patient, football player in youth [J]. J Cardiovasc Med (Hagerstown), 2008, 9 (10): 1066-1069.

［5］ CHADHA S, HUSAIN SI, SHETTY V, et al. Anomalous origin of left main coronary artery from right sinus of valsalva [J]. Tex Heart Inst J, 2014, 41 (5): 558-559.

［6］ KIYOKUNI M, GODA M, OKIYAMA M, et al. A case of cardio-pulmonary arrest caused by anomalous origin of left main coronary artery from right sinus of valsalva [J]. Int J Cardiol, 2015, 184: 296-298.

［7］ PETERS S. Anomalous origin of left main coronary artery from right sinus of valsalva in addition to bicuspid aortic valve [J]. Int J Cardiol, 2015, 178: 63-64.

［8］ AYUSAWA M, SATO Y, KANAMARU H, et al. MDCT of the anomalous origin of the right coronary artery from the left sinus of Valsalva associated with bicuspid aortic valve [J]. Int J Cardiol, 2010, 143 (3): e45-e47.

［9］ FIORELLA A, BASSO P, LANZONE S, et al. Origine anomala delle coronarie: cinque casi clinici e revisione della letteratura [Anomalous origin of the coronary arteries: five case reports and review of the literature][J]. G Ital Cardiol (Rome), 2010, 11 (10): 778-782.

［10］ AOYAGI S, SUZUKI S, KOSUGA K, et al. Anomalous origin of the right coronary artery associated with congenital bicuspid aortic valve [J]. Kurume Med J, 1991, 38 (3): 199-202.

［11］ AYUSAWA M, SATO Y, KANAMARU H, et al. MDCT of the anomalous origin of the right coronary artery from the left sinus of Valsalva associated with bicuspid aortic valve [J]. Int J Cardiol, 2010, 143 (3): e45-e47.

［12］ CHO S, JEON KN, BAE K. Anomalous origin and aneurysm of the right coronary artery associated with congenital bicuspid aortic valve: MDCT findings [J]. Springerplus, 2015, 4: 426.

［13］ TEJADA JG, ALBARRAN A, HERNANDEZ F, et al. Anomalous coronary artery origin associated with bicuspid aortic valve in a patient with rheumatic mitral stenosis: a case report [J]. Angiology, 2001, 52 (9): 649-652.

［14］ O'BLENES SB, FEINDEL CM. Aortic root replacement with anomalous origin of the coronary arteries [J]. Ann Thorac Surg, 2002, 73 (2): 647-649.

［15］ RAMANA RK, VARGA P, LEYA F. Late presentation of an anomalous origin of the left coronary artery from the pulmonary artery: case report and review [J]. J Invasive Cardiol, 2008, 20 (10): 564-566.

［16］ KACZOROWSKI DJ, WOO YJ. Valve-sparing aortic root replacement with translocation of anomalous left coronary artery [J]. Ann Thorac Surg, 2013, 96 (4): 1466-1469.

［17］ LIEBRICH M, TZANAVAROS I, SCHEID M, et al. Aortic valve/root procedures in patients with an anomalous left circumflex coronary artery and a bicuspid aortic valve: anatomical and technical implications [J]. Interact Cardiovasc Thorac Surg, 2015, 21 (1): 114-116.

［18］ KANG N, TAN SY, DING ZP, et al. Abnormal origin of right coronary artery from left ventricle with bicuspid aortic stenosis [J]. Ann Thorac Surg, 2013, 96 (2): e43-e45.

［19］ YOKOYAMA S, TAKAGI K, MORI R, et al. Aortic valve replacement in patients with an anomalous left circumflex artery: technical considerations [J]. J Card Surg, 2012, 27 (2): 174-177.

［20］ ZHANG H, CHENG P, JIN G, et al. Surgical strategies for anomalous origin of the left coronary artery from the right pulmonary artery with an intramural aortic course: A report of 10 cases [J]. J Thorac Cardiovasc Surg, 2017, 153 (3): 648-653.

［21］ FROMMELT PC, SHERIDAN DC, BERGER S, et al. Ten-year experience with surgical unroofing of anomalous aortic origin of a coronary artery from the opposite sinus with an interarterial course [J]. J Thorac Cardiovasc Surg, 2011, 142 (5): 1046-1051.

［22］ MAUREIRA P, VANHUYSE F, LEKEHAL M, et al. Left main coronary disease treated by direct surgical angioplasty: long-term results [J]. Ann Thorac Surg, 2010, 89 (4): 1151-1157.

第二十一章　微创主动脉瓣成形的入路

第一节　概述　/　272

第二节　术前准备和评估　/　272

第三节　手术适应证和禁忌证　/　273

第四节　手术入路　/　273

第五节　并发症及其处理　/　279

第一节　概　　述

20多年前,主动脉瓣外科手术主要采用胸骨正中切口,经升主动脉直接插管,右房或双腔静脉插管,在体外循环(cardiopulmonary bypass,CPB)下手术。自从1996年Cosgrove首次报道微创主动脉瓣手术以来,微创主动脉瓣外科一直是一个发展的概念。其主要目的包括减小手术切口、减少失血、缩短ICU停留时间和住院时间,提高美容效果,提高患者满意度,缩短恢复时间。当然,最主要的目标是必须保持和提高常规微创主动脉瓣外科的效果和安全性。已有报道,与传统正中开胸手术相比有较低的手术死亡率、不会增加术后并发症的发生率。目前主动脉瓣外科绝大部分需要体外循环,这与微创非体外循环下的冠状动脉旁路移植术(off-pump coronary artery bypass,OPCAB)不同,所以微创主动脉瓣置换和修复技术(minimally invasive aortic valve replacement and repair,MIAVR)的发展主要集中在不同的暴露和插管策略。

对于微创心脏外科手术来说,必须有一个正确的认识,那就是小切口并不一定意味着小创伤,如果单纯追求手术切口的美观,而冒着术野显露差的风险去低质量地完成一台微创心脏外科手术,最终给患者带来的创伤是巨大的。目前,由于主动脉瓣换瓣与成形技术渐于成熟,二次阻断的概率下降,阻断时间比较恒定,使微创手术成为可能。

第二节　术前准备和评估

一、术前准备

每一次拟行微创手术的患者必须单独进行评估。患者的身体状况、手术史、后前位和侧位胸片都要认真回顾。既往有无肺部疾病如胸膜炎、脓胸、肺结核和胸部放疗或外科手术史。螺旋CT尽管不是常规需要,但可对主动脉瓣环位置进行准确的术前定位。过度肥胖、显著的胸廓畸形、心脏位置异常(尤其是垂直位、水平位和左旋位)等都很难得到充分地暴露。除瓣膜置换术常规的术前检查包括心脏超声、X线胸片等外,肺功能检查也是必不可少的。体表预置除颤电极对患者亦很有必要。另外,术前常规行双下肢血管超声和颈部血管超声,评估外周血管状况,为微创手术的插管做准备。建议应用经食管超声引导插管,帮助指导心脏排气和评价手术效果。漂浮导管依病情而定,一般应用于老年、左室功能下降和重度肺动脉高压的患者。

二、术前评估

由于手术切口小,术野显露相对较差,术中临时改变或增加其他操作的余地很小,因此,仔细的术前评估对切口的选择及手术的顺利进行有很重要的意义。

1. 应明确患者是单纯主动脉瓣病变还是合并二尖瓣和/或三尖瓣病变,抑或需同时行冠状动脉旁路移植术。

2. 外科医生应通过术前复习患者的各项影像学资料,了解病情的轻重和主动脉粥样硬化及钙化的程度和范围、升主动脉的长短及是否有移位,尤其是胸部CT上主动脉结相对于胸骨柄的高度。因为如果胸骨柄位置过低不仅会遮挡升主动脉,而且由于肋骨向前倾斜度较大使胸廓前、后径变短,不利于心脏显露和手术操作。需要了解主动脉窦及瓣环的相对位置、左心室的大小及相对位置,如果患者左心室较大,将使心脏右旋,主动脉右移,这样使显露更好,从而有利于操作,以上都必须在术前明确,避免术式选择错误,增加手术难度。

3. 应注意患者的身高、胖瘦、体形、胸廓的形态及有无畸形等。身材较高大及胸骨较长的患者，选用右侧第二肋间、胸骨正中上段小切口或中下段小切口时较易于术野显露和心内操作。过度肥胖、肋间隙过窄、肌肉发达、桶状胸或其他的胸廓畸形者，术野显露及心内操作较为困难。

4. 术前应该向患者讲清微创手术的优、缺点，让患者了解他（她）从中有何受益，以及术中有时不得不改变手术方式的可能性及由此带来的并发症。Ehrlich 等通过对 27 例主动脉瓣手术患者的调查发现，在客观地向患者介绍微创主动脉瓣手术的优、缺点后，只有 6 例（22%）患者选择了微创主动脉瓣手术。

第三节　手术适应证和禁忌证

一、适应证

从理论上说，微创主动脉瓣手术临床适应证几乎包括所有单纯主动脉瓣病变的患者。另外下述因素可以提示患者有可能更多地从中受益：①患者瘦高；②胸部 X 线摄片上显示心影呈管状，升主动脉长；③肋间隙宽；④既往有心脏手术史，尤其是有冠状动脉旁路移植术史而旁路仍然通畅者是胸骨上段小切口的最佳适应证；⑤严重的糖尿病（经胸骨旁及肋间切口）；⑥严重的慢性阻塞性肺疾病（经部分胸骨切口）；⑦有可能再次行心脏手术的高危人群；⑧对美容效果要求较高者。

二、禁忌证

1. 有右侧肺部疾病如胸膜炎、脓胸、肺结核和胸部放疗或外科手术史者，不可采用经右侧胸腔的微创手术。

2. 严重的慢性阻塞性肺疾病患者因可能无法耐受单侧肺通气，亦不可采用经右侧胸腔的微创手术。

3. 经食管超声无法置入者，由于无法协助监测左心排气及评估手术效果，所以不宜采用微创主动脉瓣成形技术。

4. 经术前各项影像学检查证实存在外周血管疾病，是采用经外周动脉插管建立体外循环的禁忌证。

5. 术前超声或术中经食管超声证实有严重的主动脉粥样硬化及钙化，小切口手术相对比较困难的操作更容易引起栓子的脱落，增加神经系统并发症的发生。

6. 高龄（>70 岁）、严重的肾功能不全、心功能Ⅳ级或有低心排血量综合征及需要行急诊手术的主动脉瓣病变患者，应采用常规的胸骨正中切口，通过缩短麻醉时间、手术时间及体外循环时间，尽可能减少手术尤其是体外循环引起的炎性反应对患者的影响，以提高手术的安全系数。但 Attia 的研究结果发现，对于高风险者及老年人，微创主动脉瓣手术亦可获得良好效果。

其他不利于微创主动脉瓣手术完成的因素（相对禁忌证）：①心脏完全位于左侧胸腔或升主动脉向中线旋转移位，此种情况无法提供最佳的手术显露；②过度肥胖、肋间隙过窄、肌肉发达、桶状胸或其他严重胸廓畸形如严重的漏斗胸，这些情况使术野显露及心内操作较为困难。

第四节　手　术　入　路

为保证微创主动脉瓣手术的顺利完成，应全面考虑以下方面：切口的选择、体外循环的建立途径、心肌保护的方法、充分的左心排气。不论选择何种方法，术中应常规置入经食管超声探头，贴好心外除颤电极片。

目前各种微创主动脉瓣手术的切口主要分为 4 类：①右侧胸骨旁第 2~5 肋间纵行切口；②第 3 肋间水平横断胸骨切口；③右前胸壁切口（第 2、3 肋间及乳腺下第 4 肋间切口）；④各种形状及大小的部分胸骨切口，主要是胸骨上段及胸骨中下段切口。

另外，为尽可能减小手术切口和手术创伤同时又能获得最佳的手术视野，体外循环的建立可采用各种不同的插管部位和不同的组合方式。例如：①股动脉 - 股静脉插管；②股动脉 - 右房插管；③腋动脉 - 右房插管；④升主动脉 - 无名静脉插管等。

一、右侧胸骨旁切口

1. 1996 年 Cosgrove 采用的右侧胸骨旁切口是报道的第一个 MIAVR 的切口（图 21-4-1）。

患者仰卧位，右侧胸部呈 30° 垫高。最好选双腔气管插管，单侧通气，便于外科操作。右侧胸骨旁纵向切口距胸骨边缘约 3cm，上自第 2 肋软骨下缘，向下至第 5 肋软骨上缘，长 5~10cm。分离胸大肌后，暴露 2、3 肋软骨并切除。值得注意的是，这种切口的肋软骨暴露还有其他方法，如 Minale 等报道，切断并牵开而不是切除第 3、4 肋软骨暴露。然后打开右侧胸膜，以预防术后心包渗液。保护右侧胸廓内动脉并向侧方牵开，亦可游离并结扎，切开心包，用多根牵引线将心包呈袋状向切口牵开。在这一位置，可暴露主动脉和心房，如果需要可行直接插管，也可通过右上肺静脉插左心引流管。在大多数病例，行肝素化后，经皮穿刺或直接切开股动静脉插管。行长 3~5cm 的腹股沟切口暴露股动静脉，可在经食管超声引导下，将股静脉插管尖端置于右房用作体外循环的静脉引流。通过加用负压辅助静脉引流

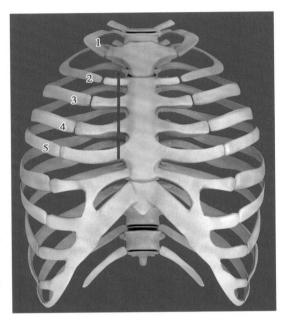

图 21-4-1　右侧胸骨旁切口

（vacuum-assisted venous drainage，VAVD）装置或者离心泵头，从而使较细的管道来保证右心系统的充分引流。有少部分行主动脉瓣膜手术的患者可能患有严重的周围血管粥样硬化，使股动脉插管非常危险。在这些病例，可选用腋动脉插管来替代股动脉。

2. 体外循环开始后，降温，阻断升主动脉。当只有主动脉瓣狭窄时，可经主动脉根部顺行灌注心肌停搏液；在主动脉瓣关闭不全病例，可经冠状动脉开口直接顺行灌注心肌停跳液。主动脉切口斜行延向无冠瓣。当心脏塌陷后，主动脉根部就很容易暴露。为了更好地暴露主动脉切口，需要牵引线保持主动脉切口开放，并且在每个瓣交界处缝制张力线，使主动脉瓣环上提并位于手术野中央。然后进行主动脉瓣手术。通过经食管超声来监测心腔内气体，如果需要，在心脏减压下，可置入临时起搏导线。术毕复温，主动脉切口关闭后即可经升主动脉排除心腔内气体，撤掉主动脉阻断钳，并逐渐脱离体外循环。拔管后右侧胸腔放置引流管，止血，然后关闭创口。

3. 经右侧胸骨旁切口行微创主动脉瓣手术较胸部正中切口有诸多好处，如保持胸骨的完整性、减少出血等。该路径的另一个好处就是不在右室流出道处切开心包，这样就可减少再次手术时对该区域损伤的风险。右侧胸骨旁切口由于以下缺点限制了其临床应用，如术后患者的疼痛感较强，有时需要结扎并离断右乳内动脉，而且部分瘦弱的患者将来可能出现胸骨旁的矛盾运动。另外有些患者如

肥胖、肋间隙过窄、胸腔过深或肌肉发达则有可能造成术野显露困难,必须采用外周插管的方式建立体外循环,不能很好地显露主动脉瓣,造成胸前壁不稳定,不能方便地转为正中切口。该切口的另一个缺点就是股动脉插管的并发症。由于上述缺点和后来更多切口的开发,右侧胸骨旁切口不再被应用于 MIAVR。

二、横断胸骨切口

微创主动脉瓣手术的横断切口为正中纵行皮肤切口,然后于第 2 或第 3 肋间水平横断胸骨(图 21-4-2),结扎并切断双侧胸廓内动脉,放入小撑开器暴露主动脉根部、上腔静脉和右房。经主动脉和右房(也可另加一根上腔静脉插管)建立体外循环。或者应用前面提到的股静脉插管行静脉引流。主动脉瓣手术后,用钢丝间断固定胸骨。

微创主动脉瓣手术的横断切口优点是主动脉瓣暴露较好,经切口直接插管建立体外循环。尽管只有少数单纯主动脉瓣手术的患者将来需要冠状动脉再血管化,但是如果需要旁路移植,牺牲双侧胸廓内动脉还是有潜在的危害。该切口还会导致某些患者胸骨不稳定,一旦需要胸骨劈开,将会使胸骨成为四块,增加关胸难度,几乎已被摒弃。

三、右前外侧切口

Benetti 等于 1997 年首次描述右前外侧切口应用于微创主动脉瓣手术(图 21-4-3)。该切口要求患者右侧胸部呈 30° 垫高,右上肢抬高置于头上,或者标准仰卧位。于第 2 或第 3 肋间做一长 5~7cm 切口,放入经过改装的肋骨撑开器暴露主动脉根部、右房和右上肺静脉。经由股动脉和右房插管建立体外循环,或者应用股静脉插管插入右房。经右上肺静脉插入左心引流管。切开升主动脉,瓣交界牵引后行主动脉瓣手术。切口暴露的时候预防肋骨骨折能减少术后疼痛。Benetti 等认为右前外侧切口由于不需要切除肋骨和肋软骨而使创伤减小,疼痛减轻。这种切口在同时处理主动脉瓣和二尖瓣时非常有用。然而,右前外侧切口在单纯主动脉瓣手术时的暴露仍受限制,若术中出现主动脉夹层等危急情况,不能方便地转为正中切口。

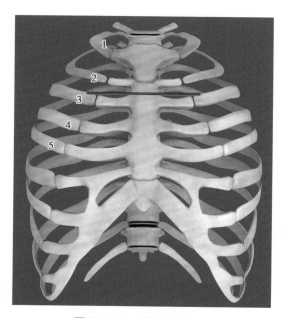

图 21-4-2 横断胸骨切口

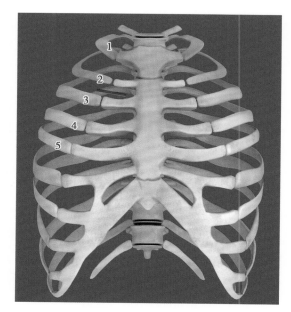

图 21-4-3 右前外侧切口

另外,术前常规行胸部 CT 检查,了解肋间、升主动脉及主动脉瓣的解剖位置关系,评估是否适合行右前外侧肋间小切口手术。当具备了以下三个条件,此手术入路是最佳选择:①在肺动脉瓣水平或主肺动脉水平,升主动脉超过 50% 位于胸骨右侧边缘的右侧;②升主动脉与胸骨的距离小于10cm;③主动脉瓣中心轴线与垂线夹角 ≥ 45°(图 21-4-4)。

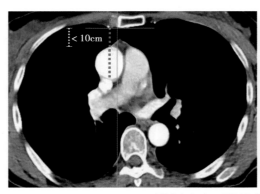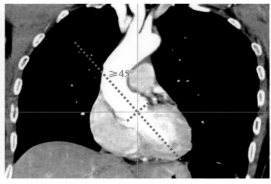

图 21-4-4 CT 检查评估右前外侧切口条件

此类切口保持了肋骨及胸骨的完整性,且不用结扎并离断乳内动脉。其中乳腺下切口(经第 4 肋间)对美容要求较高的女性患者意义最大。但对于肥胖、肋间隙过窄、胸腔过深或肌肉发达的患者较其他切口更容易造成术野显露困难,经升主动脉 - 右心房插管的难度大于其他切口,常需采用外周插管的方式建立体外循环。且往往需要使用特殊的手术器械和较高的手术技巧。

据 Glauber 等报道,右前外侧胸腔小切口与正中切口主动脉瓣手术相比,住院死亡率及术后30 天死亡率未增加,但术后发生心房颤动的比例低于后者;且机械通气时间、ICU 停留时间、住院时间、血制品的输入均低于后者。长期随访结果显示,右前外侧胸壁小切口行主动脉瓣手术安全有效,且已被大多数心脏中心应用于临床。随着微创手术技术的进步,Santana 等报道,对于射血分数(EF)≤ 35% 的主瓣病变或合并二尖瓣病变患者行右侧胸腔切口微创手术亦是安全有效的。

四、胸骨小切口

(一)胸骨上段小切口

自从 Gundry 首推 T 形胸骨小切口以来,已经出现了多种应用于微创主动脉瓣手术的胸骨小切口。T 形胸骨小切口由位于中线的长 6~10cm 的皮肤纵切口,和位于 2、3、4 肋间中点的横切口组成倒置 T 形(图 21-4-5)。亦有大量文献如 Pope 等报道的 L 形(图 21-4-6)或反 L 形(图 21-4-7)切口。

患者平卧,常规单腔气管插管,皮肤切口位于胸骨中线上段,自胸骨角向下至第 3 或第 4 肋间,长 6~8cm。用电锯自上而下纵行劈开胸骨至第 3 或第 4 肋间处向右侧横断,使切口近似呈 L 形或反L 形,也可将胸骨向双侧横断使呈倒 T 形,应尽可能避免损伤乳内动脉。以适当大小的两爪开胸器小心撑开胸骨,偏右侧纵行剪开心包并悬吊于切口周边。可选择升主动脉 - 股静脉插管或股动脉 - 股静脉插管方式。据 Glauber 等报道,升主动脉直接插管行胸骨上段小切口主动脉瓣手术,已成为大多数心脏中心的理想选择。Granov 等报道了胸骨上段 V 形切口行主动脉瓣手术(图 21-4-8),亦取得良好的暴露效果。Lehmann 等报道称,胸骨上段小切口至第 3 或第 4 肋间,呈 L、J 或倒 T 形行主动脉瓣手术,安全有效,围术期并发症少。

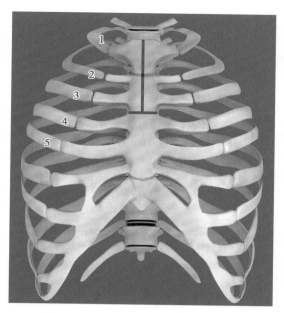

图 21-4-5　胸骨上段小切口（倒 T 形）

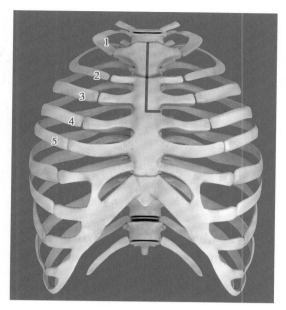

图 21-4-6　胸骨上段小切口（L 形）

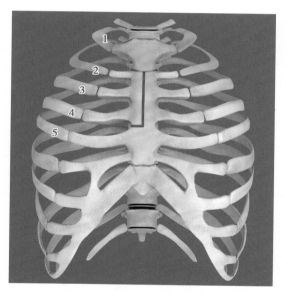

图 21-4-7　胸骨上段小切口（反 L 形）

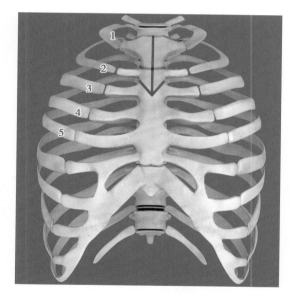

图 21-4-8　胸骨上段小切口（V 形）

（二）胸骨下段小切口

患者平卧，常规单腔气管插管，皮肤切口位于胸骨中线中下段，自第 2 或第 3 肋骨水平向下至剑突根部，长约 10cm，用电锯从剑突根部自下而上纵行劈开胸骨体，胸骨上端向右侧第 2 肋间处横断使切口呈倒 L 形（图 21-4-9），必要时可将胸骨向双侧第 2 肋间横断成 T 字形。应尽可能避免损伤乳内动脉。体外循环建立的方式可选择股动脉 - 右房插管或股动脉 - 股静脉插管，对于升主动脉长、暴露良好者，亦可行升主动脉插管。

五、其他

其他应用的胸骨小切口包括 J 形（图 21-4-10）或反 C 形（图 21-4-11），以及不横断的半胸骨切开等。Svensson 介绍的 J 形切口包括上段胸骨劈开，向右延伸向肋间，从而保留左侧胸骨。该方法尤其适用于需要很好暴露升主动脉和主动脉弓的患者。J 形和反 C 形切口,同样由 Svensson 报道。该切口于第 1 肋间切开右侧胸骨而保留上段胸骨。Tam 介绍了一种半胸骨切开的方法,包括上段胸骨部分切开而不横断胸骨。运用上述切口,会很容易地直接行右房、无名静脉和远端升主动脉插管。左心引流可置于主动脉根部或右上肺静脉。

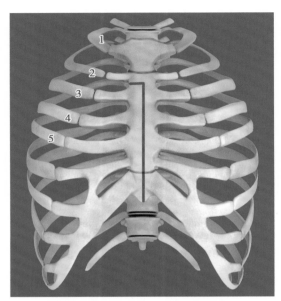

图 21-4-9　胸骨下段小切口(倒 L 形)

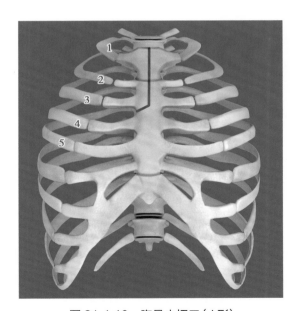

图 21-4-10　胸骨小切口(J 形)

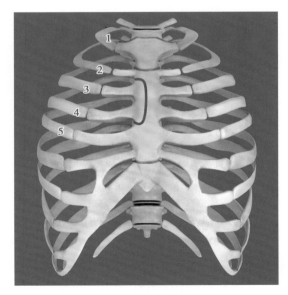

图 21-4-11　胸骨小切口(反 C 形)

目前主要采用的微创主动脉瓣手术的入路是右前外侧胸壁肋间小切口及胸骨上段小切口(倒 T 形、J 形、L 形等切口),Phan 等对这两种手术入路对比发现,前者除了体外循环时间和阻断时间较后者长以外,在术后的出血、感染等方面无差异。另外,前者不利于因术中出现主动脉夹层等意外转为正中切口。随着微创手术技术的进步及微创专用器械的改进,大量文献报道了微创主动脉瓣手术的优势,如切口小或隐避、减少失血及血制品的输入、缩短 ICU 停留时间和住院时间、与传统正中开胸手术相比有较低的手术死亡率、提高美容效果、提高患者满意度、缩短恢复时间及减少费用,术后远期存活率较传统手术高等。

第五节　并发症及其处理

一、术中改为常规胸骨正中切口

原因多为合并冠状动脉病变、术野显露不佳、无法顺利除颤复苏或排除左心内气体、右侧胸膜腔粘连致无法顺利进入、因手术并发症需经胸骨正中切口加以处理以及经原切口无法解决的出血等。全面细致的术前评估、严格的病例筛选、避免手术技术的缺陷及对手术形势的准确判断是降低这一风险的关键。

二、呼吸系统并发症

肺不张、肺炎、呼吸功能不全、右膈神经损伤、血胸、气胸和肺疝等多见于经肋间及胸骨旁切口术后。因此,术中应尽量不切除肋骨,操作尽量轻柔,以减少对右肺的直接损伤。关胸时应仔细止血,检查肺表面有无损伤及肺不张,对于切断的肋骨应仔细缝合固定。

三、腹股沟血肿、淋巴液渗出、股动静脉瘘及假性动脉瘤形成

发生于经股动、静脉插管的患者,对于前两种,轻者可保守治疗,严重者需手术干预,后两者一旦发生均应手术治疗。

其他并发症与常规主动脉瓣手术一样,包括低心排血量综合征、严重的心律失常、感染、出血、肾功能不全和神经系统并发症等。处理原则也与常规的主动脉瓣手术基本一样。虽然早期很多医生担心由于手术切口的限制,左心排气可能不充分,会导致神经系统并发症的发生率升高,但 Bakir 等研究发现,几乎所有临床结果都显示在食管超声的协助和监测下,神经系统并发症的发生率并不高于传统正中开胸手术。

（方极辉　吴向阳）

参考文献

［1］COSGROVE DM Ⅲ, SABIK JF. A minimally invasive approach for aortic valve operation [J]. Ann Thorc Surg, 1996, 62: 596-597.

［2］RAMLAWI B, BEDEIR K, LAMELAS J. Aortic valve surgery: minimally invasive options [J]. Methodist Debakey Cardiovasc J, 2016, 12 (1): 27-32.

［3］CHANG C, RAZA S, ALTARABSHEH SE, et al. Minimally Invasive Approaches to Surgical Aortic Valve Replacement: A Meta-Analysis [J]. Ann Thorac Surg, 2018, 106 (6): 1881-1889.

［4］SCHMITTO JD, MOKASHI SA, COHN LH. Minimally-invasive valve surgery [J]. J Am Coll Cardiol, 2010, 56 (6): 455-462.

［5］POPE NH, AILAWADI G. Minimally invasive valve surgery [J]. J Cardiovasc Transl Res, 2014, 7 (4): 387-394.

［6］BOUHOUT I, MORGANT MC, BOUCHARD D. Minimally invasive heart valve surgery [J]. Can J Cardiol, 2017, 33 (9): 1129-1137.

［7］TABATA M, UMAKANTHAN R, KHALPEY Z, et al. Conversion to full sternotomy during minimal-access cardiac surgery: reasons and results during a 9. 5-year experience [J]. J Thorac Cardiovasc Surg, 2007, 134 (1): 165-169.

［8］ MOSCOSO LUDUEÑA M, RASTAN AJ. Complications and conversions in minimally invasive aortic valve surgery [J]. Ann Cardiothorac Surg, 2015, 4 (1): 94-98.

［9］ NEELY RC, BOSKOVSKI MT, GOSEV I, et al. Minimally invasive aortic valve replacement versus aortic valve replacement through full sternotomy: the Brigham and Women's Hospital experience [J]. Ann Cardiothorac Surg, 2015, 4 (1): 38-48.

［10］ GILMANOV D, BEVILACQUA S, MURZI M, et al. Minimally invasive and conventional aortic valve replacement: a propensity score analysis [J]. Ann Thorac Surg, 2013, 96 (3): 837-843.

［11］ FURUKAWA N, KUSS O, ABOUD A, et al. Ministernotomy versus conventional sternotomy for aortic valve replacement: matched propensity score analysis of 808 patients [J]. Eur J Cardiothorac Surg, 2014, 46 (2): 221-227.

［12］ GILMANOV D, FARNETI PA, FERRARINI M, et al. Full sternotomy versus right anterior minithoracotomy for isolated aortic valve replacement in octogenarians: a propensity-matched study [J]. Interact Cardiovasc Thorac Surg, 2015, 20 (6): 732-741.

［13］ DALÉN M, BIANCARI F, RUBINO AS, et al. Aortic valve replacement through full sternotomy with a stented bioprosthesis versus minimally invasive sternotomy with a sutureless bioprosthesis [J]. Eur J Cardiothorac Surg, 2016, 49 (1): 220-227.

［14］ LOOR G, DESAI MY, ROSELLI EE. Pre-operative 3D CT imaging for virtual planning of minimally invasive aortic valve surgery [J]. JACC Cardiovasc Imaging, 2013, 6 (2): 269-271.

［15］ HEUTS S, MAESSEN JG, SARDARI NIA P. Preoperative planning of left-sided valve surgery with 3D computed tomography reconstruction models: sternotomy or a minimally invasive approach？ [J]. Interact Cardiovasc Thorac Surg, 2016, 22 (5): 587-593.

［16］ WARD AF, GROSSI EA, GALLOWAY AC. Minimally invasive mitral surgery through right mini-thoracotomy under direct vision [J]. J Thorac Dis, 2013, 5 Suppl 6 (Suppl 6): S673-S679.

［17］ 胡盛寿, 漆志涛, 宋云虎等. 影响胸骨小切口瓣膜替换术因素的探讨 [J]. 中国微创外科杂志, 2001, 1: 82-84.

［18］ EHRLICH W, SKWARA W, KLÖVEKORN W, et al. Do patients want minimally invasive aortic valve replacement?[J]. Eur J Cardiothorac Surg, 2000, 17 (6): 714-717.

［19］ SUENAGA E, SUDA H, KATAYAMA Y, et al. Comparison of limited and full sternotomy in aortic valve replacement [J]. Jpn J Thorac Cardiovasc Surg, 2004, 52 (6): 286-291.

［20］ GILMANOV D, BEVILACQUA S, MURZI M, et al. Minimally invasive and conventional aortic valve replacement: a propensity score analysis [J]. Ann Thorac Surg, 2013, 96 (3): 837-843.

［21］ ATTIA RQ, HICKEY GL, GRANT SW, et al. Minimally Invasive Versus Conventional Aortic Valve Replacement: A propensity-matched study from the UK National Data [J]. Innovations (Phila), 2016, 11 (1): 15-23.

［22］ GASPAROVIC I, ARTEMIOU P, HUDEC V, et al. Long-term outcomes following minimal invasive versus conventional aortic valve replacement: a propensity match analysis [J]. Bratisl Lek Listy, 2017, 118 (8): 479-484.

［23］ SHEHADA SE, ELHMIDI Y, MOURAD F, et al. Minimal access versus conventional aortic valve replacement: a meta-analysis of propensity-matched studies [J]. Interact Cardiovasc Thorac Surg, 2017, 25 (4): 624-632.

［24］ MORISAKI A, HATTORI K, KATO Y, et al. Evaluation of aortic valve replacement via the right parasternal approach without rib removal [J]. Ann Thorac Cardiovasc Surg, 2015, 21 (2): 139-145.

［25］ SALENGER R, GAMMIE JS, COLLINS JA. Minimally invasive aortic valve replacement [J]. J Card Surg, 2016, 31 (1): 38-50.

［26］ COLVIN SB, GROSSI EA, RIBAKOVE G, et al. Minimally invasive aortic and mitral operation [J]. Oper Tech Thorac Cardiovasc Surg, 2000, 5 (3): 212-220.

［27］ LIO A, MICELI A, FERRARINI M, et al. Minimally invasive approach for aortic and mitral valve surgery [J]. Eur J Cardiothorac Surg, 2016, 50 (6): 1204-1205.

［28］ RAMLAWI B, BEDEIR K, LAMELAS J. Aortic valve surgery: minimally invasive options [J]. Methodist Debakey Cardiovasc J, 2016, 12 (1): 27-32

［29］ GLAUBER M, FERRARINI M, MICELI A. Minimally invasive aortic valve surgery: state of the art and future directions [J]. Ann Cardiothorac Surg, 2015, 4 (1): 26-32.

［30］ GLAUBER M, MICELI A, GILMANOV D, et al. Right anterior minithoracotomy versus conventional aortic valve replacement: a propensity scores matched study [J]. J Thorac Cardiovasc Surg, 2013, 145 (5): 1222-1226.

［31］ SEITZ M, GOLDBLATT J, PAUL E, et al. Minimally Invasive Aortic Valve Replacement Via Right Anterior Mini-Thoracotomy: Propensity Matched Initial Experience [J]. Heart Lung Circ, 2019, 28 (2): 320-326.

［32］ GILMANOV D, SOLINAS M, FARNETI PA, et al. Minimally invasive aortic valve replacement: 12-year single center experience [J]. Ann Cardiothorac Surg, 2015, 4 (2): 160-169.

［33］ BOWDISH ME, HUI DS, CLEVELAND JD, et al. A comparison of aortic valve replacement via an anterior right minithoracotomy with standard sternotomy: a propensity score analysis of 492 patients [J]. Eur J Cardiothorac Surg, 2016, 49 (2): 456-463.

［34］ RESER D, WALSER R, VAN HEMELRIJK M, et al. Long-term outcomes after minimally invasive aortic valve surgery through right anterior minithoracotomy [J]. Thorac Cardiovasc Surg, 2017, 65 (3): 191-197.

［35］ SANTANA O, REYNA J, PINEDA AM, et al. Outcomes of minimally invasive mitral valve surgery in patients with an ejection fraction of 35% or less [J]. Innovations (Phila), 2013, 8 (1): 1-5.

［36］ SANTANA O, XYDAS S, WILLIAMS RF, et al. Aortic valve replacement in patients with a left ventricular ejection fraction ≤ 35% performed via a minimally invasive right thoracotomy [J]. J Thorac Dis, 2017, 9 (Suppl 7): S607-S613.

［37］ SVENSSON LG. Minimally invasive surgery with a partial sternotomy "J" approach [J]. Semin Thorac Cardiovasc Surg, 2007, 19 (4): 299-303.

［38］ POPE NH, AILAWADI G. Minimally invasive valve surgery [J]. J Cardiovasc Transl Res, 2014, 7 (4): 387-394.

［39］ RAMLAWI B, BEDEIR K, LAMELAS J. Aortic Valve Surgery: Minimally Invasive Options [J]. Methodist Debakey Cardiovasc J, 2016, 12 (1): 27-32.

［40］ GRANOV N, KACILA M, MUJICIC E, et al. V-type mini sternotomy in aortic valve replacement [J]. Med Arch, 2012, 66 (3): 213-214.

［41］ LEHMANN S, MERK DR, ETZ CD, et al. Minimally invasive aortic valve replacement: the Leipzig experience [J]. Ann Cardiothorac Surg, 2015, 4 (1): 49-56.

［42］ SVENSSON LG. Minimal-access "J" or "j" sternotomy for valvular, aortic, and coronary operations or reoperations [J]. Ann Thorac Surg, 1997, 64 (5): 1501-1503.

［43］ TAM RK, ALMEIDA AA. Minimally invasive aortic valve replacement via hemi-sternotomy: a preliminary report [J]. Eur J Cardiothorac Surg, 1998, 14 Suppl 1: S134-S137.

［44］ PHAN K, XIE A, TSAI YC, et al. Ministernotomy or minithoracotomy for minimally invasive aortic valve replacement: a Bayesian network meta-analysis [J]. Ann Cardiothorac Surg, 2015, 4 (1): 3-14.

［45］ PHAN K, XIE A, DI EUSANIO M, et al. A meta-analysis of minimally invasive versus conventional sternotomy for aortic valve replacement [J]. Ann Thorac Surg, 2014, 98 (4): 1499-1511.

［46］ MURTUZA B, PEPPER JR, STANBRIDGE RD, et al. Minimal access aortic valve replacement: is it worth it?[J]. Ann Thorac Surg, 2008, 85 (3): 1121-1131.

［47］ RODRIGUEZ E, MALAISRIE SC, MEHALL JR, et al. Right anterior thoracotomy aortic valve replacement is associated with less cost than sternotomy-based approaches: a multi-institution analysis of 'real world' data [J]. J Med Econ, 2014, 17 (12): 846-852.

［48］ GHANTA RK, LAPAR DJ, KERN JA, et al. Minimally invasive aortic valve replacement provides equivalent outcomes at reduced cost compared with conventional aortic valve replacement: A real-world multi-institutional analysis [J]. J Thorac Cardiovasc Surg, 2015, 149 (4): 1060-1065.

［49］ MERK DR, LEHMANN S, HOLZHEY DM, et al. Minimal invasive aortic valve replacement surgery is associated with improved survival: a propensity-matched comparison [J]. Eur J Cardiothorac Surg, 2015, 47 (1): 11-17.

［50］ BAKIR I, CASSELMAN FP, WELLENS F, et al. Minimally invasive versus standard approach aortic valve replacement: a study in 506 patients [J]. Ann Thorac Surg, 2006, 81 (5): 1599-1604.

［51］ FURUKAWA N, KUSS O, ABOUD A, et al. Ministernotomy versus conventional sternotomy for aortic valve replacement: matched propensity score analysis of 808 patients [J]. Eur J Cardiothorac Surg, 2014, 46 (2): 221-227.

第二十二章　主动脉根部重建术后随访数据分析

第一节　随访结果　/　283

第二节　小结　/　290

武汉亚洲心脏病医院从 2005 年 9 月 27 日至 2018 年 12 月 30 日共完成 1 332 例主动脉根部重建术。其中疾病类型包括主动脉瓣关闭不全和主动脉狭窄及复合型病变；手术入路包括常规开胸手术和微创手术，手术方法包括常规成形、Tao 氏手术和其他新术式。Tao 氏手术多采用牛心包材料，其具备较好的机械性能、可塑性及可操作性，但其远期瓣膜功能、瓣叶衰败等问题仍是大家关注的焦点，因此，对主动脉根部重建术患者的随访至关重要，对于评价 Tao 氏手术具有重要的临床意义，也有利于远期瓣膜材料的选择。笔者对本单位 1 332 例行主动脉瓣修复术的患者进行随访总结，其中重点随访了 Tao 氏手术（775 例）患者的临床资料并进行分析。

为详细分析各手术效果，笔者对所有患者进行了数据收集并进行了分析，术前详细记录患者的各项指标和影像学资料，术后对各个患者进行电话、门诊随访，随访内容包括心脏超声检查，心功能判定及其他常规检查项目，以及术后死亡率及并发症。所有采集数据均来自三级以上医院，该项目获得武汉亚洲心脏病医院伦理委员会批准，并告知研究内容于患者或监护人获其同意并签署相关文件。

第一节　随访结果

一、常规主动脉瓣修复组

患者平均年龄（28.88±21.32）岁，521 例患者诊断为主动脉瓣关闭不全，36 例患者为主动脉瓣狭窄，其中 44 例患者为先天性二瓣化畸形，7 例患者为先天性四瓣化畸形。该类疾患常合并其他心内结构或功能异常，室间隔缺损是最常见的合并心内结构异常（261 例），二尖瓣功能性关闭不全是最常见的心内结构功能异常（176 例）；也有部分患者合并复杂性心内结构异常，包括法洛四联症、右室双出口等复杂性心脏病（详细数据见表 22-1-1）。

所有患者均进行随访，共随访 479 例（85.99%，78 例失访），部分患者因未行心脏彩超检查，不能分析瓣膜功能状态等情况，因此本组患者重点分析再次手术患者的临床资料（本院再次手术患者）。其中 21 例患者在本院进行再次手术治疗。再次手术治疗患者据第一次手术时间为 2 天~15 年，其中位时间 6 年，其中 10 例患者行主动脉瓣交界夹闭。再次手术患者男 14 例，女 7 例，平均年龄为（22.9±14.6）岁（3~58 岁）；再次手术原因：主动脉瓣反流 17 例，主动脉瓣狭窄 4 例；2 例年轻患者再次手术行主动脉瓣瓣叶置换，术后随访瓣膜功能无异常。15 例行主动脉瓣机械瓣置换，4 例行主动脉瓣生物瓣置换，术后随访均无异常。

表 22-1-1　常规主动脉瓣修复手术临床资料

	n=557
年龄（岁）	28.88±21.32［10 月龄~69 岁］
性别（男/女）	336/221
主动脉瓣关闭不全	521
主动脉瓣狭窄	36
二瓣化畸形	44
四瓣化畸形	7
室间隔缺损	261
房间隔缺损	38
主动脉窦瘤	54

	n=557
二尖瓣病变	176
三尖瓣病变	138
动脉导管未闭	30
法洛四联症	11
右室双出口	8
肺动脉闭锁	4
冠状动脉搭桥	26
左心室舒张末期内径 /cm	5.34 ± 1.17
左室射血分数 /%	58.03 ± 6.17

二、Tao 氏手术——主动脉瓣单瓣叶置换

本院共完成 256 例主动脉瓣单瓣叶置换,平均年龄(24.27 ± 14.15)岁,大多数患者合并先天下室间隔缺损(199/256),其中以干下型室间隔缺损为主(146 例),少数合并膜周型室间隔缺损。另有少数患者合并主动脉窦瘤,但较少破裂。主动脉瓣叶以三瓣叶为主,约 11.3%(29/256)患者合并先天性二瓣化畸形。术前所有患者均在本院行心脏彩超检查明确瓣膜病变部位,以单瓣叶脱垂为主,其中75.4%(193/256)患者合并右冠瓣脱垂。术前左心室较大,平均左心室舒张末期内径 6.25cm ± 1.37cm,最大的约 10.1cm(详细数据见表 22-1-2)。

表 22-1-2 术前资料(n=256)

项目	数值
年龄(岁)	24.27 ± 14.15
性别(男／女)	170/86
室间隔缺损	199
干下型	146
膜周型	53
合并的其他畸形	
卵圆孔未闭	17
动脉导管未闭	10
主动脉瓣下隔膜	15
主动脉窦瘤	93
右室流出道梗阻	9
主动脉瓣二瓣化畸形	29
主动脉瓣四瓣化畸形	3

项目	数值
主动脉瓣脱垂瓣叶（术前 TTE）	
右冠瓣	193
无冠瓣	25
左冠瓣	11
2 or 3 瓣叶脱垂	27
LVEF/%	57.6 ± 5.6（23~74）
LVEDD/cm	6.25 ± 1.37（1.8~10.1）

注：TTE，经胸超声心动图；LVEF，左心室射血分数；LVEDD，左心室舒张末期内径。

所有患者均成功行单瓣叶置换，围术期死亡 2 例，其中 1 例患者术前巨大左心室（左心室舒张末期内径为 9.6cm），术后顽固性心功能不全、多脏器衰竭死亡；另外 1 例术后感染死亡。所有患者术后均行经食管超声心动图评估瓣膜功能，如瓣膜反流较多，需再次转机修复，本组患者 2 例因主动脉瓣反流较多（轻 - 中度）而再次转机，术中探查发现置换的瓣叶与正常瓣叶的对合高度不满意，再次设计瓣叶或行交界夹闭后瓣膜反流减轻。所有患者出院前均再次行心脏彩超评估，如出现轻度以上反流则需再次手术治疗，本组患者围术期均无须再次手术治疗（表 22-1-3）。

表 22-1-3　围术期资料（n=256）

项目	数值
体外循环时间 /min	110.97 ± 45.95
阻断时间 /min	74.85 ± 32.1
置换的瓣叶	
右冠瓣	196
无冠瓣	40
左冠瓣	20
二次转机（AI）	2
二次转机（VSD 残余漏）	2
术后即刻 TEE	
AI- 轻微	78
AI- 轻度	6
术后结果 / 例（%）	
死亡	2（0.78）
脑卒中	1（0.39）
永久起搏器植入	0
出院前超声心动图（n=254）	
AI- 轻微	78
AI- 轻度	8

注：TEE，经食管超声心动图；VSD，室间隔缺损；AI，主动脉瓣关闭不全。

所有患者均需进行随访，术后 1、3、6、12 个月在本院门诊进行超声随访，此后按需每年至少 1 次超声心动图随访，如不能来院，则通过电话或其他方式随访。本组患者共完成 228 例随访，最长随访时间 160 个月，平均随访时间（90.51±36.69）个月，大多数患者瓣膜功能良好，195 例（85.53%）患者轻微至轻度反流，7 例患者中 - 重度反流，因患者无临床症状、左心室未见明显扩大，暂不考虑再次手术治疗，密切随访中。12 年主动脉关闭不全（中度以上）豁免率为 82.4%±4.6%（图 22-1-1）。随访期间 2 例患者死亡，1 例患者术后 3 年不明原因猝死，1 例患者术后 8 年因肿瘤死亡。12 例患者需再次手术治疗，12 年再次手术豁免率约 88.5±4.6%（表 22-1-4 及图 22-1-2）。

表 22-1-4　随访结果（*n*=228）

项目	
随访时间 / 月	90.51±36.69（1~160）
AI（最近 1 次随访）	
轻微 - 轻度	195（85.53%）
轻 - 中度	26
中 - 重度	7
再次手术	12
远期死亡	2

注：AI，主动脉瓣关闭不全。

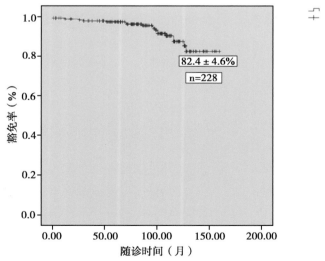

图 22-1-1　Kaplan-Meier analysis 显示主动脉瓣单瓣叶置换患者的 12 年主动脉瓣关闭不全（中度以上）豁免率为 82.4±4.6%（*n*=228）

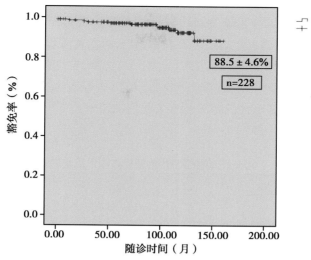

图 22-1-2　Kaplan-Meier analysis 显示主动脉瓣单瓣叶置换患者的
12 年再次手术豁免率为 88.5±4.6%（*n*=228）

三、Tao 氏手术——主动脉瓣三瓣叶置换

本院共完成 Tao 氏手术——主动脉瓣三瓣叶置换 519 例,最小的年龄 1 岁,最大的年龄 80 岁,平均年龄（48.04±19.08）岁。其年龄分布见表 22-1-5,成年患者为主,40 岁以上患者 344 例,约占66.3%。女性患者 163 例,年龄多在 18~40 岁。主动脉瓣病变以三瓣叶患者居多（362/519）,154 例患者合并二瓣化畸形,多以主动脉瓣关闭不全为主,占 66.32%（344 例）（表 22-1-5）。

表 22-1-5　Tao 氏主动脉瓣三瓣叶置换一般临床资料（*n*=519）

项目	
年龄（岁）	48.04±19.08
<18/ 例（%）	40（7.71）
18~40/ 例（%）	135（26.01）
41~60/ 例（%）	147（28.32）
≥ 60/ 例（%）	197（37.96）
性别（男 / 女）	356/163
主动脉瓣病变类型 / 例（%）	
狭窄	34（6.53）
关闭不全	344（66.32）
狭窄并关闭不全	141（27.15）
主动脉瓣瓣叶数目 / 例（%）	
三瓣叶	362（69.75）
二瓣化畸形	154（29.67）
四瓣化畸形	3（0.58）
术前 LVEF/%	53.59±7.03（20~76）
LVEDD/cm	6.21±1.19（2.3~9.7）

注:LVEF:左心室射血分数;LVEDD:左心室舒张末期内径。

所有患者均成功行牛心包三瓣叶置换,术中无患者转为人工瓣膜置换。均采用牛心包设计并裁剪的三瓣叶置换,术中采用倒 T 或主动脉斜切口暴露主动脉瓣瓣叶,184 例患者行升主动脉成形,11 例患者行窦管交界成形。此类患者左心室多有扩大,179 例患者需行二尖瓣成形,多以二尖瓣瓣环成形为主。术中据心脏彩超或探查结果决定是否行室间隔切除,主动脉瓣狭窄患者可能需行室间隔切除术。6 例患者围术期死亡,其中 4 例患者非心源性死亡,死于其他脏器衰竭;2 例患者因顽固性心功能衰竭死亡。2 例患者因Ⅲ度房室传导阻滞行永久起搏器植入。术中经食管超声提示术后跨瓣压差: (11.9±4.6)mmHg,无明确狭窄(表 22-1-6)。

表 22-1-6　Tao 氏主动脉瓣三瓣叶置换术围术期临床资料(*n*=519)

项目	数值
体外循环时间 /min	143.92 ± 58.79
阻断时间 /min	98.13 ± 38.79
术后平均跨瓣压差 /mmHg	11.9 ± 4.6
术中合并术式	
升主动脉成形	184
微创三瓣叶置换	34
窦管交界成形	11
二尖瓣成形	179
三尖瓣成形	56
室间隔切除	35
冠状动脉旁路移植	23
术后结果	
30 天死亡	6(1.16%)
永久起搏器植入	2
随访时间 / 月	41.97 ± 22.68(1~127)
随访率 /%	448/519(86.4%)
随访超声(主动脉瓣位)	
峰值压差 /mmHg	29.1 ± 9.6
平均跨瓣压差 /mmHg	15.6 ± 6.2
平均主动脉瓣开口面积 /cm²	2.4 ± 0.4

所有患者均需进行随访,术后 1、3、6、12 个月在本院门诊进行超声随访,此后按需每年至少 1 次心脏彩超随访,如不能来院,则通过电话或其他方式随访。随访时间平均(41.97±22.68)个月(1~127 个月),共 448 例随访,随访率为 86.4%。随访期间共 11 例患者死亡,其中 1 例患者死于车祸,6 例患者因非心源性死亡。4 例患者因心脏疾病死亡,3 例死于慢性心功能不全伴肺部感染,1 例再次手术后因顽固性心功能不全伴多脏器衰竭死亡,12 年累积生存率为 94.7%±2.9%(图 22-1-3)。随访期间共 37 例出现主动脉瓣功能异常,其中 16 例出现主动脉瓣狭窄(跨瓣压差 >36mmHg),中度以上主动脉瓣反流 21 例,12 年主动脉瓣狭窄、关闭不全豁免率为分别为 82.9%±6.3%、82.6%±5.8%(图 22-1-4,图 22-1-5)。再次手术 11 例,4 例患者因突发主动脉瓣重度关闭不全入院,术中探查发现瓣叶交界撕脱或瓣叶撕裂;1 例患者因感染性心内膜炎,瓣叶穿孔再次手术;其余 6 例患者均为瓣叶衰败而引起的瓣膜失功而手术治疗,以狭窄并关闭不全为主,12 年再次手术豁免率为 88.2±5.2%(见表 22-1-6,图 22-1-6)。

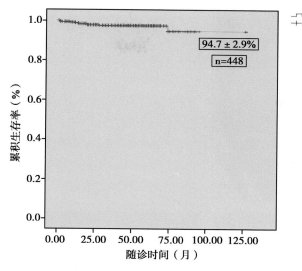

图 22-1-3　Kaplan-Meier analysis 显示主动脉瓣三瓣叶置换患者的 12 年累积生存率为 94.7%±2.9%（n=448）

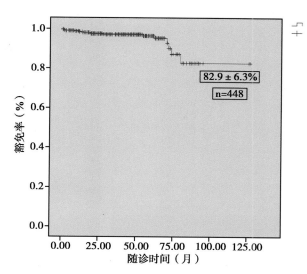

图 22-1-4　Kaplan-Meier analysis 显示主动脉瓣三瓣叶置换患者的 12 年主动脉瓣中重度狭窄豁免率为 82.9%±6.3%（n=448）

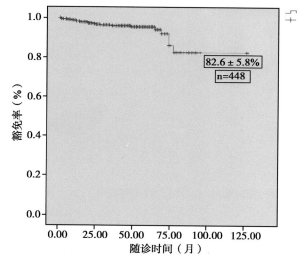

图 22-1-5　Kaplan-Meier analysis 显示主动脉瓣三瓣叶置换患者的 12 年主动脉瓣中重度关闭不全豁免率为 82.6%±5.8%（n=448）

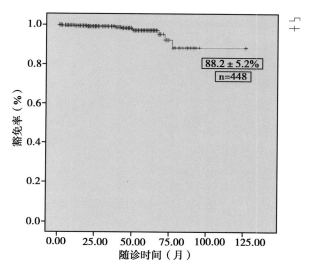

图 22-1-6　Kaplan-Meier 显示主动脉瓣三瓣叶置换患者的 12 年再次手术豁免率为 88.2%±5.2%（n=448）

四、Tao 氏手术后再次手术患者数据分析

共 23 例患者因主动脉瓣原因再次行心脏主动脉瓣手术治疗。其年龄范围为 5~52 岁,其中男性患者 15 例,没有 60 岁以上患者,绝大部分患者集中在 30 岁以前。常见的衰败原因为瓣叶挛缩、交界粘连致瓣膜狭窄;瓣叶钙化致局部瓣叶穿孔或交界撕脱,主动脉瓣单瓣叶置换患者以主动脉瓣关闭不全最为常见,主动脉瓣三瓣叶置换患者主动脉瓣狭窄及关闭不全均可见,常见的病理改变主要为牛心包瓣叶的钙化、撕裂和纤维组织增生等(图 22-1-7)。其余患者随访观察中置换的牛心包瓣叶运动良好,未见瓣叶钙化、僵硬等结构性衰败现象。

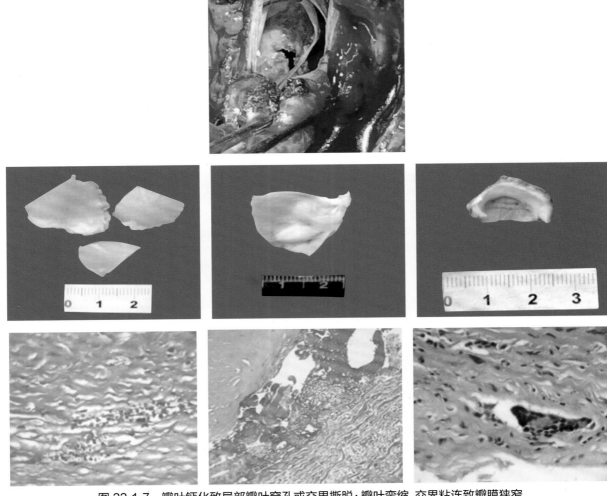

图 22-1-7　瓣叶钙化致局部瓣叶穿孔或交界撕脱；瓣叶挛缩、交界粘连致瓣膜狭窄

第二节　小　　结

　　在东方人群中主动脉瓣关闭不全的发生率较西方人群的比例更高。主动脉瓣关闭不全的发生机制可分为先天性畸形和后天病理性改变。无论哪种发生方式，一旦出现主动脉瓣反流，主动脉瓣脱垂都将会逐步进展，当出现严重主动脉瓣反流的时候，主动脉瓣叶将出现明显的继发改变，主动脉瓣叶增厚、卷曲、边缘明显延长。使用主动脉瓣成形方法，例如游离缘折叠、三角形切除、悬吊等方法，对于有严重主动脉瓣脱垂的患者不合适，因为主动脉瓣叶及主动脉窦继发改变严重，主动脉窦及瓣叶较固定，缺乏活动度，即使采用传统方法使脱垂的瓣叶的游离缘长度及交界的高度与对应瓣一致，但脱垂瓣叶对合缘的高度也很难与对应瓣膜相一致，成形后仍然有明显反流。术后即刻效果差，术后远期效果更加不理想。而相对年轻的患者由于自身发育及其以后的生活需要又不能使用瓣膜置换方法。武汉亚洲心脏病医院基于上述原因，针对重度主动脉瓣关闭不全的病例，采取主动脉瓣单叶或多叶牛心包置换术的方法。切除脱垂的主动脉瓣，采用特制的牛心包材料裁剪成合适的形状，缝合到原瓣环位置形成主动脉瓣，如合并室间隔缺损则在置换瓣叶前用处理的自体心包片修补室间隔缺损。这样既

重建了主动脉窦中层与瓣下圆锥的连续性，又避免了在已经有明显增厚、卷曲、固定的瓣叶上进行成形的高失败风险。

一、儿童主动脉根部重建

1. 由于主动脉瓣置换在小儿病例中受到限制，机械瓣需要抗凝，因而患儿持续存在血栓和出血的并发症。并且由于患儿对于运动及规律服药依从性差。而生物瓣及同种瓣存在一个过早衰败的问题，并且机械瓣、生物瓣、同种瓣均不能生长，对于小的儿童无法植入大号的瓣膜，将会出现瓣膜不匹配现象。而肺动脉自体瓣膜移植（Ross 手术）经常用于婴儿及小的儿童，瓣膜具有可以生长的优点，然而新生主动脉根部晚期扩张导致主动脉瓣反流将会是一个突出的问题，并且肺动脉位置上的同种管道也需要二期手术更换。因而，主动脉瓣成形是一种比较理想的过渡方法，然而对于病变明显的瓣叶成形的效果不佳。而切除病变瓣叶并重建瓣叶的方法成功率却很高。这种置换一个或多个瓣叶的方法，可重复性高，具有类似于成形的良好血流动力学，不需要抗凝。

武汉亚洲心脏病医院对儿童主动脉关闭不全，如其常规主动脉瓣成形技术无法解决反流问题，会依据其病变情况选择自体心包、牛颈静脉、牛心包或自体静脉壁主动脉瓣叶置换术。从其临床结果分析看来，对这类传统成形方法无效的患者，牛心包主动脉瓣叶置换术其 1 年免手术率为 96.7%，5 年免手术率为 84.1%。其他方法数量不多，仍需继续观察。

笔者采取这种牛心包置换单叶主动脉瓣的方法，手术后即刻效果比较理想，术后所有病例都能顺利心脏复搏及停体外循环。术中即刻经食管超声显示手术成功修复主动脉瓣，瓣叶均能正常对合，所有患者主动脉瓣反流均在 1 级以内。

2. 据武汉亚洲心脏病医院单中心经验，单瓣叶置换术的手术对象主要为儿童和年轻患者。方案设计上主要考虑到患者主动脉瓣未发育完全，希望保留自身主动脉瓣叶可弥补牛心包瓣叶无生长性，减缓由自身瓣环生长导致的瓣叶面积相对不足的主动脉瓣反流的发生。但该设计方案的有效性，在本次研究中未能得到数据上的证实，需进一步结合影像学进行论证。

3. 对再次手术患者的分析可以看出，年龄、瓣叶衰败是儿童牛心包主动脉瓣叶置换术再手术的危险因素。当然其瓣叶的衰败也是在年轻患者中难以避免的问题，希望能在以后找到更好的瓣叶置换替代物，期待取得更好的临床远期效果。

二、成人主动脉根部重建

牛心包主动脉瓣叶置换术在成人患者中的应用从各项数据上分析均明显优于儿童。其最主要的原因是其使用的手术方式绝大部分采用了三瓣叶置换的手术方式。因其不必考虑主动脉瓣环及其他结构的生长问题，可在术中直接根据瓣环大小设计瓣叶大小。从三叶瓣的临床效果可以看出其近、中期瓣膜衰败情况等方面均和成品生物瓣膜相当。其更具优势的地方是用于主动脉瓣狭窄合并瓣环偏小的患者、白塞综合征（贝赫切特综合征）患者、感染性心内膜炎患者。笔者对伴有升主动脉扩张的患者同期行主动脉瓣叶置换＋升主动脉成形，亦取得了良好的临床效果。

对再次手术患者的数据回顾分析显示，牛心包瓣叶的衰败仍是此类患者再次手术的主要原因，也是影响患者远期临床疗效的主要因素，但随着生物工程学及生物材料的不断进步，Tao 氏手术患者的手术效果必将提高，远期疗效必将得以改善。

总之，Tao 氏手术是一种创新的、安全有效的治疗主动脉瓣相关疾病的有效方法。

（宋来春　华正东）

结　语

主动脉根部重建的未来

无论外科医生如何设计主动脉瓣，也不如人体自身的瓣膜完美，所以笔者的手术方向一定要仿照正常人体瓣膜去设计、实施，以将患者病变的部分矫正过来。每个患者的主动脉根部都是不同的，左室与主动脉的夹角决定了主动脉的弧度，决定了各个瓣窦、瓣叶的大小与比例。由于根部各个部位均有其功能，所以理论上应该尽量予以保留。

由于手术时间有限，在术中对根部，尤其是瓣叶的设计均力求简便、实用化，这种设计未必是最佳的血流动力学设计，必须在"完美"和"时限"之间做出"平衡"的选择。随着基础研究的深入，必将能找到针对患者个体设计的最佳方案。随着 3D 打印技术的成熟，使外科医生在术前就可以对患者根部结构进行完美的设计。笔者也将制作出一些辅助工具使术中的操作更加简便可靠，节约时间。如设计特殊的刀具便于削薄瓣叶而不至于损伤瓣叶；配合超声刀的应用，去除瓣叶钙化部分；有利于设计、剪裁瓣叶的测量工具。尤其是主动脉瓣手术只是其他手术的附加手术时，能够在短时间完成修复，不换瓣，缓解其狭窄或关闭不全的程度，必然会增加此类患者的术后获益。

随着"生物焊接"和"缝合技术"的改进，外科医生可以借助"特殊器械"，在很短的时间内即可完成"重建手术"并使这种手术更加微创化。

一旦出现人工"瓣膜"衰败，可以通过介入等微创手术进行修复或类似经导管主动脉瓣置换术（TAVR）瓣置换的技术，使得这类患者无须再次开胸和体外循环。并且可以植入更加理想的瓣膜。

随着对根部重建的认识加深，并对其优越的血流动力学的肯定，一定会有更多的外科医生愿意投入到这个领域里来，一旦有可靠的循证医学证据支持，相信会有更多的患者接受或主动要求这类手术。

（陶　凉）

48